Inhalt

Vorwort 10

Mehr Vitalität im Leben – Bleiben Sie gesund! 13

Abnehmen und Bewegung 14
  Schlank schlemmen statt dumm diäten 14
  Die 15 besten Abnehmtipps 19
  Abnehmen ist gut, schlank bleiben besser –
  Zehn Regeln 23
  Alles easy – Sport macht schlank und happy 27
  Was Sie in Schwung bringt 29
Energie tanken – Die besten Muntermacher 31
  Tipps & Tricks gegen Stress 31
  Speiseplan für starke Nerven 33
  Die besten Fitmacher-Kicks 36
  Gute Laune behalten – Singing in the rain 39
Entspannung und Erholung 43
  Das Gute an der Langeweile 43
  Teatime im Badezimmer 45
  Warum der Schlaf so wichtig ist 47
Wellness im Badezimmer 52
  Das heilende Wannenbad 52
  Das Duschbad als Medizin 63
  Das Geheimnis der wohltuenden Düfte 67

Die Abwehrkräfte stärken 70
  Das Immunsystem richtig füttern 70
  Trainingsstunden für die Abwehrkräfte 72
  Schutz vor Kälte und Bakterien 75
Aktiv gegen Krebs 79
  Achtung vor Nitraten 79
  Schutzstoffe aus Gemüse und Obst 80
  Und was möchten Sie trinken? 83
Auf die Nikotinbremse treten 85
  Zigaretten & Co. machen alt und krank 85
  So schaffen Sie die Rauchentwöhnung 86

Gesund von Kopf bis Fuß 89

Der Kopf und die Sinnesorgane 90
  Die Augen 90
  Die Zähne und der Mund 95
  Die Nase 100
  Special: Schmerzen im Kopf 102
  Das Gehirn 104
Muskeln, Gelenke & Knochen 107
  Der Rücken 107
  Knochen und Muskeln stärken 110
  Special: Gelenkschmerzen 112
Kreislauf – Blut – Herz 115
  Der Kreislauf 115
  Der Blutdruck 117
  Die Blutgefäße 121
  Special: Cholesterin 123

Hademar Bankhofer

Der kleine Bankhofer

Gesundheitstipps für alle Lebenslagen

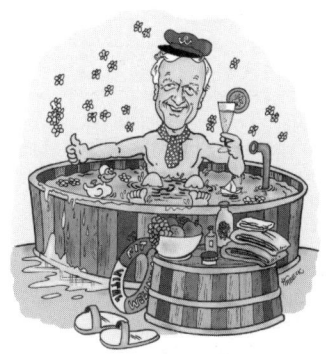

GOLDMANN

Alle Ratschläge in diesem Buch wurden vom Autor und vom Verlag sorgfältig erwogen und geprüft. Eine Garantie kann dennoch nicht übernommen werden. Eine Haftung des Autors beziehungsweise des Verlags und seiner Beauftragten für Personen-, Sach- und Vermögensschäden ist daher ausgeschlossen.

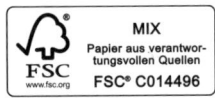

Verlagsgruppe Random House FSC-DEU-0100
Das für dieses Buch verwendete FSC®-zertifizierte Papier
Classic 95 liefert Stora Enso, Finnland.

2. Auflage
Vollständige Taschenbuchausgabe Mai 2010
Wilhelm Goldmann Verlag, München,
in der Verlagsgruppe Random House GmbH
© 2007 Südwest Verlag, München,
in der Verlagsgruppe Random House GmbH
Umschlaggestaltung: Uno Werbeagentur, München
Umschlagillustration: Reinhard Habeck
Illustrationen: Reinhard Habeck
Redaktion: Marion Ónodi, München
Satz: Barbara Rabus
Druck und Bindung: GGP Media GmbH, Pößneck
FK · Herstellung: IH
Printed in Germany
ISBN 978-3-442-17183-5

www.goldmann-verlag.de

Inhalt

Die Atemwege 125
   Dampf zum Durchatmen 125
   Zur Beruhigung der Bronchien 126
   Special: Allergien 127
Das Verdauungssystem 129
   Der Magen 129
   Der Darm 132
   Special: Verdauungsprobleme 137
   Die Leber und die Galle 144
Das Urogenitalsystem 147
   Die Niere 147
   Die Blase 148
   Special: Die Liebeskraft stärken 150
Haut und Haare 155
   Eine empfindliche äußere Hülle 155
   Speiseplan für die Haut 157
   Special: Hautprobleme 162
   Sonnenschutz 165
   Gesunde Haare 170

Die besten Lebensmittel – Essen Sie sich fit & gesund! 175

Mehr Gemüse im Leben 176
   Die Glückshormone ankurbeln 176
   Wenn der Körper sauer ist 177
   Feine Gemüseideen 179
Allround-Talente – Die gesündesten Lebensmittel 180

Inhalt

Die besten Rezepte und Anwendungen 237

Leckere Gesundheitsrezepte 238
Die nützlichsten Heiltees 244
Die besten Heilmittel 247
   Heilmittel für die Gesichtshaut 247
   Heilmittel für die Augen 249
   Heilmittel gegen Mückenstiche 250
   Heilmittel für die Lippen 251
   Heilmittel für die Haare 252
   Heilmittel gegen allgemeine Erkältungsbeschwerden 253
   Heilmittel gegen Heiserkeit und Halsschmerzen 254
   Heilmittel gegen Schnupfen 256
   Heilmittel gegen Husten 257
Die wirksamsten Badezusätze 259
   Kräuter, Öle & Co. für die Badewanne 259
   Die besten Badeanwendungen 270

Tabu-Krankheiten –
Wir müssen über alles reden 285

Mundgeruch 286
   Jeder hat ihn mal 286
   Ursachen von Mundgeruch 287
   Tricks gegen Mundgeruch 289
   Wirksame Hausmittel gegen Mundgeruch 290
Schweißfüße & Schweißhände 294
   Schwitzen ist gesund 294

Tricks gegen übermäßiges Schwitzen 296
Wirksame Hausmittel gegen Schweiß 296
Schuppen im Haar 304
Woher kommt das Geriesel? 304
Tricks gegen Schuppen 305
Wirksame Shampoos 306
Inkontinenz 308
Wie oft ist normal? 308
Formen der Blasenschwäche 308
Tricks gegen Blasenschwäche 310
Hilfreiche Trainingsmethoden 314
Inkontinenz – auch Männersache 315
Ekzeme 318
Sieht schlimmer aus, als es ist 318
Tricks gegen Ekzeme 321
Warzen 322
Viren sind die Auslöser 322
Tricks gegen Warzen 323
Pilze im Körper 326
Die unentdeckte Krankheit 326
Tricks gegen Pilze 330

Register 333

Vorwort

Mit viel Freude moderierte ich in Österreich und Deutschland jeweils ein Gesundheits-Magazin. Mit ebenso großer Freude bin ich TV-Gesundheitsexperte im ARD-Morgenmagazin und auch in vielen Sendungen der Dritten Programme der ARD. Und ich gebe mit Leidenschaft Gesundheits-Tipps im Radio. Ich bemühe mich dabei immer, die Themen leicht verständlich aufzubereiten und die Zuschauer, Hörer und meine Leser davon zu überzeugen, daß Vieles, was ich sage, leicht nachvollziehbar ist. Aber ich nehme immer wieder auch gern Einladungen in Talkshows an: zu Johannes B. Kerner, zu Frank Elstner, zu Herrmann & Tietjen, in die NDR-Talkshow. Ich habe mit Begeisterung und viel Nervosität als Kandidat bei Jörg Pilawas Star-Quiz mitgemacht und an seiner Seite als Experte den großen ARD-Ernährungstest bestritten. Ich war aber auch schon beim Herbstfest der Musik bei dem begabten Florian Silbereisen, habe schon zweimal bei der »Krone der Volksmusik« die Laudatio auf Musikgruppen gesprochen, natürlich immer verpackt in kleinen Gesundheits-Tipps. Und ich werde oft gefragt, warum ich auch in Unterhaltungssendungen gehe. Ich mache das gern, weil ich damit zusätzlich zu den Gesundheitsendungen ein Millionen-Publikum erreiche, das in kleinen Portionen Tipps fürs Gesundbleiben und Gesundwerden durchaus annimmt. Ein Student der Uni Bochum hat das nach einer meiner Vorlesungen erkannt und eine Arbeit über mich geschrieben. Der Titel: »Bankhofer: Gesundheit zwischen Talk und Show«. Das hat mich sehr gefreut. Doch geprägt haben mich für diesen fröhlichen Weg zwei große Namen: der österreichische Schriftsteller Friedrich Torberg, der »Vater« der »Tante Jolesch« und der holländische Show-Gigant Rudi Carrell. Torberg traf ich im Wiener Café Sperl, Carell im Wiener Hilton. Das ist alles lange her. Schwarz-Weiß-Fotos erinnern daran. Beide haben in etwa das Gleiche zu mir gesagt: Was immer du den Menschen sagen willst, tue es heiter, amüsant, leichtfüßig, aber dennoch inhaltsschwer. Dann wird man dir gerne zuhören! Ich bin diesen beiden großen Menschen sehr dankbar für diesen Wegweiser. Und ich bin bis heute dieser Philosophie treu geblieben. Aus dieser Sicht ist auch dieses Buch – »Der kleine Bankhofer« – entstanden.

Viel Spaß damit und gute Gesundheit wünscht Ihnen

Ihr

Hademar Bankhofer

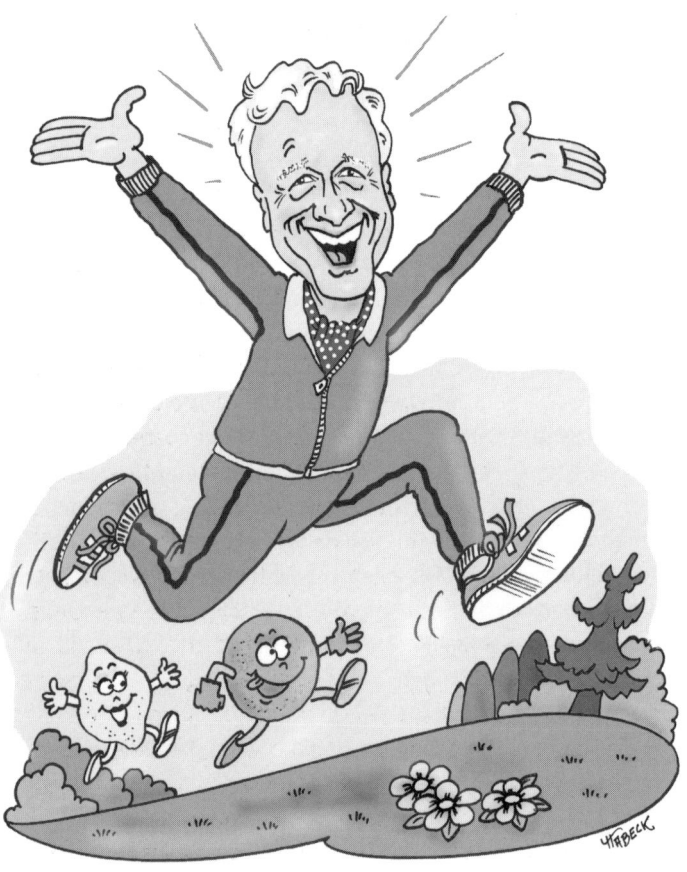

Mehr Vitalität im Leben – Bleiben Sie gesund!

Ein Mann kommt in ein Restaurant, setzt sich an einen Tisch und fragt den Kellner: »Haben Sie eine exotische, nicht alltägliche Speise?« Der Kellner nickt: »Ja, wir haben Schnecken!« Darauf der Gast: »Das weiß ich. Eine davon hat mich gestern bedient!«

Geht es Ihnen auch so? Man begegnet im Leben oft Menschen, die furchtbar langsam sind, keine Vitalität und Lebensenergie haben. Nehmen Sie sich an solchen Zeitgenossen kein Vorbild. Vitalität und Fitness: Das sind zwei wesentliche Grundpfeiler für unsere Gesundheit. Wer »lahmarschig« durchs Leben geht, der kann keine Glückshormone aufbauen, keine Power entwickeln. Und das ist schlecht fürs Immunsystem. Wissen Sie, was das Geheimnis von Gesundheit und Vitalität ist? Ganz einfach: Anspannen und Entspannen. Gehen Sie mit Freude und mit voller Leistung durch den Tag, sorgen Sie aber danach dafür, dass Sie echte Erholung für Körper, Geist und Seele finden. Gehen Sie hinaus in die Natur, treiben Sie Sport. Das ist wichtig fürs Schlankbleiben oder Schlankwerden. Da ist alles möglich: vom Radfahren bis zum Schwimmen, vom Wandern bis zum Laufen. Also: keinen Leistungssport. Die gesundheitsfördernde Bewegung soll Spaß machen…

Abnehmen und Bewegung

Schlank schlemmen statt dumm diäten

Bei einer Crash-Diät mit einseitiger Ernährung, wie etwa eine Eier-Kur oder eine Steak-Diät oder ein Kartoffel-Programm, sinkt der Eisenvorrat im Körper und damit die geistige Fitness. Man ist dann zwar für den Moment etwas schlanker, aber weniger intelligent! Wer so eine Diät durchführt, muss auch mit Konzentrationsstörungen rechnen. Übertriebenes Abspecken kann außerdem zu Depressionen, Aggressionen, zu Störungen und Irritationen des Liebeslebens führen. Eine derartige Lebensweise gefährdet zudem Herz und Kreislauf unnötig. Wer zum Beispiel viel hungert, darf auf keinen Fall in die Sauna gehen. Der Flüssigkeitsentzug beim Schwitzen schwächt den Stoffwechsel. Es kann zu Atemnot und schweren Kreislaufstörungen kommen. Und wer in kurzer Zeit viel abnimmt, erhöht das Risiko für einen Herzinfarkt. Das schützende HDL-Cholesterin sinkt nämlich bei extremen Gewichtsschwankungen rasant und das gefährliche LDL-Cholesterin gewinnt die Oberhand.

Viele Menschen greifen im Kampf gegen Übergewicht zu Schlankheitspillen oder Appetitzüglern. Schlankheitspillen bringen oft kurzfristig verblüffende Erfolge, denn sie wirken abführend und entschlackend. Der Nachteil: Das Körperfett wird nicht verringert. Also tritt nach einiger Zeit der so genannte Jojo-Effekt ein. Appetitzügler wirken auf das zentrale Nervensystem und beeinflussen das Hunger- und Sättigungszentrum im Gehirn. Langfristig können sie jedoch schwere Gesundheitsstörungen hervorrufen. Ein natürlicher Appetitzügler wäre ein Glas Gemüsesaft oder ein leichter Salat als Vorspeise.

> ***Schlankmacher Gurke*** Gurken helfen uns, schlank zu bleiben und schlank zu werden. Außerdem macht die Gurke schnell satt. Essen Sie eine Woche lang jeden Tag eine Portion Gurkensalat, dazwischen Gurkenscheiben mit Magerquark und Vollkornbrot. Sie werden den Erfolg schon bald auf der Waage feststellen.

Haben Sie schon mehrere Diäten hinter sich und denken ständig daran, dass Sie eigentlich abnehmen müssten? Versuchen Sie zunächst, sich selbst nicht mehr so unter Druck zu setzen. Der ständige Gedanke an das verbotene Essen steht Ihren Zielen nur im Weg. Ein erster Schritt kann deshalb sein, sich nicht mehr täglich zu wiegen, sondern höchstens einmal in der Woche. Viele Menschen wollen schnell abspecken und lassen sich zu extremen Diäten mit einseitiger

Ernährung hinreißen, obwohl das Gewicht sich spätestens kurz nach der Diät wieder auf dem Ausgangspunkt einpendelt. Erfolgreich ist aber nur, wer langfristig seinen Speiseplan umstellt mit einer Vollwertdiät inklusive reichlich Obst und Gemüse sowie viel Flüssigkeit.

> ***Kuriose Appetitzügler*** Sie sollten außer einer reduzierten Kost und regelmäßiger Bewegung zusätzlich zwei Tricks anwenden: Umgeben Sie sich mit kalten blaugrünen Farben und hören Sie leise Flötenmusik. Damit kann man den Appetit zügeln!

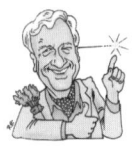

Lust statt Frust Lassen Sie sich auch nicht die Freude an den besonderen Genüssen eines Festessens verleiden. Die meisten Ernährungssünden werden im Alltag begangen. Wer jeden Tag vernünftig isst, darf ruhig einmal über die Stränge schlagen. Wenn nötig, können Sie den Körper danach durch einen Obsttag entlasten. Essen sollte niemals eine Bedrohung sein, sondern ein Genuss für die Sinne. Entdecken Sie den Essgenuss wieder: Gehen Sie mit Freunden essen, kochen Sie Ihr Leibgericht, sprechen Sie übers Essen, schwelgen Sie in Kochbüchern, nehmen Sie sich viel Zeit für einen Marktbesuch und genießen die Farbenpracht von Obst und Gemüse.

> **Fettkiller Apfelessig** Apfelessig eignet sich ideal zum Abnehmen, denn er unterstützt den Fettabbau, hilft beim entschlacken, fördert die Verdauung und entwässert. Wer regelmäßig Apfelessig zu sich nimmt, zügelt damit seinen Appetit und Heißhunger auf Süßes. Man kann mit Apfelessig, ohne den Organismus zu belasten, auf vernünftige Art und Weise pro Woche bis zu zwei Kilogramm abnehmen.

Viele, die abnehmen wollen, beschließen, ab sofort weniger zu essen. Es hilft, zur rechten Zeit sparsame Mahlzeiten zu sich nehmen. Auf keinen Fall aber am Morgen! Das Frühstück muss auch weiterhin ausgiebig sein: mit Müsli oder Vollkornbrot, Obst und Milchprodukten. Wer morgens nichts isst, der kann tagsüber keine guten Leistungen erbringen. Essen Sie lieber fünf bis sieben ganz kleine Mahlzeiten über den Tag verteilt. Bei einer einzigen größeren Mahlzeit am Tag kommt es in den meisten Fällen immer wieder zu quälenden Heißhungerattacken zwischendurch. Viele naschen dann Süßigkeiten oder andere ungesunde Dinge.

Wenn Sie aber immer wieder zur Keksdose greifen ohne Hunger zu haben und deshalb ständig ein schlechtes Gewissen haben, dann machen Sie folgenden Test: Wie verändert sich Ihr Süßbedürfnis, wenn Sie sich den ganzen Tag über ruhigen Gewissens Ihre Lieblingsnaschereien gestatten? Probieren Sie es aus! Meist ist nämlich der Süßhunger eine Folge des Verzichts, des Verbots und des schlechten Gewissens. Ganz-oder-gar-nicht-Maximen führen meist dazu, dass das Vorhaben schnell ganz aufgegeben wird. Keine Schokolade mehr zu essen ist schwer durchzuhalten, und wenn dann gesündigt wird, heißt es schnell: »Jetzt ist auch alles egal.« Und übrigens: Wer sich ansonsten gesund ernährt, dessen Körper wird mit kleinen Ernährungssünden spielend fertig. Viele einseitige Diäten sind kaum gesünder. Für den Alltag jedoch gilt: Süße und fette Speisen öffnen über Enzyme die Fettzellen für die Aufnahme von Fett, versperren aber für einige Stunden seine Abgabe. Die traurige Wahrheit ist, dass zum Beispiel ein Schokoriegel oder ein Stück Sahnetorte viel dicker machen können, als es ihrer eigentlichen Kalorienmenge entspricht.

Starkes Übergewicht birgt allerdings oft gesundheitliche Risiken. Erhöhte Blutfettwerte und Bluthochdruck sind gefährlich für Herz und Kreislauf, ein hoher Harnsäurespiegel im Blut kann zu Gicht führen und auch die Zuckerkrankheit kann sich sehr gesundheitsschädlich auswirken. Achten Sie daher auf Ihr Gewicht und eine gesunde Ernährung.

Ein paar Entschlackungskuren, um nach Festmahlen wieder zu Ihrem ursprünglichen Gewicht zurückzukehren, finden Sie ab Seite 238.

Die 15 besten Abnehmtipps

1. Lassen Sie nicht nur den **Zucker** im Kaffee und in anderen Getränken weg, sondern auch den Süßstoff, denn auch beim Süßstoff wird Insulin ausgeschüttet. Die Folge: Man hat Hunger und isst wieder. Süßstoffbenutzer nehmen sogar oft mehr zu als Zuckerkonsumenten.

2. Das **Dressing** für den Salat ist oft sehr kalorienreich, insbesondere wenn es mit Sahne, Mayonnaise oder viel Öl zubereitet wird. Ein Rezept für ein leckeres Dressing finden Sie auf Seite 240. Wenn Sie auswärts essen, bestellen Sie das Dressing separat in einer Schale, und tauchen Sie jedes Stück Salat nur ganz leicht darin ein.

3. Sobald der Hunger aufkommt und Sie der Versuchung ausgesetzt sind, etwas zu essen, gehen Sie ins Badezimmer, und putzen Sie gründlich die Zähne. Der **Frische-Geschmack** im Mund vertreibt den Hunger.

4. Wer auf seine schlanke Linie achten möchte, sollte insbesondere **abends** auf Lebensmittel mit einfach zu verwertenden Kohlenhydraten wie Weißbrot, Gebäck und Zucker verzichten, denn sie lassen den Insulinspiegel steigen. Insulin blockiert die Wachstumshormone, die dazu beitragen, dass während des Schlafs Fett abgebaut wird.

5. Nehmen Sie zwei- bis dreimal pro Woche die letzte Mahlzeit um *16 Uhr* ein. Danach darf man nur noch trinken, am besten Johanniskrauttee. Das ist die beste Erholung, der optimale Jungbrunnen für alle Organe. Dabei wird reichlich Melatonin produziert. Das ist wichtig für einen erholsamen Schlaf und für die Regeneration, bei der im Schlaf viel Fett verbrannt wird.

6. Wenn Sie **Essen gehen**, sollten Sie einiges beachten: Ordern Sie als Vorspeise einen großen Teller mit knackigem, frischem Salat. Der hat wenig Kalorien und liefert viele Mineralstoffe, Spurenelemente, Vitamine und Ballaststoffe. Bitten Sie den Kellner, bei der Hauptspeise die Kartoffel- oder Reisbeilage wegzulassen oder zu reduzieren und teilen Sie mit Ihrem Partner das Dessert.

7. Ändern Sie Ihr Rezept für **Saucen**. Vergessen Sie Vollmilch und Sahne als wichtigste Basis, wie Sie es bisher gewohnt waren. Verwenden Sie zum Eindicken gekochtes und püriertes Gemüse. Schmeckt köstlich!

8. Soll eine Mahlzeit nur wenige Kalorien liefern, müssen Sie vom Fleisch alle **Fettränder** sorgsam wegschneiden und vom Geflügel die Haut gänzlich entfernen. Servieren Sie außerdem zu reichhaltigen Mahlzeiten Rettich. Er bindet Fett aus dem Essen und führt es ab.

9. Essen Sie doch einmal *asiatisch*. Mit Stäbchen zu essen dauert zwar länger aber, Sie sind schneller satt und essen nicht so viel. Asiatische Gewürze machen zudem schlank, am besten wirken Chiliöl, Chilipulver, die Sojabohnenpaste Miso, die Sesamsamenpaste Tahini oder die Sojasauce Tamari.

10. Gewöhnen Sie sich ab, vor dem *Fernseher* zu essen, denn je bewusster man eine Mahlzeit genießt, desto weniger kommt man in Versuchung, die Sättigungssignale des Körpers zu überhören. Wenn Sie aber unbedingt beim Fernsehen Ihre Kaumuskeln in Bewegung setzen wollen, knabbern Sie Gurkenstücke, Sellerie, Möhren oder Chicoree. Diese Snacks sind gesund und machen nicht dick.

11. *Buttermilch* enthält die gesunden Inhaltsstoffe der Milch, aber nur maximal ein Prozent Fett. Es kann deshalb sinnvoll sein, besonders während einer Diät, öfter ein Glas Buttermilch statt Milch zwischendurch zu trinken. Mixen Sie sich beispielsweise eine halbe Salatgurke mit einem Glas Buttermilch: Dieser Drink stillt den Hunger und entschlackt.

12. Die in pflanzlicher Nahrung enthaltenen *Faserstoffe* helfen dabei, schlank zu bleiben: Sie quellen im Magen auf und beschleunigen die Verdauung. So kommen Hungergefühle erst gar nicht auf. Schälen Sie Orangen und Mandarinen nicht mehr akkurat, sondern essen Sie ruhig etwas von der weißen Haut mit. Ebenfalls viele Faserstoffe enthalten Bananen. Sie gelten unter den Obstsorten als Sattmacher Nummer eins, machen dabei aber nicht dick.

13. Wer mit Übergewicht zu kämpfen hat, sollte zwischendurch immer *Aprikosen* essen. Dank ihres hohen Gehalts an Pantothensäure werden Fettpölsterchen leichter abgebaut.

14. *Kresse* wächst schnell und kann auf jedem Fensterbrett angebaut werden. Und wer abnehmen will, braucht viel Kresse. Sie ist nämlich reich an dem Spurenelement Chrom, eine wichtige Substanz, die unser Gefühl für das Sattsein steuert. Ohne Chrom würden wir haltlos immer weiter essen. Außerdem steuert das Chrom den Fettstoffwechsel. So nützen Sie die Kraft dieses Spurenelements: Essen Sie Kresse gut gewaschen auf Salat, oder belegen Sie ein dünn gebuttertes Vollkornbrot dick mit Kresse.

15. *Bierhefe* eignet sich ganz besonders gut als Ergänzung bei Diäten, denn sie ist reich an Vitaminen – darunter die ganze B-Gruppe –, Aminosäuren, Mineralstoffen und Spurenelementen. Zudem besteht Hefe zu 44 Prozent aus Eiweiß, enthält wenig Kalorien und praktisch kein Fett.

Abnehmen ist gut, schlank bleiben besser – Zehn Regeln

Versuchen Sie, ein neues Verhältnis zum Essen zu entwickeln. Lassen Sie gesunde Ernährungsprinzipien zur täglichen Gewohnheit werden, zum Beispiel Tee immer ohne Zucker zu trinken, jeden Tag Müsli zu essen, jeden Tag mindestens ein Stück Obst, einmal in der Woche ein Fischgericht, Brötchen nur samstags, Pausenbrote ohne Butter, aber mit Salat zuzubereiten. Wer sich auf Dauer gesünder ernähren möchte, sollte gleichzeitig mit Gelassenheit an die Sache herangehen. Mit den oben genannten Tricks und ein paar Regeln werden Sie es mit Leichtigkeit schaffen, Ihre überschüssigen Pfunde abzubauen und eine gesunde Ernährung in Ihr Leben zu integrieren.

Regel 1: Nehmen Sie niemals eine Mahlzeit im Stehen ein, etwa an einer Imbissbude oder an einer Theke. Alles, was man im Stehen isst, nimmt der Organismus nicht als volle Mahlzeit zur Kenntnis. Man hat kurz danach wieder Hunger und isst zu viel. **Setzen** Sie sich zum Essen gemütlich hin.

Regel 2: Schlingen Sie nicht! **Kauen** und beißen Sie jeden Bissen gründlich. Durch das Kauen im Mund wird eine sehr wertvolle Vorverdauung geleistet und der Stoffwechsel positiv beeinflusst. Egal was Sie essen – wenn Sie jeden Bissen intensiv kauen, dann können Sie nicht mehr so viel essen. Die Portionen werden mit der Zeit immer kleiner und Sie sind dennoch satt. Essen Sie so lange an Ihrem Wurstbrot, wie Sie früher an vier Stücken aßen. Das bedeutet: Sie müssen jeden Bissen 50- bis 60-mal kauen. Sie können auf diese Weise im Laufe eines Jahres bis zu acht Kilogramm abnehmen und belasten dabei nicht Ihren Organismus.

Regel 3: *Reden Sie nicht so viel* beim Essen. Sie kriegen zu viel Luft in den Magen. Die Folge: Der heftige Drang aufzustoßen oder sogar Blähungen. Konzentrieren Sie sich lieber auf das, was auf Ihrem Teller liegt und das Kauen, dann bekommen Sie nicht so schnell wieder Hunger.

Regel 4: Essen Sie *nicht zu heiß*. Das gilt vor allem für Suppen, Saucen und Gemüse. Sie schädigen damit die Mundschleimhäute. Dadurch wird das Immunsystem im Mund- und Rachenbereich geschwächt. Viren und Bakterien können leichter eindringen. Außerdem schmecken Sie das Essen nicht so intensiv, sondern schlucken es weitgehend unzerkaut hinunter.

Regel 5: Geben Sie *nicht zu viel Salz* an die Speisen. Der Mensch braucht täglich drei Gramm Salz. Wir konsumieren aber oft bis zu 17 Gramm. Zu viel Salz bindet Wasser im Gewebe und stört den Flüssigkeitshaushalt des Körpers.

Regel 6: Konsumieren Sie *nicht zu viel Süßes*. Zu große Mengen an weißem Zucker verderben den Geschmackssinn, bringen zu viele Kalorien und damit Fettpolster, stören die Kollagenbildung in der Haut und fördern damit die Faltenbildung. Zudem steigt dadurch das Risiko für Diabetes.

Regel 7: Nehmen Sie die letzte Mahlzeit am Tag *nicht zu spät am Abend* zu sich. Das belastet Leber, Magen und Darm und fördert die Cholesterinproduktion. Sie schlafen sonst schlecht, altern früher und bekommen mit der Zeit erhöhte oder zu hohe Cholesterinwerte.

Regel 8: Grundsätzlich sollte man sich immer ganz auf das Essen *konzentrieren*, dieses genießen und möglichst wenig »nebenbei« essen. Das ist eine gute Voraussetzung für eine unproblematische Verdauung und für gut funktionierende Sättigungssignale. Wenn Sie abnehmen wollen, meiden Sie beim Essen flotte Musik. Sie essen dann mehr. Wer nascht oder gar eine Hauptmahlzeit einnimmt, der verliert über die Menge der Nahrung vollkommen die Übersicht. Bei einem spannenden Krimi isst man zum Beispiel doppelt so viel, wie man ohne Filmgenuss gegessen hätte.

Regel 9: Essen Sie *nicht aus Gewohnheit*. Oft isst man mittags nur so fett in der Kantine, weil man es sich mit den Kollegen so angewöhnt hat. Spüren Sie genau nach, ob Sie wirklich Hunger haben, wenn nicht, gehen Sie lieber eine Runde spazieren. Alles im Leben wird vom Kopf her gesteuert. Gehen Sie wirklich nur dann zum Essen, wenn Sie Hunger haben – und bitte, verwechseln Sie nicht Hunger mit Appetit.

Regel 10: *Trinken Sie ausreichend!* Am gesündesten sind eineinhalb bis zwei Liter Mineralwasser oder ungesüßter Kräutertee. Auch Melonen, Salatgurken, Trauben und reife Tomaten enthalten reichlich Flüssigkeit. Das ist außerdem wichtig für gesunde Nieren, gute Laune und für eine jugendliche Haut. Vor allem an heißen und schwülen Sommertagen sollte man ganz besonders auf reichliche Flüssigkeitszufuhr achten. Meiden Sie aber eiskalte Getränke. Sie bekommen danach einen starken Schweißausbruch. In China trinkt man verdünnten, lauwarmen und natürlich ungesüßten grünen Tee, in der arabischen Welt ist lauwarmer Pfefferminztee beliebt. Wer Tee nicht mag, kann mit Mineralwasser und Apfelschorle, ob mit oder ohne Kohlensäure, nichts falsch machen. Für alle, die immer wieder das Trinken vergessen: Stellen Sie morgens zwei bis drei Flaschen Mineralwasser bereit. Die müssen abends leer sein!

Alles easy – Sport macht schlank und happy

Allein vom wenig Essen nimmt man nicht ab. Ohne Bewegung läuft gar nichts. Weniger essen und Freizeitsport treiben – beides muss sein. Durch die körperliche Bewegung baut man in hervorragender Weise Kalorien ab. Selbst wer wenig isst und sich nicht bewegt, schadet damit seinem Körper und auch dem Aussehen: denn er verliert Muskelmasse. Wer sich zum kulinarischen Abnehmprogramm regelmäßig bewegt, baut dagegen Fettpolster ab und zugleich Muskelmasse auf. Eine faszinierende Vorstellung: Fettmasse wird zu Muskelmasse. Es muss kein übertriebener Sport sein. Ideal sind jeden Tag mindestens 30 Minuten. Man sollte dabei einmal am Tag so richtig ins Schwitzen kommen.

Leistungsfähige Muskeln verheizen mehr Fett als untrainierte – auch im Alltag. Deshalb ist es sinnvoll, Ausdauersport zu betreiben. Auf diese Weise regen Sie allgemein die Fettverbrennung Ihres Körpers an, sogar nach dem Training, und bleiben somit fit und schlank.

Gesunde, den Kreislauf stärkende Aktivitäten sind Ski-Langlaufen, Schwimmen, Wandern, Laufen (langsam beginnen!), Radfahren, Gymnastik und Treppensteigen. Sport ist nicht nur für unsere körperliche Konstitution wichtig. Sportliche Aktivität fördert auch die Durchblutung des Gehirns – und damit das Denken. Haben Sie gewusst, dass Sie mit Bewegung auch Ihr Immunsystem enorm stärken können? Wenn

Sie draußen im Freien wandern oder laufen, kann Ihr Organismus verstärkt Abwehrzellen produzieren, weil die Sauerstoffzufuhr erhöht ist und Ihr Wohlbefinden gesteigert wird. Überanstrengen dürfen Sie sich beim Sport allerdings nicht. Damit schwächen Sie nämlich Ihr Immunsystem wieder.

> ***Wenig Aufwand – viel Erfolg*** Wer jeden Tag ohne viel Aufwand zehn bis 15 Minuten kleine Übungen durchführt, erzielt denselben Effekt wie jene, die dreimal wöchentlich 40 Minuten ein aufwändiges Trainingsprogramm absolvieren.

Denken Sie beim Sport unbedingt ans Trinken. Wer in freier Natur Sport treibt, verliert pro Stunde über den Schweiß bis zu einem Liter Flüssigkeit. Damit gehen auch Magnesium und Zink verloren. Die Folgen sind Muskelkrampf, Schwindel und Kreislaufschwäche. Trinken Sie unbedingt jede Stunde einen Liter Mineralwasser mit reichlich Magnesium und Zink, oder nehmen Sie ein Multi-Mineralstoff-Vitamin-Präparat. Nach sportlichen Anstrengungen können Sie den Körper auch mit Mischungen aus Obst- und Gemüsesäften mit Mineralwasser im Verhältnis eins zu drei schnell wieder aufbauen.

Was Sie in Schwung bringt

An nicht zu heißen Sommertagen ist es sehr sinnvoll, **wandern** zu gehen. Wandern stärkt das Herz, fördert die Durchblutung, beugt Venenproblemen vor, verbessert die Atemfunktion und aktiviert die natürlichen Abwehrkräfte. Wer drei Stunden pro Woche wandert, senkt das Risiko, einen Herzinfarkt zu bekommen, bereits um 40 Prozent.

Beim **Schwimmen** werden alle Muskeln angestrengt, und es kommt nicht so leicht zu Dehnungen, Zerrungen und ähnlichen Sportverletzungen. Doch auch für gymnastische Übungen ist das Schwimmbecken gut geeignet: Durch den Auftrieb wird der eigene Körper zum Leichtgewicht. Das entlastet die Gelenke, insbesondere die Wirbelsäule. Die Atemmuskulatur wird gestärkt, das Lungenfassungsvermögen für Sauerstoff vergrößert. Zusätzlich entspannt es, schafft innere Freude und ist ein ideales Mittel, Stress abzubauen. Der regelmäßige Besuch im Hallenbad kann bei dem Versuch, den Körper in Form zu bringen, eine große Hilfe sein.

Radfahren bringt auf schonende Weise Herz und Kreislauf in Schwung. Die Lunge wird gestärkt, die gesamte Atmung angeregt. Die Wirbelsäule wird entlastet, das Rückgrat gefestigt. Das vegetative Nervensystem wird positiv beeinflusst. Radfahren stärkt das Immunsystem gegen Infektionskrankheiten und Gefäßveränderungen. Die Muskeln werden trainiert. Es wird viel Energie verbraucht. Die Verdauung wird verbessert, weil die Bauchmuskeln rhythmisch gereizt werden. Die allgemeine Leistungsfähigkeit des Menschen wird durch das Radfahren erhöht.

Wenn Sie gesund und fit durch die Skisaison kommen wollen, sollten Sie vor Saisonbeginn zu Hause **Skigymnastik** treiben. Im Urlaub müssen Sie nach jeder Fahrt mit dem Skilift Muskeln und Gelenke aufwärmen, und auf der Piste schützen Sie Hand- und Kniegelenke mit modernen Bandagen vor Zerrungen und Fehlbelastungen.

Treppensteigen stellt ein ideales Training für Herz und Kreislauf dar. Verzichten Sie daher wann immer es geht auf den Fahrstuhl. Es baut Stress ab, fördert die Durchblutung und sorgt schon nach zehn Minuten für einen Anstieg des schützenden HDL-Cholesterinwertes im Körper.

Machen Sie doch wieder einmal einen ausgedehnten **Spaziergang**. Vor allem im Frühjahr kann man damit die im Winter steif gewordenen Glieder wieder wecken und gleichzeitig die ersten warmen Sonnenstrahlen genießen. Schwingen Sie dabei Ihre Arme mit, und versuchen Sie, zumindest fünf Minuten lang, leicht ins Schwitzen zu geraten. Auf diese Weise verbrennen sie noch mehr Fett.

Bewegung heißt eben nicht, immer volle Leistung zu erbringen, sondern regelmäßige Forderung in Maßen. Als Preis dafür winken bessere geistige und körperliche Leistungsfähigkeit, Stressabbau, ein verbesserter Fettstoffwechsel, gute Laune und vieles mehr.

Energie tanken –
Die besten Muntermacher

Tipps & Tricks gegen Stress

Wenn Sie innerlich angespannt sind, dann merken das die anderen sofort. Die Stirn ist gefurcht, die Lippen sind starr, die Kiefer aufeinandergepresst. Bauen Sie die Verkrampfung ab: Runzeln Sie die Stirn. Ziehen Sie die Augenbrauen ganz nach oben, und drücken Sie mit der Zunge mehrmals gegen den Gaumen. Sie werden sehen, wie schnell Sie wieder locker und hübscher werden.

Stress zeigt sich auch sehr oft durch Verspannungen im Nacken und in den Schultern. Diese Verspannungen werden vom Kiefer aus gesteuert, weil die meisten Menschen in Stresssituationen die Zähne aufeinanderpressen. Man kann nun umgekehrt die Verspannungen verhindern: Lockern Sie Ihre Kiefer. Machen Sie mehrmals am Tag den Mund weit auf. Das wirkt hervorragend.

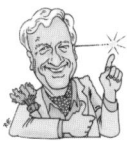

Kein Stress mit dem Stress Wer einen harten Tag mit beruflichen Problemen vor sich hat, sollte möglichst früh aufstehen. Dann hat man einen höheren Cortison-Spiegel im Blut. Der bleibt den ganzen Tag und macht stark gegen Stress. Greifen Sie nicht zu Tabletten, wenn Sie überfordert und von Stress geplagt sind. Schreiben Sie lieber ein Gedicht, oder malen Sie ein Bild. Es wurde nachgewiesen, dass Dichten und Malen Stress abbauen und sogar Schmerzen lindern können. Wenn das nichts für Sie ist, dann sollten Sie Sport treiben.

Gehören Sie zu jenen Menschen, die, wenn sie früh am Morgen aufstehen, am Nachmittag ein Leistungstief haben und müde werden? Dann sollten Sie – wenn möglich – mittags 15 Minuten schlafen. Nicht länger. Ein kurzer Mittagsschlaf ist ebenso erfrischend und entspannend wie eine stimulierende Arznei und auf jeden Fall gesünder. Sollte das nicht möglich sein, können Sie auch diese leichte Übung beherzigen, die ein Mittagstief schneller und gesünder überwinden hilft als eine Tasse Kaffee: Hüpfen Sie zehn Minuten draußen auf einem Bein umher. Das macht Körper und Geist wieder fit.

Das Hormon Oxytocin sorgt im menschlichen Körper fürs Jungbleiben, für einen gesunden Blutdruck und für eine optimale Stressabwehr. Wissen Sie, wie wir viel Oxytocin in unserem Körper produzieren? Einfach durch Schmusen, Streicheln und Umarmen. Auch Küssen ist gesund: Laut Weltgesundheitsorganisation bleiben Menschen, die viel küssen, widerstandsfähiger gegenüber vielen Krankheiten und altern langsamer. Wenn Sie niemanden zum Liebkosen haben, hilft Ihnen auch Flirten weiter. Das baut ebenfalls Stress ab, regt den Kreislauf an und macht fröhlich. Flirten Sie daher, wann immer es geht.

Wenn auch das nicht das Richtige für Sie ist, aber Sie nach einer Möglichkeit des Stressabbaus suchen, gibt es noch einen interessanten Tipp: Beschäftigen Sie sich nach Feierabend mit einem Haustier. Eine Studie von der Universität New York hat ergeben, dass Blutdruck und Pulswerte, die durch den Stress außer Kontrolle geraten sind, in Gesellschaft eines Hundes, einer Katze oder eines Stubenvogels wieder optimal werden. Das bringt nicht einmal der Lebenspartner fertig.

Speiseplan für starke Nerven

Wer viele Termine hat, der sollte zum Ausgleich reichlich Pfirsiche essen. Durch den hohen Anteil an Magnesium, Vitamin B_3, Selen und Zink kann der Pfirsich schlechte Stimmung wegzaubern und stark gegen Stressbelastung machen. Grüne Bohnen liefern viel Pantothensäure, auch Vitamin B_5 genannt. Das ist ein hochwirksames Anti-Stress-Vitamin. Wer viel zu tun hat und unter Leistungsdruck steht, sollte ein Gericht aus grünen Bohnen essen. In den Bohnen konnte man auch pektinähnliche Substanzen nachweisen, die zu hohe Cholesterinwerte absenken (mehr zu grünen Bohnen auf Seite 187).

Mais ist so reich am Vitamin B₁, dem Nervenvitamin, wie kein anderes Gemüse. Er enthält auch das Spurenelement Mangan, das gemeinsam mit dem Vitamin B₁ beruhigend und ausgleichend wirkt. Mais bietet viel Magnesium. Das macht locker und entspannt. Auch mit Johannisbeeren kann man viel für die Gesundheit tun. Heimische Sorten sind besonders wertvoll. Sie sind reich an Vitamin C, das obendrein besonders rasch vom Körper aufgenommen wird. Daher kann man mit dem Genuss von Johannisbeeren Berufsstress bekämpfen und Sommererkältungen vorbeugen.

Auch Spinat ist ein Anti-Stress-Gemüse. Er enthält reichlich vom Anti-Stress-Mineral Magnesium und vom Nervenvitamin B₁. Er liefert aber auch interessante Mengen an Folsäure und schützt damit Herz und Kreislauf, bremst die Adernverkalkung und ist somit ein Jungbrunnen.

Der erste Stress am Arbeitsmorgen lässt sich am besten mit einer Banane meistern. Sie enthält ebenfalls reichlich Magnesium. Durch die beruhigenden Wirkstoffe Lupulon und Humulon im Hopfen kann man mit Bier die Nerven stärken und besser mit Stress umgehen. Aber bitte in Maßen...

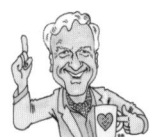

Trinken für starke Nerven Eine leichte Mahlzeit zum Stärken der Nerven wäre ein Viertelliter Joghurt oder Milch mit einem Esslöffel Honig. Vollmilch enthält übrigens eine ganze Menge an Kalorien und sollte kein Getränk zum Durstlöschen darstellen. Vielmehr ist Milch eine vollwertige Zwischenmahlzeit, die aufgrund der vielen positiven Inhaltsstoffe sehr empfehlenswert ist.

Gönnen Sie sich in hektischen Zeiten täglich ein Glas Sauerkrautsaft. Ähnlich wie Joghurt fördert Sauerkraut die Bildung von positiven Darmbakterien und stärkt damit die Immunkraft. Außerdem enthält es viel Vitamin C, Vitamine der B-Gruppe, Magnesium und Kalium. Wer viel Sauerkraut isst oder Sauerkrautsaft trinkt, fühlt sich frischer, vitaler und kommt mit Stress besser klar.

Wenn Sie tagsüber aufgrund von Arbeitsüberlastung nervös werden, dann holen Sie sich aus dem nächsten Laden zwei Avocados. Rohe Avocado beruhigt die Nerven und helfen gegen schlechte Laune. Sie sind reich an Vitamin C für die Abwehrkraft sowie gegen Stress, reich an Vitamin E für Herz und Kreislauf und an Vitamin B_6 für Muskeln und Blut. Die Kombination dieser Vitamine mit Mineralstoffen, Spurenelementen, Enzymen und ätherischen Ölen wirkt beruhigend auf gereizte Nerven. Auch wer jeden Tag drei bis vier Walnüsse isst, kann damit Stress abbauen und Konzentrationsstörungen bekämpfen. Walnüsse sollten roh genossen werden, werden sie erhitzt, verlieren sie viele ihrer wertvollen Inhaltsstoffe.

Die besten Fitmacher-Kicks

Alle, die in unserer heutigen Zeit mitten im Leben stehen, Familie haben und im Berufsleben Erfolg suchen, brauchen in erster Linie jeden Tag aufs Neue geistige und körperliche Energie.

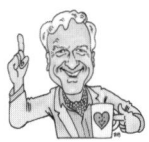

Voll vital! Wenn Sie schon am Morgen mit besonderer Vitalität und mit starken Nerven in den Tag gehen wollen, dann wenden Sie einen kleinen Trick an: Trinken Sie am Vorabend vor dem Zubettgehen einen Achtel Liter Milch mit einem Achtel Liter Wasser gemischt. Das Getränk ist leicht verdaulich und liefert dem Organismus wichtige Vitamine, Mineralstoffe und Spurenelemente.

Müsli gibt am nächsten Morgen gleich noch mehr Energie zum Bäume ausreißen. Motivieren Sie sich dann für den Tag, indem Sie alle Ihre Sinne wecken. Düfte können richtige Muntermacher sein: Riechen Sie tagsüber an einem Fläschchen mit Pfefferminzöl, Thymianöl, Rosmarinöl oder Kampferöl, und geben Sie 20 Tropfen von einem dieser Öle in eine Schale mit Wasser. Sie können dann die verdunstenden ätherischen Öle aus der Raumluft einatmen. Ganz besonders wertvoll: 30 Tropfen Rosenöl aufs Taschentuch, immer mal wieder daran riechen. Das hilft garantiert gegen schlechte

Laune. Atmen Sie auch den Duft von ätherischem Orangenöl ein, das belebt.

> ***Körperwaschung*** Um Müdigkeit zu vertreiben und wieder unternehmungslustig zu werden, sollten Sie fünf Esslöffel Obstessig in einem halben Liter lauwarmem Wasser verrühren und damit den Körper abreiben. Danach duschen nicht vergessen!

Jeder fünfte Mitteleuropäer und vor allem Frauen nehmen nicht genügend Eisen auf und fühlen sich dadurch erschöpft und ausgelaugt. Beugen Sie einem Eisenmangel mit Sonnenblumenkernen, Roter Bete oder Soja vor. Sinnvoll ist auch die Kombination von Kartoffeln mit Quark. Ebenso sind Möhren, Kürbis, Grünkohl und Spinat gute Eisenlieferanten. Wer aus Blattgemüse, Hähnchenfleisch und Hülsenfrüchten Eisen tanken möchte, der sollte dazu ein Glas Orangensaft trinken. Das Vitamin C verbessert die Eisenaufnahme, Schwarztee hingegen blockiert sie.

High Energy mit Datteln Sind Sie tagsüber manchmal übermüdet und erschöpft, dann kauen Sie einfach drei Datteln. Der hohe Kohlenhydratanteil dieser Frucht besteht hauptsächlich aus leicht verdaulichem Invertzucker, der bereits im Mundspeichel gelöst und sofort von den Mundschleimhäuten aufgenommen wird. Daher stärken drei Datteln die Denkkraft. Brauchen Sie noch mehr Energie, dann knabbern Sie zwischendurch sieben Mandeln, sieben Datteln und sieben Rosinen. Auch ein kleines Stück Schokolade – am besten Bitterschokolade, sie hat den höchsten Kakaoanteil und am wenigsten Zucker – kann im Kampf gegen plötzlich auftretende Erschöpfung gute Dienste leisten.

Damit Sie nicht in das »Elf-Uhr-Loch« fallen, wenn die Raumluft im Büro trocken und schlecht wird und die Augen von der Arbeit am Computer müde und trocken sind, können Sie vormittags mindestens einen Liter Wasser trinken und zwischendurch Obst – Äpfel sind besonders zu empfehlen – essen.

Auch die Sonne ist ein Stimmungsaufheller und Energiespender. Wenn sie scheint, sollte man am besten hinaus ins Freie gehen und sich zehn Minuten bestrahlen lassen. Das macht fit und sorgt für eine positivere Stimmung.

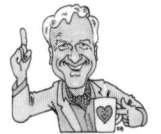

Blitzschnelle Energie-Tipps Ein Viertelliter Traubensaft gibt, langsam getrunken, ebenfalls schnell Kraft an anstrengenden Tagen. Andere, sehr bewährte Rezepte sind: Eine Tasse warme Gemüsebrühe in kleinen Schlucken trinken, eine saure Gurke essen oder ein Stück Vollkornbrot dick mit Senf bestreichen. Das alles kurbelt den Kreislauf an und gibt neue, schnelle Energie. Gedämpfte Kartoffeln mit Kräuterquark und Salz sind ebenfalls ein ideales Fitmacher-Essen. Trinken Sie dazu Hagebuttentee oder Sanddornsaft, sie enthalten viel Vitamin C. Auch Honig hilft gegen Erschöpfung. Nehmen Sie einfach einen Teelöffel Honig in den Mund, und lassen Sie den Honig langsam auf der Zunge zergehen. Das ist noch effektiver mit zwei Tropfen Zimtöl. Trinken Sie gegen länger andauernde Müdigkeit und Erschöpfungszustände drei Wochen lang dreimal täglich eine Tasse Rosmarintee mit einem Teelöffel Honig. Die ätherischen Öle aus dem Rosmarin geben Energie. Schlafmangel kann man übrigens mit einem Viertelliter Joghurt mit Nüssen und Früchten ausgleichen.

Gute Laune behalten – Singing in the rain

Ärgern Sie sich nicht über schlechtes Wetter. Gehen Sie trotzdem im Regen spazieren. Das ist sehr erholsam und tut auch der Gesichtshaut gut. Atmen Sie einmal am Tag draußen im Freien durch, oder lüften Sie zumindest so oft es geht.

Es wäre besonders im Winter sehr wichtig für die Gesundheit, wenn wir jeden Tag fünf bis zehn Minuten in der Sonne spazieren gehen könnten. Wir brauchen die Sonnenbestrahlung für bessere Laune, für das Vitamin D, für Knochen und Zähne, aber auch für die Immunkraft. Was aber tun, wenn tagelang keine Sonne scheint, wenn eine Zeit lang nur tristes, düsteres Wetter herrscht?

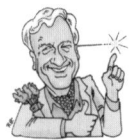 *»Sonne essen«* Sie können sich das lebensnotwendige Sonnenvitamin D aus spezieller Nahrung holen. Es kommt in Fischen wie Makrele, Hering, Lachs und Aal vor, in Eiern und – in kleinen Mengen – auch im Geflügel. Auch Milch und Vollkorngetreide liefern Vitamin D. In besonders interessanten Mengen befindet sich das Sonnenvitamin in Pilzen. Da Pilze in freier Natur jedoch häufig mit Schadstoffen belastet sind, kommen als optimale Sonnenlieferanten die umweltsauberen Champignons infrage. Der Genuss von 100 Gramm Champignons liefert dem Organismus so viel Vitamin D, dass damit der Bedarf für zwei Tage gedeckt werden kann.

Ganz wichtig für die Laune: Nehmen Sie nicht alles so tierisch ernst. Wer Humor hat, geht gesünder durchs Leben. Positive Gedanken, schöne Erlebnisse und Fröhlichkeit halten den Körper vital und unterstützen das Immunsystem. Das ist wissenschaftlich erwiesen. Und sorgen Sie unbedingt dafür, dass Sie wenigstens einmal am Tag mit einem Menschen sprechen, den Sie ganz besonders gern mögen. Gemeinsam lässt sich schlechtes Wetter außerdem sehr viel besser ertragen.

> **Kontaktpflege** Wenn Sie allein leben, dann bleiben Sie nicht allein! Treffen Sie sich mit Freunden, unternehmen Sie gemeinsame Spaziergänge, gehen Sie ins Kino, oder ratschen Sie einfach mal wieder so richtig mit Ihrem Nachbarn. Einsamkeit macht krank. Alleinstehende, die Kontakte pflegen, leben gesünder.

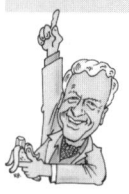

Schokofeeling Eine gute Nachricht für alle Schokoladen-Fans: Allein schon das Riechen an Schokolade kann Stress abbauen. Die Wechselwirkung von Schokolade und positiver Stimmung ist wissenschaftlich belegt. In Schokolade ist ein Amin mit Namen Phenyläthylamin enthalten. Es wird auch im Körper selbst erzeugt, jedoch nur in sehr geringen Mengen. Es beeinflusst das limbische System des Gehirns und hilft, positive Nervenimpulse weiterzuleiten.

Ideal sind auch Hafergerichte, vor allem für Menschen, die großen körperlichen oder geistigen Belastungen ausgesetzt sind. Hafer ist ein Langzeit-Energiespender, der die Verdauung nicht belastet. Seine die Stimmungslage positiv beeinflussende Wirkung und der Wohlgeschmack machen ihn auch zur beliebten Dauerkost für sportliche Menschen. Wenn Sie an kalten und trostlosen Wintertagen kraftlos und schlecht gelaunt sind, essen Sie eine Hafermarksuppe, geben Sie Vollkornhaferflocken ins Müsli, oder knabbern Sie Haferflocken mit Nüssen. Haferflocken sind leistungssteigernd, geben geistige und körperliche Kraft und aktivieren den Botenstoff Dopamin, eine Vorstufe des Gute-Laune-Hormons Serotonin. Besondere Bedeutung hat Hafer auch als Bestandteil cholesterinbewusster Ernährung.

Entspannung und Erholung

Das Gute an der Langeweile

Der Zwang zu Anpassung, Leistung, Ordnung und Disziplin kann krank machen. Ihr inneres Gleichgewicht, sowohl körperlich als auch seelisch, ist aber sehr wichtig. Also gönnen Sie sich nach Phasen erhöhter Anspannung zum Ausgleich Ruhe und Entspannung. Verschaffen Sie nicht nur Ihrem Körper Erholung, sondern sorgen Sie auch in Ihrem Kopf für Ruhe. Wer zum Beispiel täglich zwei Stunden Musik hört, stärkt sein Gehirn und hat mehr Konzentration und Geistesgegenwart als andere.

Kopfkino Es gibt Tage, an denen man mit Aufgaben und Terminen zugepflastert ist. Wenn Sie mutlos sind, sich überfordert fühlen, dann lassen Sie einen Film in Ihrem Kopf ablaufen. Stellen Sie sich ein Sonnenbad an einem einsamen Strand vor oder ein Abendessen mit lieben Freunden. Das gibt Ihnen ganz schnell wieder Kraft.

Wer sich die meiste Zeit des Tages über angespannt oder gehetzt fühlt, der kann mithilfe von Entspannungsübungen wie autogenem Training, Yoga und Atemübungen lernen, Körper und Geist zu entspannen. Wenden Sie sich dazu an Ihre Krankenkasse, Ihren Hausarzt, Volkshochschulen oder andere Weiterbildungsinstitutionen oder an das örtliche Gesundheitsamt.

Die folgende Entspannungsübung für Körper und Seele können Sie jederzeit zwischendurch einschieben: Handflächen eine Minute fest gegeneinanderpressen. Dabei bewusst tief und ruhig ein- und ausatmen. Diese Übung entspannt vor allem Geist und Augen: Blicken Sie in die Wolken. Beobachten Sie eine Weile ganz ruhig, wie sie vorüberziehen, und versuchen Sie, Muster, Formen und Gestalten auszumachen.

Oder Sie setzen sich aufrecht hin und drücken die Zungenspitze gegen den Gaumen. Atmen Sie dabei durch die Nase ein und durch den Mund aus, und drücken Sie dabei die Fingerspitzen beider Hände fest aneinander.

Ziehen Sie sich nach einem arbeitsreichen Tag nicht zurück. Unternehmen Sie am Wochenende schöne Dinge mit Freunden. Britische Sozialmediziner haben in einer Langzeitstudie herausgefunden: Wer am gesellschaftlichen Leben intensiv teilnimmt, lebt länger und bleibt länger vital.

Einmal im Jahr – und zwar im Winter – sollte man eine Art »Winterschlaf« halten. Ziehen Sie sich in die Einsamkeit zurück: ohne Radio, ohne Fernsehen, ohne Nikotin, ohne Alkohol und Zucker. Sie sollten dabei viel schlafen und in der Natur spazieren gehen. Wer sich ständig gehetzt fühlt, sollte versuchen, mehr Ruhe in sein Leben zu bringen. Die Eindrücke, die heutzutage auf einen durchschnittlichen Menschen einstürmen, hätten zur Zeit unserer Urgroßeltern für zehn Leben gereicht. Gewinnen Sie Zeit für sich, ohne diese Zeit mit Haushaltstätigkeiten, Hobbys, Sport oder Fernsehen zu füllen. Tun Sie einfach einmal »nichts«, verbummeln Sie genüsslich die Zeit, starren Sie Löcher in die Luft. Versuchen Sie, ein Gefühl wiederzuentdecken, das vielen von uns seit der Kinderzeit abhanden gekommen ist: Langeweile.

Teatime im Badezimmer

Schon die Zubereitung von Tee entspannt, wenn man sich voll und ganz darauf konzentriert. Nutzen Sie in diesem Fall die positiven, entspannenden Auswirkungen der Heilkräuter. Lavendelblütentee beruhigt die Nerven, löst Verkrampfungen, entspannt, tröstet bei einem seelischen Tief, macht Mut und fördert die Ausschüttung des Hormons Serotonin für positives Denken. Nach einem anstrengenden Tag bringt eine Tasse Goldmelissentee schnelle Erholung. Der gute alte Baldriantee, den schon unsere Großmütter getrunken haben, hat mehr Vorteile als man denkt. Er beruhigt nicht nur angespannte Nerven. Er stärkt zugleich auch die Konzentration und bekämpft Blähungen. Gegen überreizte, schwache Nerven hilft es, täglich eine Tasse Hopfenblütentee mit etwas Honig zu trinken.

Machen Sie es sonst wie die Briten: Trinken Sie einmal am Tag zur Entspannung eine Tasse Schwarztee. Das bringt einen zusätzlichen Vorteil, denn der Tee senkt zu hohen Blutdruck, zu hohen Cholesterinspiegel und damit auch die Gefahr für Herzinfarkt und Schlaganfall. Wenn Sie empfindlich auf das Koffein (früher Teein) reagieren, dürfen Sie Schwarztee allerdings nicht spät am Abend trinken.

Noch ein Tipp für zwischendurch: Wer unterwegs müde und abgekämpft ist, kann immer mal wieder an einem Fläschchen mit ätherischem Rosmarinöl riechen.

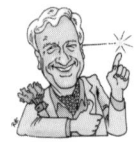

Ab in die Badewanne Nach einem anstrengenden Tag bringt ein Wannenbad mit Baldrianzusatz guten Schlaf. Wer Probleme hat, abends zur Ruhe zu kommen, sollte ein Medizinal-Entspannungsbad mit Extrakten des Lavendels oder der Melisse probieren. Erschöpfungszustände und Stress können mithilfe dieser Kräuter weggebadet werden. Auch eine entspannende Massage ist für Körper und Seele etwas Wunderbares. Wissenschaftler haben jetzt herausgefunden: Die ideale Zeit, den Körper zu verwöhnen ist zwischen 17 und 18 Uhr. Da reagieren Haut und Muskeln am besten auf die Massage und auf den Einfluss des warmen Wassers und unsere Sinne können die Düfte von Badezusätzen besonders genießen. Nach dem Baden ist es wichtig, eine Stunde lang auszuruhen, am besten im Bett. Noch mehr Bade- und Wellness-Geheimnisse finden Sie ab Seite 52 und Seite 259.

Warum der Schlaf so wichtig ist

Sind Sie in letzter Zeit immer schlaff? Haben Sie das Gefühl, Sie könnten tagsüber bei jeder Gelegenheit einschlafen? Dann herrscht höchste Alarmstufe! Ihr Körper braucht nachts mehr Schlaf. Sie müssen in den nächsten fünf Wochen darauf achten, acht bis neun Stunden Nachtruhe zu haben. Sonst legen Sie den Grundstock für eine Reihe von Krankheiten.

Wir brauchen acht Stunden Nachtruhe, damit unser Immunsystem stark bleibt. Wer früh aufstehen muss, sollte rechtzeitig zu Bett gehen. Im Schlaf regeneriert sich der Körper. Wenn er nur unzureichend die Möglichkeit dazu erhält, leidet das Immunsystem. Zu wenig Schlaf führt auf Dauer zu Neurosen, frühem Altern, schlechter Laune und vermindert zum Teil erheblich die Gehirnleistung.

Vor allem in den Städten bleiben die Menschen an lauen Sommerabenden zu lange auf. Man sitzt draußen im Freien, isst, trinkt, plaudert und bummelt dann noch durch die Straßen. Schlafforscher betonen: Auch im Sommer sollte ein Erwachsener acht Stunden schlafen.

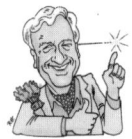**Träumen Sie!** Ein weiterer Grund jede Nacht sieben bis acht Stunden zu schlafen, sind unsere Träume. Und diese sind so wichtig, weil sie wie »Putz-Kolonnen« für unser Gehirn wirken. Träume räumen den geistigen Müll des Vortages weg. Danach können wir am nächsten Morgen wieder scharf denken und schnell reagieren.

Jeder vierte Deutsche hat Probleme mit dem Einschlafen und mit dem Durchschlafen. Das kann mit der Zeit zu schweren organischen Störungen oder zu Depressionen führen. Millionen Menschen greifen zu Tabletten mit starken Nebenwirkungen. Das ist nicht nötig. Die Natur wartet mit vielen wirksamen Rezepten auf. Sie werden staunen, was es da für Möglichkeiten gibt.

So schlafen Sie wie ein Engel

Wenn Sie einen anstrengenden Tag hatten, abends nervös und unruhig sind und nicht die nötige entspannende Stimmung fürs Einschlafen finden, dann machen Sie einen Abendspaziergang. Oft hilft einfach auch ein heißes Fußbad: Mit warmen Füßen schläft man bereits nach zehn Minuten, mit kalten dagegen erst nach 30 Minuten ein. Genießen Sie zusätzlich am Abend ein Wannenbad mit Lavendel-Zusatz für erholsamen Schlaf.

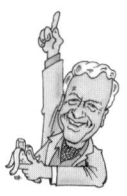

Schnell und tief schlafen Gut schlafen kann man nach dem Verzehr von Naturprodukten, die reich an Vitamin B$_1$ – dem Nervenvitamin – und an Niazin, Vitamin B$_3$, Biotin und Vitamin C sind. Man findet diese Vitamine in Vollkornprodukten, in Bierhefeflocken, aber auch in der Hirse. Ideal zum Einschlafen: Hirsebrei, Hirseflocken oder Hefeflocken in einer Suppe.

Schlafprobleme tauchen häufig auf, wenn man zu spät, zu üppig, zu fett und zu viel isst. Schwer Verdauliches, wie etwa Sardinen in Öl aus der Dose, Gurken und rohe Salate sollten abends nicht in den Speiseplan eingebaut werden. Das alles stört den Schlaf; besonders dann, wenn man alles zu schnell isst und zu wenig kaut. Spaghetti mit Tomatensoße, Naturreis mit grünen Erbsen oder ein Glas warme Milch mit Honig sind dagegen Supermahlzeiten zum Einschlafen. Gewürze, die beim Einschlafen helfen, sind Dill, Anis, Fenchel, Kümmel. Übergießen Sie einen Teelöffel Dillspitzen mit einem halben Liter Wasser, und seihen Sie es durch. Besonders gut schmeckt er, wenn Sie ihn mit Ahornsirup oder Honig süßen.

Wenn Sie beim Einschlafen viele Sorgen plagen, dann sollten Sie einmal am Tag Kopfsalat essen. Im weißen Saft des Strunks und der Blätter befindet sich der Wirkstoff Lactucarium. Er wirkt beruhigend, stärkt die Nerven und fördert abends das Einschlafen. Bei Einschlafstörungen empfiehlt es sich, zum Abendbrot Naturprodukte zu essen, die reich sind am Schlafhormon Melatonin und am Botenstoff Serotonin, der glücklich macht. Hilfreich sind: Avocados, Bananen, Birnen, Datteln, Walnüsse, Erbsen, Naturreis, Haferflocken, Champignons, Sellerie, Vollkorn-Teigwaren, Pellkartoffeln und Nüsse.

Berufliche Belastungen werden übrigens zur lichtarmen Jahreszeit mehr als Stress empfunden, sie machen nervös und stören den Schlaf.

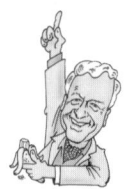

Statt Schlaftabletten Bevor Sie zu Schlaftabletten greifen, versuchen Sie besser diesen Ernährungstrick: Essen Sie am Vormittag Müsli aus Vollkornflocken, zwei Kiwis, eine Orange und mittags einen großen Teller mit grünem Blattgemüse oder Salat. Sie tanken damit Vitamin B$_6$, Vitamin C und Magnesium. Das macht abends schlafbereit. Ein gesunder Schlafcocktail könnte auch aus einem Achtelliter Orangensaft, einem Achtelliter Karottensaft und einem Esslöffel Birnendicksaft bestehen. Aber ein Apfel vor dem Zubettgehen reicht manchmal auch schon für einen tiefen, festen Schlaf. Die Wirkstoffe des Apfels sorgen für eine gleichmäßige Verteilung des Blutzuckers während der Nacht.

Wenn Sie zwar gut einschlafen, aber bald wieder aufwachen und nicht weiterschlafen können, stellen Sie sich eine Flasche Holundersaft bereit. Trinken Sie etwa einen Achtelliter in kleinen Schlucken. Danach sollten Sie sich aber sofort wieder hinlegen. Sie werden dann ganz entspannt wieder einschlafen.

Sie wachen morgens zerschlagen auf, als hätten Sie die ganze Nacht kein Auge zugetan? Heben Sie den Kopfteil Ihres Bettes an. Legen Sie unter das obere Ende ein dickes Holz. Der Kopf sollte nachts 20 Zentimeter höher als die Füße gebettet sein. Dann muss sich der Kreislauf anstrengen, damit er den Kopf mit Blut versorgen kann. Sie werden morgens mit mehr Kraft aufstehen.

Wellness im Badezimmer

Das heilende Wannenbad

Ihr Badezimmer sollte eine Oase der Ruhe und Entspannung sein, ein wertvolles und praktisches Kurzentrum, in dem Sie eine Reihe von Therapien selbständig durchführen können. Aber nur wenn Sie gewisse Spielregeln im Umgang mit dem Wasser einhalten. Wer nicht krank ist und ein Bad nimmt, der leistet sehr viel für die Abwehr von Krankheiten. Jeder von uns hat Bakterien, Bazillen und Viren in sich. Es kommt nur auf die Konstitution des Körpers an, ob sie zuschlagen können oder nicht. Wenn durch regelmäßige heilende Wannenbäder die angelieferten Krankheitserreger gleich abgetötet werden, dann ist die Gefahr für eine Infektion viel geringer. Auch derjenige, der sich kränklich fühlt und etwa eine Erkältung in sich aufziehen spürt, der kann mit einem heilenden Bad schlagartig den Krankheitsprozess unterbrechen oder im Keim ersticken.

Grundregeln für die Bademeister

Im Mittelpunkt der Heilbehandlung daheim steht zweifelsohne das Wannenbad, das Gesundheit und Erholung in einem bietet. Es darf aber nicht ziellos durchgeführt werden, man muss es nach bestimmten medizinischen und naturheilkundlichen Vorschriften vorbereiten und genießen. Dann erst bringt es vollen Erfolg. Mit ein paar guten Tipps und ein bisschen Übung werden Sie bald Ihr eigener Bademeister. Sie werden sehen: Es ist alles ganz einfach und macht Spaß!

Der erste entscheidende Punkt ist: Wenn Sie ein Wannenbad vorbereiten und ehe Sie in die Wanne steigen, dürfen Sie auf keinen Fall frieren. Der Körper soll gut erwärmt sein. Vor allem müssen die Füße gut durchblutet sein. Nur dann ist der Organismus aufnahmebreit für den heilenden Einfluss des Wassers. Und nur dann verträgt der Badende das Verweilen im warmen oder heißen Wasser ohne Komplikationen. Wer also unterkühlt ist, sollte vor dem Wannenbad Bewegungen machen oder den ganzen Körper mit einem Frotteetuch oder einer Bürste kräftig massieren. Vergessen Sie dabei die Füße nicht.

Eine ideale Zeit zum Baden ist der Morgen unmittelbar nach dem Aufstehen, denn da hat der Körper eine gleichmäßige Bettwärme und ist dem Wasser besonders aufgeschlossen. Wer es sich zu Gewohnheit macht und einmal in der Woche ein Bad nimmt, sollte dies an einem Sonntagmorgen tun, wenn er nicht gehetzt ist und sich der Wasserkur daheim richtig widmen kann. Wer schlecht einschläft oder überhaupt Schlafstörungen hat, der kann das Wannenbad allerdings auch abends nehmen. Das fördert die Einschlafbereitschaft.

Achten Sie in diesem Fall aber darauf, dass Sie sich nach dem Bad nicht zu stark frottieren, weil dann die Sinne zu sehr erregt sind und die schöne einschläfernde Wirkung des Bades verloren geht.

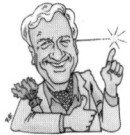

Wohlige Wärme Es ist überaus wichtig, dass der Raum, in dem das heilende Wannenbad durchgeführt wird, warm ist und der Aufenthalt darin vom Badenden als angenehm empfunden werden kann. Das Badezimmer sollte beim Wannenbad mindestens 20 Grad Celsius aufweisen. Während des Wannenbades soll das Fenster des Badezimmers nicht geöffnet und nicht gekippt, sondern verschlossen sein. Einströmende Kaltluft von außen irritiert den Organismus und kann zu Erkältungen und rheumatischen Beschwerden führen. Allerdings muss das Badezimmer zu Beginn des Wannenbades ganz frisch durchlüftet sein. Es darf sich keine abgestandene Luft darin befinden.

Streng verboten! Steigen Sie niemals kurz nach einer Mahlzeit in die Wanne. Das kann lebensgefährlich sein. Warten Sie zwei Stunden lang. Sie sollten auch unmittelbar vor einem Wannenbad nicht zu viel Flüssigkeit zu sich nehmen. Trinken Sie dann lieber bei

Durstgefühl während des Wannenbades etwas. Ganz strikt verboten ist es, vor einem heilenden Wannenbad Alkohol zu trinken. Sie sollten bis zu einer Stunde nach einem Wannenbad nichts essen, höchstens Flüssigkeit in Schlucken zu sich nehmen. Auch nach dieser Stunde ist es nicht angebracht, im Übermaß zu essen. Durch die Wassertemperatur können schwächliche Personen Schwindelzustände erleiden, oder es kann Übelkeit aufkommen. Dadurch kann es in der Wanne zu verhängnisvollen Unfällen kommen. Wenn beim Wannenbad plötzlich Übelkeit aufkommt und Sie sich nicht wohl fühlen, dann müssen Sie die Badekur daheim sofort unterbrechen, sich abtrocknen, fest einwickeln und ins Bett legen, bis Sie sich wieder gut fühlen. Und niemals darf man nach einem Wannenbad unmittelbar ein zweites nehmen.

Die Vorbereitung für das heilende Wannenbad

Nicht nur das Wannenbad selbst ist so wichtig für unsere Gesundheit – egal ob als Vorbeugung oder zur Heilung. Allein schon die Vorbereitung dafür ist entscheidend für den Heilerfolg. Sie stellt einen wesentlichen Teil der Therapie im Badezimmer dar, denn sowohl Seele als auch Körper müssen für den nachfolgenden Badevorgang in der Wanne langsam und intensiv vorbereitet werden.

Richten Sie sich alle Badesachen her: Handtücher, Badetuch, Seife, Bürste, Luffahandschuh. Sorgen Sie dafür, dass Sie ein heilendes Wannenbad mit vollkommen sauberer, neuer Badewäsche beginnen: frische Handtücher, ein frisches Badetuch und einen sauberen Waschlappen. Vor allem der Waschlappen muss jedes Mal gewechselt werden. Dieser »Luxus« ist vom hygienischen Standpunkt aus wichtig. Ein einmal gebrauchter Waschlappen ist voll von Bakterien, Seifen-, Schmutz- und Hornzellenresten.

Gewinnen Sie vor dem Wannenbad Abstand zur Hast und zu den Sorgen des Alltags. Das heilende Wannenbad darf niemals zwischendurch tagsüber absolviert werden. Also niemals schnell-schnell in einer Mittagspause zwischen Nachhausekommen und Fortgehen. Auch nicht, wenn Sie Besuch erwarten oder noch ausgehen wollen. Legen Sie vor dem Wannenbad einen Ruhetermin ein. Hetzen Sie nicht bis zum letzten Augenblick in der Wohnung hin und her. Stellen Sie die Türglocke und das Telefon ab, damit Sie ungestört sind. Der Organismus nimmt ohnehin morgens und abends Badezusätze besser auf als tagsüber. Zuletzt müssen Sie sich in einer angenehmen, vorfreudigen Entspannung befinden und können dann ans Werk gehen. Dem heilenden Wannenbad, das eine echte Kurtherapie daheim darstellt, steht somit nichts mehr im Wege.

Die Badewasser-Temperatur

Die meisten von uns drehen vor einem Bad den Hahn mit dem heißen Wasser auf und mixen dann mit dem kalten Wasser, rein nach Gefühl und lassen einfach die Wanne voll laufen. Das ist eine ganz große Sünde wider die Badekultur. Es ist nicht gut, wenn das Wasser in irgendeiner Temperatur in die Wanne läuft und dann beim Baden so belassen wird.

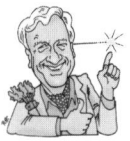 ***Kein Schock für den Körper*** Steigen Sie niemals in die voll eingelassene Wanne mit heißem Wasser. Es ist besser, nur zu einem Drittel warmes Wasser einzulassen, dann hinein zusteigen und die Wanne erst dann voll laufen zu lassen. Das bringt den Organismus langsam in eine Heilphase und schockt ihn nicht.

Vorerst gilt es, die Temperatur des einlaufenden Wassers ganz genau zu bestimmen und zu kontrollieren. Das Wasser sollte zum Start des Bades mit 36,5 oder 37 Grad Celsius in die Wanne laufen. Nur dann empfindet man das Nass nämlich beim Hineinsteigen als optimal und angenehm. Der Körper passt sich dann blitzschnell dem Wasser an, braucht keine Umstellzeit und muss keinen Schock überwinden. In beiden Fällen wird nämlich sonst sehr viel Energie vergeudet, die für den Heilungsprozess besser eingesetzt werden kann.

Halten Sie das Fieberthermometer, das Sie vorher verwendet haben, unter den rinnenden Wasserstrahl, und mischen Sie heiß und kalt so lange, bis Sie auf die gewünschte Temperatur kommen. Nehmen Sie kein Badethermometer. Dieses ist meist ungenau und zeigt mitunter ein bis zwei Grade zuwenig oder zuviel. Beim Fieberthermometer gehen Sie auf Nummer Sicher.

Lassen Sie von nun ab die Temperatur des Wassers in der Wanne nicht tiefer als auf 37 Grad Celsius absinken, und füllen Sie sofort wieder heißes Wasser nach. In den 20 bis 25 Minuten, in denen Sie in der Wanne sitzen, sollten Sie die Temperatur des Wassers bis 38,5 Grad Celsius oder bis 39 Grad Celsius steigern. Bei dieser Temperatur ist das Bad bereits ein Heilbad daheim, denn da sterben die meisten Bakterien und Viren ab. Wichtig ist, dass die gewünschte Wassertemperatur bis zur letzten Minute des Bades erhalten bleibt. Der Badende muss aus dem heißen Wasser heraussteigen. Nur dann ist die Gewähr gegeben, dass sich alle inneren Organe auch wirklich entsprechend erhitzt haben.

Der Aufenthalt in der Wanne

Wenn es nicht anders vorgeschrieben wird, sollte ein Wannenbad zwischen 20 und 30 Minuten andauern. Der Badende sollte anfangs in der Wanne sitzen und sich dann hinlegen und die Beine von sich strecken. Bleiben Sie niemals regungslos in der Wanne liegen. Bewegen Sie ununterbrochen leicht die Beine, die Arme und Hände, aber auch die einzelnen Zehen. Das ist wichtig für den Blutkreislauf.

Von großer Bedeutung ist, dass der Badende die aufsteigenden Wasserdämpfe nützt und zügig und fest atmet. Damit bringt er auch gesunde Feuchtigkeit in Lungen und Bronchien. Bleiben Sie die ganze Badezeit über entspannt. Machen Sie es wie viele: Singen Sie ein Lied, nutzen Sie die besondere Akustik des Badezimmers!

Das heiße Bad wirkt erregend auf das Nervensystem, beschleunigt die Herztätigkeit und Atmung, aber auch den Stoffwechsel. Jeder spürt selbst, wann er genug davon hat. Manchen tut es gut, wenn sie sich zwischendurch einmal in der Wanne aufrichten, Luft an die Hautoberfläche lassen und dann wieder ins Wasser setzen.

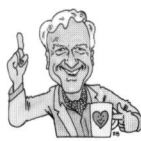 ***Teegenuss für zwischendurch*** Für den Fall, dass Sie Durst haben, richten Sie sich am Badewannenrand oder auf einem Stuhl daneben eine Tasse mit Kräutertee her, den Sie dann langsam, genussvoll und schluckweise trinken.

Das Wannenbad wird für Sie ein größerer Genuss sein, wenn Sie sich während des Bades das Gesicht immer wieder mit dem heißen Badewasser abwischen oder wenn Sie sich sogar einen heißen Kopfumschlag mit einem Handtuch machen.

Wenn Sie zu schwitzen beginnen und sich auf Stirn und Kopf Schweißperlen bilden, dann greifen Sie zum ausgewrungenen Waschlappen und wischen sich trocken.

Das harmonische Ende des Wannenbades

Nach einem heilenden warmen oder heißen Bad müssen Sie unbedingt mit einer kühlen oder kalten Dusche – je nach Verträglichkeit – enden, sonst wird Ihr Körper nicht entsprechend abgehärtet und baut zu wenig Abwehrstoffe gegen Krankheiten in sich auf. Lassen Sie das Badewasser aus, während Sie noch in der Wanne sitzen. Wenn noch ein Drittel des heißen Wassers darin ist, stehen Sie auf und duschen sich langsam von den Füßen nach oben mit kaltem oder lauwarmem Wasser ab. Das kommt darauf an, wie man es verträgt und als angenehm empfindet. Dann streifen Sie mit bloßen Händen die Wasserreste von der Haut ab. Frottieren Sie sich leicht trocken, und steigen Sie aus der Wanne und schlüpfen am besten gleich in einen Bademantel, und setzen Sie eine Leinen- oder eine Wollmütze auf. Begeben Sie sich dann zu Bett und decken sich fest zu. Am besten ist es, wenn man nach einem heilenden Wannenbad nicht nur im Bett nachschwitzt, sondern wenn man eine Stunde schlafen kann. Da regeneriert sich der Körper am allerbesten.

Ehe Sie aus dem Bad – in einen Bademantel oder in ein Badetuch gehüllt – ins Schlafzimmer kommen, sollte auch die-

Das Überwärmungsbad Das ist ein heißes Wannenbad, das oft und lang vorgenommen wird, um den Körper in ein künstliches Fieber zu versetzen.

Es kann bei sehr vielen Leiden eingesetzt werden, wie zum Beispiel gegen Arteriosklerose, Arthrosen, Asthma, Blähungen, Blasenleiden, Bronchitis, Depressionen, Darmbeschwerden, Furunkel, Fußleiden, Gallenbeschwerden, Gelenksleiden, Gicht, Grippe, Hämorrhoiden, Hüftgelenksleiden, Hysterie, Ischias, Magen- und Darmstörungen, Magengeschwüre, Muskelrheuma, Nierenleiden, Rachenkatarrh, Schlaflosigkeit, Trigeminusentzündung, Unterleibsbeschwerden, Verdauungsstörungen, Verstopfung.

Man sorgt dafür, dass durch das nachfließende Wasser die Temperatur in der Wanne binnen 20 Minuten auf 38,5 Grad Celsius steigt und bleibt eine Stunde in der Wanne. Der Hinterkopf muss auch unter Wasser sein. Zwischendurch sollte der ganze Körper abgebürstet werden. Jeden Tag oder jeden zweiten Tag folgt eine weiteres Bad.

Aber Achtung: Führen Sie ein heißes Wannenbad niemals ohne Absprache mit Ihrem Arzt durch, und lassen Sie sich genaue Anweisungen geben!

ser Raum frisch gelüftet werden, damit er möglichst viel sauerstoffreiche Luft aufweist. Während des Nachdampfens und Ruhens im Bett allerdings muss das Fenster geschlossen sein.

Während Sie mit dem Bademantel unter der Decke nachdunsten, sollten Sie kein Kopfkissen auflegen, sondern den Nacken in einer Nackenrolle abstützen, vielleicht auch einen kleinen Polster unter die Knie legen. Dann haben Sie nämlich die Gewähr, dass Ihr Körper, der sich durch die Wasserbehandlung in einer Heilphase befindet, in einer optimalen Lage seine Wirbelsäule besonders schont.

Nach einer Weile rasch abdecken, aufstehen, den nassen Bademantel ablegen, abtrocknen, warm anziehen und ohne Decke ein wenig hinlegen oder Bewegungen machen.

Sollten Sie bereits angekleidet sein und noch einmal nachschwitzen, dann müssen Sie unbedingt noch einmal die Kleider wechseln. Und vergessen Sie nicht: Wenn Sie nach dem heilenden Wannenbad sehr geschwitzt haben, dann müssen Sie in den darauf folgenden Stunden dafür sorgen, dass Ihrem Körper in Form von Kräutertees oder Mineralwasser genügend neue Flüssigkeit zugeführt wird.

Das Duschbad als Medizin

Viele haben keine Badewanne bei sich daheim, sondern verfügen über eine praktische Duschkabine oder Duschnische. Das hindert aber nicht, das Wasser für eine gesundheitliche Behandlung einzusetzen. Es gibt auch ein heilendes Duschbad.

Täglich einmal duschen ist bereits ein bedeutender Schritt zur Gesundheit. Die Dusche ist ein wesentlicher Teil der Wasserbehandlung, weil damit die Haut nicht nur dem Nass ausgesetzt, sondern auch mit mechanischen Reizen bearbeitet und durchblutet wird. Der Vorteil der Dusche: Man kann damit ideal nach Verträglichkeit und Vorschrift dem Körper die Wechselwirkung von kalt und warm zukommen lassen. Der Wasserstrahl lässt sich während des Duschvorganges entsprechend verändern. Die ideale gesunde Wechseldusche wird folgendermaßen durchgeführt: Zuerst lässt man auf die Hautoberfläche 30 Sekunden warmes oder heißes Wasser, dann drei Sekunden kaltes oder laues Wasser einwirken. Diesen Wechsel wiederholt man mehrmals. Der Kopf sollte jedoch keiner Wechseldusche ausgesetzt werden.

Man kann beim Installieren einer Dusche zwischen einer Strahl- und einer Regendusche – auch Brause genannt – wählen. Den größeren Einfluss auf die Gesundheitsbehandlung mit Wasser haben die stärkeren Strahlduschen. Bei Wechselduschen haben überhaupt nur Strahlduschen einen Sinn.

Ansteigende und absteigende Duschbäder

Es gibt ansteigende Duschen, bei denen man die Dusche mit 35 Grad Celsius beginnt und dann die Wassertemperatur binnen sieben oder zehn Minuten auf 45 Grad steigert. Es gibt aber auch die absteigende Gesundheitsdusche, die mit 35 Grad beginnt und nach zehn Minuten mit 28 Grad endet.

Die an- und absteigenden Duschen sind schonender für den Organismus als die ansteigenden und absteigenden Bäder.

> ***So soll die Dusche beschaffen sein*** Wer regelmäßig zu medizinischen Zwecken duscht, sollte darauf achten, dass sich in der Duschwanne eine Gummimatte befindet, damit man nicht ausrutschen und stürzen kann. An der Wand sollte sich ein Haltegriff befindet, falls man vom Duschen und von der Bewegung unter der Dusche ermüdet oder von einem Schwindelgefühl erfasst wird. Praktisch ist eine schmale Sitzbank, die seitlich angebracht wird, so dass sich der Patient während der Gesundheitsdusche ausruhen kann und dass Seife, Waschlappen und Badetuch griffbereit liegen oder hängen.

Nach einem Duschvorgang sollte man eine halbe Stunde bis zu einer Stunde im Bett ruhen. Es ist im Prinzip egal, ob jemand am Morgen oder am Abend duscht. Er muss dann nur gewisse Duschgewohnheiten annehmen, damit er das Beste daraus macht.

Wer morgens duscht, muss den Vorgang unbedingt mit einer kurzen Kaltdusche beenden, damit er frisch und fit für den ganzen Tag ist. Wer abends duscht und nicht mehr ausgeht, der sollte mit einer lauwarmen Dusche enden, sich sanft abtrocknen und sofort zu Bett gehen. Dann wird er gut schlafen.

Richtig duschen für die optimale Wirkung

Damit das Wasser richtig auf Haut und Organe wirken kann, beziehungsweise überhaupt eine Wirkung hat, muss der Wasserstrahl nach ganz bestimmten medizinischen Regeln geführt werden.

Jeder Duschvorgang beginnt immer von rechts unten und erfolgt nach links oben. Zuerst führt man den Wasserstrahl vom rechten Fuß über das rechte Bein bis zum rechten Schenkel hoch, und zwar zuerst innen und dann außen. Dann kommt das linke Bein dran. Jetzt nimmt man den rechten Arm vor und führt den Wasserstrahl von der rechten Hand über den Arm bis zur Schulter, wieder zuerst innen, dann außen. Danach widmet man sich dem linken Arm.

Als Nächstes ist der Vorderbauch von der Scham aufwärts bis zum Hals dran. Dabei wird der Duschstrahl in kleinen

Kreisen nach oben geführt. Nun duscht man in kleinen Kreisen vom rechten Schenkel bis unter die rechte Achsel an der Körperseite. Dann vom linken Schenkel bis zur linken Achselhöhle. Weiter führt man den Duschstrahl vom Po so hoch hinauf, wie es geht. Dann lässt man den Strahl auf Hals und Nacken kreisen und geht damit hinunter zum Rücken, so weit es geht. Nun kreist der Wasserstrahl übers Gesicht. Ganz zum Schluss behandelt man die Fußsohlen. Als Abschluss stellt man sich noch einmal ganz unter den Duschstrahl, so dass das Wasser etwaige Seifenreste mitnimmt.

Gerade unter der Dusche lässt sich herrlich eine gesunde Bürstenmassage durchführen. Duschen Sie zuerst in der vorgeschriebenen Weise, dann setzen Sie genau in derselben Reihenfolge der Körperteile auf die nasse Haut eine Bürste an und schrubben in Kreisen. Selbstverständlich wird das Gesicht nicht gebürstet. Da nimmt man einen Waschlappen aus Frottee. Nach so einer Bürstenmassage ist der Körper so erwärmt, dass er kaltes Wasser als abschließende und abhärtende Dusche bestens verträgt. Danach abtrocknen und für eine halbe Stunde ins Bett legen.

Das Geheimnis der wohltuenden Düfte

Badeöle helfen zu heilen

Schon in der Antike wusste man um den Wert von köstlichen Badeölen nach einem Bad. Sowohl nach einem Wannenbad als auch nach einem Duschbad ist der Körper entspannt, sind die Poren der Haut weit geöffnet und können optimal Naturstoffe aufnehmen, die den Organismus sowohl aktivieren, verjüngen, fit halten als auch gegen gewisse Erkrankungen lindernd und vorbeugend wirken. Werden die Öle nicht nur auf die Haut aufgetragen, sondern richtig einmassiert, profitieren zusätzlich auch die Muskeln davon.

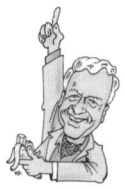

Öl für alle Fälle Johanniskrautöl – auch Johannisöl genannt – wirkt gegen Rheumabeschwerden, Venenentzündungen und Wechselbeschwerden. Eukalyptusöl massiert man gegen Durchblutungsstörungen ein. Einem jähen Kältegefühl am Anfang der Massage folgt ein herrlich warm durchflutendes Gefühl. Kamillenöl hält die Haut geschmeidig und fördert den Hautstoffwechsel, und Minzenöl belebt und erwärmt die Haut. Ringelblumenöl bekämpft Hautunreinheiten und erfrischt. Oliven-, Sesam-, Erdnuss- und Mandelöle, die im Handel angeboten werden, sind zum Teil auch mit Kräuterextrakten versehen. Sie haben in erster Linie die Aufgabe, die Durchblutung des Körpers und den Stoffwechsel nach der Wasserbehandlung zu fördern.

Bei einer Massage trägt man das Öl unmittelbar nach dem Bad oder der Dusche auf, wenn der Körper noch stark erwärmt ist und die Poren der Haut noch weit geöffnet und empfänglich sind. Man kann aber auch die Ölmassage ausführen, wenn man nach der Ruhepause bettwarm aufsteht. Tauchen Sie drei Finger in das Gefäß mit dem Heilbadeöl, tragen Sie das Öl auf den betreffenden Körperteil auf – und zwar mit Maß und Ziel, nicht zu viel – und beginnen nun kräftig mit der ganzen Handfläche im Kreis zu reiben, bis die Haut alles aufgesaugt hat. Wenden Sie beim Massieren nicht zuviel Kraft an, sonst werden dabei feinste Blutgefäße gesprengt. Den Rücken wird man sich am besten von jemand anderen einölen lassen.

Kräuter fürs Bad

Wasser, in richtigem Maße angewandt, ist für den Menschen Medizin. Wenn man diesem Wasser noch ganz bestimmte Stoffe beigibt, dann kann man damit die heilende und lindernde Wirkung erheblich verbessern und kann ein Bad zum doppelten Genuss machen. Man muss nur wissen, bei welcher Gelegenheit und mit welchem Ziel man bei der Wasserbehandlung welchen Badezusatz verwendet. Der wohl älteste Badezusatz sind Kräuter. Suchen Sie sich aus dem reichen Angebot der Natur jene Kräuter für Ihr Bad aus, die Ihnen am angenehmsten sind und bei denen Sie eine deutliche Besserung Ihres Allgemeinbefindens verspüren. Probieren Sie einfach in einem längeren Zeitabstand verschiedene Kräuter für Ihren Badespaß durch. Und Sie werden dann wissen, für welche »Stammkräuter« Sie sich entscheiden. Sämtliche Badezusätze finden Sie ab Seite 259.

Die Abwehrkräfte stärken

Das Immunsystem richtig füttern

Kein Vitamin ist in der Erkältungszeit so in aller Munde wie das Vitamin C. Kaum hustet und niest jemand, raten alle: »Du musst Vitamin C nehmen!« Wir müssen gerade im Winter verstärkt Vitamin C zuführen. Beim ersten Niesen sollte man am besten gleich reagieren: Trinken Sie zum Beispiel einen Liter heißes Wasser mit dem Saft einer halben Zitrone. Unsere Abwehrzellen brauchen dieses Vitamin als Sprit, damit sie überhaupt gegen Viren und Bakterien aktiv werden können. Es ist wichtig, dass wir gleich am Morgen reichlich Vitamin C zu uns nehmen. Vitamin C wird für vieles benötigt. Es schützt nicht nur vor Infektionen, sondern macht auch stark gegen Stress, stoppt Zahnfleischbluten und aktiviert die Glückshormone.

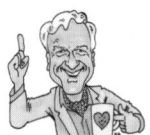

Trinken, trinken, trinken! Am schnellsten gelangt das Vitamin aus einer flüssigen Quelle in den Körper. Trinken Sie einen halben Liter Hagebuttentee oder Sanddornsirup mit Wasser aufgegossen. Trinken Sie langsam, lassen Sie jeden Schluck wirken.

Essen Sie in den Wintermonaten jeden Tag zwei Orangen oder auch auch andere Zitrusfrüchte wie Mandarinen, Zitronen und Grapefruits. Wer Orangen & Co. nicht essen kann, weil er danach Sodbrennen bekommt, kann zu einer Alternative greifen. Schützendes Vitamin C findet sich auch in frischer Petersilie, Kiwis, Weißkohl oder Rotkohl. Da Vitamin C im Körper schnell verbraucht und abgebaut wird, muss man es mehrmals am Tag aufnehmen. Keine Angst: Zu viel Vitamin C schadet nicht. Es wird abgebaut und desinfiziert auf diesem Weg Blase und Harnwege. Nur wer zu Nierensteinen und zu Sodbrennen neigt, muss vorsichtig sein.

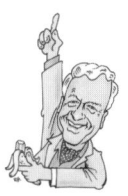

Kraftstoff für die Abwehrzellen Kauen Sie jeden Tag intensiv drei Gabeln voll Sauerkraut. Ähnlich wie Naturjoghurt hat Sauerkraut eine interessante Wirkung: Es fördert die Bildung von positiven Darmbakterien und stärkt damit die Immunkraft. Es hat ebenfalls einen hohen Anteil an Vitamin C und macht uns daher, speziell im Winter, wenn es noch viel zu wenig Freilandgemüse gibt, stark gegen Erkältungen und Stress. Am gesündesten ist Sauerkraut, wenn man es roh isst. Wer es lieber gekocht mag, sollte es nie länger als 25 Minuten köcheln lassen. Eine Spezialmahlzeit für zwischendurch stärkt Ihre natürlichen Abwehrkräfte: eine Salzgurke, drei Gabeln voll Sauerkraut, ein Viertelliter Rote-Bete-Saft. Diese milchsauer vergorene Gemüsenahrung ist ein Superkraftstoff für die Abwehrzellen und besonders im Winter sehr wichtig für unsere Gesundheit, da der menschliche Körper durch den Verzehr von Roter Bete mehr Vitamin C aufnehmen kann.

Wer sich aus der täglichen Nahrung mit dem Spurenelement Zink versorgt, kann sich damit vor Schnupfen schützen. Zink liefern Haferflocken, Datteln, Käse, Erbsen, Linsen sowie Hähnchenfleisch, Ente und Lamm. Mit einer köstlichen Scholle nehmen Sie neben Zink auch Selen für Ihre Immunkraft auf, genauso wie mit magerem Rindfleisch und weißen Bohnen. Gute Selenlieferanten sind übrigens auch Apfelsinen, Sojabohnen, Vollmilch und in Fischen wie Forelle, Thunfisch und Rotbarsch.

Meiden Sie Nahrungsmittel, die die Immunkraft schwächen, wie Pökelfleisch und Geräuchertes, Alkohol, Nikotin.

Trainingsstunden für die Abwehrkräfte

Saunabesuche machen winterfit und stärken die Abwehrkräfte gegen Erkältungen. Beim Saunieren wird die Durchblutung um das Siebenfache gesteigert. Mit dem Schwitzen werden Giftstoffe ausgeschwemmt und das vegetative Nervensystem wird beruhigt. Jeder Saunabesuch ist ein hervorragendes Gefäßtraining. Gehen Sie einmal in der Woche in die Sauna, um dort richtig zu schwitzen. Ganz wichtig dabei: Nach jedem Saunabesuch ein bis zwei Liter Mineralwasser oder Kräutertee trinken. Manch einer versucht im Winter, die Kälte draußen vorübergehend zu vergessen und tankt erst Sonne im Solarium und dann Wärme in der Sauna. Aber gehen Sie nicht öfter als zweimal pro Woche je 20 Minuten sonnen und immer erst nach dem Solarium in die Sauna. Umgekehrt gibt es oft einen Sonnenbrand. Die nach der Sauna stark durchblutete Haut ist nämlich besonders lichtempfindlich.

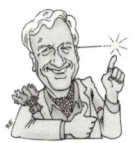

In der Ruhe liegt die Kraft Meiden Sie Lärm. Eine positive Lebenseinstellung dagegen, Lachen und erholsamer Schlaf steigern im Körper die Zahl der Abwehrkräfte. Wenn Sie sich vor Erkältungen schützen wollen, müssen Sie also auf einen tiefen, ungestörten und ausgiebigen Schlaf achten: mindestens acht Stunden pro Nacht. Während wir schlafen, herrschen optimale Arbeitsbedingungen für unser Immunsystem. Es kann alle Viren und Bakterien, mit denen wir tagsüber konfrontiert werden, in Ruhe bekämpfen.

Auf den Spuren von Pfarrer Kneipp

Ein weiteres einfaches Mittel zum Schutz vor einer Erkältung ist heißes Wasser: abends ein heißes Fußbad (15 Minuten lang) oder morgens eine heiße Dusche (zehn Minuten lang).

Dabei sollte das Wasser vor allem auf die Wirbelsäule auftreffen. Wer Zeit hat, kann auch vor dem Zubettgehen ein heißes Wannenbad mit Eukalyptusöl genießen. Jeden Morgen Wassertreten ist noch so eine sinnvolle Vorbeugemaßnahme gegen Erkältungen. Es sorgt für eine bessere Durchblutung, regt den Kreislauf an und stärkt das Immunsystem. Nach dem Wassertreten die Beine gut abfrottieren und warm anziehen. Sie können auch stattdessen Schneetreten: Laufen Sie eine Minute mit nackten Füßen durch sauberen Schnee.

Auch kalte Güsse kurbeln die Durchblutung und den Stoffwechsel an. Am besten machen Sie einen Guss morgens, da der Körper dann am wärmsten ist. Man beginnt mit leicht warmem Wasser und geht über wechselwarme Güsse zu kalten über. Begießen Sie immer vom Körperrand zur Mitte: erst die Füße, dann die Beine aufwärts bis zur Hüfte; erst die Hände, dann die Arme entlang zur Schulter. Dann am Körper entlang, zuletzt Nacken und Gesicht. Wer regelmäßig kneippt, schützt sich effektiv vor Erkältungskrankheiten.

Wenn rundum alle erkältet sind, sollten Sie mehrmals am Tag die Hände waschen und sich öfters die Zähne putzen. Gurgeln Sie anschließend mit Salbeitee oder mit Wasser, in das Sie einige Tropfen Teebaumöl gegeben haben. Sprühen Sie sich zwischendurch öfters Salzwasser in Mund und Nase. Wenn es Sie doch erwischt hat und Sie erste Anzeichen einer Erkältung spüren: Nehmen Sie ein heißes Fußbad, und trinken Sie dazu zwei Tassen Holunderblütentee.

Schutz vor Kälte und Bakterien

Wenn Sie an kalten Tagen durch die Natur wandern, sollten Sie sich warm anziehen, und zwar in mehreren Schichten. Zuerst kleiden Sie sich am besten in schweißdurchlässige Unterwäsche. Darüber kommt wärmende, Feuchtigkeit aufsaugende Baumwolle oder Wolle. Darüber dann eine Jacke und eine Hose, die vor Wind und Nässe schützen. So eingepackt können Sie sich draußen nicht erkälten.

Haben Sie gewusst, dass kalte Füße, kalte Hände und ein kalter Kopf die Ursache für Halsschmerzen sein können? Der Körper will den Wärmeverlust ausgleichen und schickt Blut in die kalten Regionen. Dieses Blut fehlt dann bei der Versorgung der Mundschleimhäute und das freut Viren und Bakterien. Die Folge: Der Hals schmerzt.

Halten Sie sich von innen warm

Wenn Ihnen doch einmal so richtig kalt geworden ist und sie befürchten, sich eine Erkältung zugezogen zu haben, dann ist schnelles Handeln angesagt. Mit den richtigen Lebensmitteln, können Sie den Erkältungsviren frühzeitig den Garaus machen.

In der Winterkälte brauchen wir mehr Vitamin E, um gesund zu bleiben. Nehmen Sie außer Reis noch andere Naturprodukte zu sich, die viel davon enthalten, so zum Beispiel

Nüsse, Vollkornbrot und Milchprodukte. Und noch ein Lebensmittel sollten Sie öfter essen: Meerrettich hemmt und bekämpft Erkältungsviren und killt Bakterien in den Atemwegen. Essen Sie daher einige Zeit täglich 500 Gramm Rettich, denn er enthält viel Eisen, Selen, Kupfer, Magnesium und Kalium. Er hat aber auch enorm viel Vitamin C und Folsäure. Die heilenden Kräfte des Rettichs stecken jedoch in seinen Hauptwirkstoffen, den schwefelhaltigen Senfölen Raphanol, Glukoraphain und Senföl-Glykosid. Sie wirken antibakteriell und pilzabtötend. Essen Sie frisch geriebenen Meerrettich in der Suppe, zu Schinken oder aufs sparsam bestrichene Vollkorn-Butterbrot. Rettich muss man übrigens gründlich kauen.

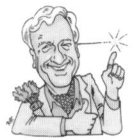

Heiße Lebensmittel Zu den Lebensmitteln, die uns besonders einheizen und gegen Herbst- und Winterkälte schützen, gehören Lammfleisch, Gewürze wie Knoblauch, Kreuzkümmel, Dill, Ingwer, Majoran und Koriander, außerdem die Gemüsesorten Rettich, Lauch und Zwiebel. Ein Spitzen-Lebensmittel, das an kalten Tagen alle unsere Organe von innen her mit Wärme und Energie versorgt, ist der Vollkornreis. Die Wirkstoffe dafür sitzen im so genannten Silberhäutchen. Sie können im Herbst und im Winter vor allem Lunge und Dickdarm aufbauen, die bei Kälte sehr viel Energie verlieren.

> **Bewährtes Hausmittel: Hühnersuppe** Seit Jahrhunderten gilt Hühnersuppe als Arznei gegen Erkältungen. Hühnerfleisch enthält große Mengen an leicht aufnehmbarem Zink. Dieses Spurenelement stärkt, wie wir wissen, die Immunkraft. Außerdem liefert Hühnerfleisch die Energiesubstanz Niazin, die uns schnell wieder zu Kräften kommen lässt. Essen Sie in der kalten Jahreszeit oft Hühnersuppe. Das gibt Ihnen ganz schnell wieder Kraft.

Bakterien schnell wieder loswerden

Verdünnen Sie roten oder schwarzen Johannisbeersaft mit etwas warmem Wasser, und gurgeln Sie damit gründlich. Die darin enthaltene Salicylsäure und Gerbsäure killen Bakterien und Viren im Rachen.

Wenn Sie erkältete Gäste haben, sollten Sie Weihrauchkörner entzünden. Der Rauch befreit die Luft von Erkältungsviren. Auch Orangen, mit Gewürznelken bespickt, sorgen für gesunde Luft.

Spüren Sie Erkältungsviren in sich, können Sie mit einer Schwitzkur schnell wieder gesund werden. Nehmen Sie abends ein heißes Fußbad, essen Sie einen Teller Suppe mit Knoblauch und scharfen Paprikaschoten, und legen Sie sich anschließend ins Bett. Oder trinken Sie zwei Tassen Lindenblütentee.

Sie sollten beim Zähneputzen jeden Tag einen neuen Becher benutzen oder den benutzten Becher gründlich mit sehr heißem Wasser spülen. Im normalen, feuchten Becher können Ihre eigenen Viren tagelang überleben. Mehr Heilmittel gegen Erkältungen finden Sie ab Seite 253.

Aktiv gegen Krebs

Achtung vor Nitraten

Man schätzt, dass ein Drittel aller Krebsfälle auf ungesunde Ernährung zurückzuführen sind. Mit der Nahrung nehmen wir viele Krebs erregende Stoffe wie Nitrosamine und Nitrosamide aus gepökelten Fleischwaren, geräucherten Fischen und Käse auf. Der Nitratgehalt in Gemüse und Trinkwasser steigt ständig.

Die Weltgesundheitsorganisation empfiehlt für Erwachsene, täglich nicht mehr als 220 Milligramm Nitrat aufzunehmen. Als Grenzwerte für Nitrate im Trink- und Mineralwasser gelten 50 Milligramm pro Liter. Kopfsalat, Feldsalat, Spinat, Radieschen, Rettich und Rote Bete reichern besonders viel Nitrat an (bis zu 5000 Milligramm pro Kilogramm wurden gemessen). Die Nitratmengen in Käse sind dagegen gering: Frischkäse darf bei der Herstellung maximal 60 Milligramm pro Kilogramm Nitrate zugesetzt werden, nach der vorgeschriebenen vierwöchigen Lagerzeit hat sich diese Menge auf vier Milligramm reduziert. Eine ausgewogene Vollwertkost, möglichst aus biologisch-dynamischem Anbau, ist die beste Maßnahme zur Krebsvorbeugung.

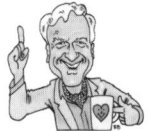 ***Mit Zitronen gegen Nitrate*** Klares Leitungswasser erfrischt, aber ich rate Ihnen, jedes Mal ein paar Tropfen frisch gepressten Zitronensaft einzurühren. Erstens fördert die Zitrone das Abnehmen und zweitens verhindert das Vitamin C der Zitrone, dass Nitrate oder Nitrite, die eventuell im Leitungswasser enthalten sind, im Körper in die Krebs erregende Nitrosamine umgewandelt werden.

Der Wert von Wasserfiltern ist umstritten. Einfachfilter, bei denen das Wasser durch auswechselbare Patronen geschickt wird, können bei unsachgemäßem Gebrauch verkeimen und dadurch die Wasserqualität sogar noch verschlechtern. Nitrat, Asbest und anorganische Salze werden meist gar nicht beseitigt. Wird der Filter nicht oft genug gewechselt, können gespeicherte Schadstoffe dann mit einem Schwall ins Trinkwasser gelangen. Nur Filter, die mit dem Verfahren der Umkehrosmose arbeiten, eliminieren zwischen 99 und 99,5 Prozent aller giftigen Substanzen aus dem Wasser.

Schutzstoffe aus Gemüse und Obst

Einige Gemüsesorten wirken möglicherweise aktiv der Entwicklung von Magen-Darm-Krebs, vielleicht auch der von Lungenkrebs entgegen: Blumenkohl, Brokkoli, Chinakohl,

Weißkohl, Rosenkohl. Man sollte grundsätzlich jeden Tag 500 Gramm Obst und 500 Gramm Gemüse zu sich nehmen, und zwar in den Farben Rot, Gelb, Grün und Orange. Solch eine Mischung als Obst- oder Gemüsesalat erfreut nicht nur das Auge, sondern enthält auch viele heilsame Pflanzenfarbstoffe. Die Farbsubstanzen in unserer natürlichen Nahrung besitzen heilende Kräfte. Ein Pflanzenaktivstoff mit Namen Quercetin in schwarzen Johannisbeeren senkt zum Beispiel das Risiko für Dickdarmkrebs. Es bildet positive Darmbakterien, die Krebserreger einfangen und inaktiv machen.

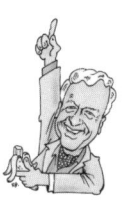

Rot gegen Krebs Besonders interessant ist der rote Farbstoff in den Tomaten: das Lycopin. Es stärkt Herz und Kreislauf und hilft uns, der Krebsgefahr vorzubeugen. Ein Beispiel: Wenn wir ein Stück Räucherspeck oder gegrillte Würste essen, werden die Nitratsalze, die zum Räuchern verwendet worden sind, in Krebs erregende Nitrosamine umgewandelt. Das Lycopin in den Tomaten kann die Umwandlung verhindern, egal ob man das Gemüse roh oder gekocht isst. Wir sind daran gewöhnt, Tomaten meistens roh zu essen. Aber in den USA hat man herausgefunden: Der rote Farbstoff der Tomate, der nachweislich Herz und Kreislauf stärkt und das Krebsrisiko senkt, gelangt schneller in den Körper und wirkt dort intensiver, wenn die Tomate erhitzt wird (mehr zu Tomaten auf Seite 230f.).

Vor allem Stadtmenschen haben jede Menge Gifte im Körper. Essen Sie dagegen zweimal wöchentlich ein Gericht mit Brokkoli. Der Wirkstoff Sulforaphan in dem Kohlgemüse schützt uns vor den schädlichen Umweltschadstoffen und senkt das Krebsrisiko. Tipp: Beim Dämpfen werden die Stiele ebenso schnell gar wie die Röschen, wenn man sie kreuzweise einschneidet. Haben Sie auch immer gedacht, dass es am gesündesten ist, wenn man rohe Möhren knabbert? Im Rahmen einer Studie wurde stattdessen nachgewiesen: Gekocht oder gedünstet sind Möhren und gelbe Rüben noch wertvoller für die Gesundheit. Beim Erhitzen entstehen große Mengen an Phenolen, die den Organismus vor Umweltschadstoffen und Krebsgefahr schützen.

Wir wissen, dass Vitamine, Mineralstoffe und Spurenelemente wichtig für unsere Gesundheit sind. Sie können uns sogar vor Krebs schützen. Papaya zum Beispiel senkt in unseren Zellen das Krebsrisiko. Vermehrter Konsum von tierischem Fett erhöht bekannterweise das Risiko von Darmkrebs. Essen Sie dagegen regelmäßig rohe Zwiebeln, können Sie das Risiko wieder senken.

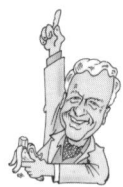

Ein Hoch auf die Sojabohne Die vielfältig einsetzbare Sojabohne kann Darmkrebserkrankungen entgegenwirken sowie bei Männern das Risiko für Prostatakrebs senken. Soja gibt es als ganze Bohnen zu kaufen, aber auch als Schrot zum Beispiel fürs Müsli. In Reformhäusern und inzwischen auch in vielen Supermärkten gibt es eine Reihe verarbeiteter Sojaprodukte: Sojawürstchen, Bratlinge, Tofu, Sojamilch, Drinks, Gebäck und Süßspeisen auf Sojabasis.

Männer sollten zudem regelmäßig Linsen, Kichererbsen, Bohnen, Leinsamen, Haferkleie und alle Kohlarten in den Speiseplan einbauen. Die Inhaltsstoffe dieser Naturprodukte senken ebenfalls die Gefahr, an Prostatakrebs zu erkranken.

Und was möchten Sie trinken?

Nicht nur Speisen können uns im Kampf gegen Krebs helfen. Es gibt auch ein paar Getränke, die uns dabei guttun. Hierbei sticht vor allem der grüne Tee hervor. Er kann zur Vorbeugung vieler Krankheiten eingesetzt werden, vor allem aber begünstigt er die Heilung von Krebs. Das Risiko, an Magen-, Haut- und Lungenkrebs zu erkranken, geht mit grünem Tee erwiesenermaßen zurück. Die Katechine im grünen Tee – die Grundlage der Gerbstoffe – bremsen die Metastasenbildung, indem sie die Neubildung von Blutgefäßen im Tumorbereich verhindern. Grüner Tee beinhaltet unter anderem die EGCG-Stoffe, die eine Krebs hemmende Wirkung haben.

Man hat außerdem beobachtet, dass auch Bier das Risiko für Krebs senken kann. Bioflavonoide im Hopfen schützen vor aggressiven, Krebs auslösenden Substanzen. Japanische

Forscher haben herausgefunden, dass der Gerstensaft eine hervorragende medizinische Wirkung hat. Er neutralisiert im menschlichen Organismus Krebs erregende Stoffe, die durch Tabakrauch, durch gegrilltes Fleisch und gegrillten Fisch entstehen.

Trauben enthalten ebenfalls große Mengen an Schutzstoffen gegen die »freien Radikale«, aggressive Substanzen, die unsere Zellen angreifen, krank machen und früher altern lassen. Eine wichtige Rolle spielt dabei das Polyphenol Resveratrol in der Schale der blauen Trauben, aber auch in einem kleinen Gläschen Rotwein.

Auf die Nikotinbremse treten

Zigaretten & Co. machen alt und krank

Wenn Sie wirklich um Ihre Gesundheit besorgt sind, sollten Sie als allererstes aufhören zu rauchen. Rauchen stärkt zwar in den ersten Minuten die Konzentration, raubt aber dann dem Gehirn viel Sauerstoff und blockiert es. Außerdem zerstört Nikotin das wertvolle Vitamin C. Rauchen belastet die Lungen – vor allem bei Sommertemperaturen wird die Lunge vom Nikotin ganz besonders belastet – und erhöht das Risiko, an Lungenkrebs zu erkranken. Das ist allgemein bekannt. Nun aber haben britische Wissenschaftler nachgewiesen: Wer täglich mehr als 15 Zigaretten raucht, setzt sich für spätere Jahre der erhöhten Gefahr von Hüftknochenbrüchen aus, denn Rauchen bremst die Produktion von Hormonen, die unsere Knochen hart und fest machen.

Nikotin bremst außerdem auch die Sauerstoffversorgung des Gehirns. Das Rauchen schädigt im Laufe des Älterwerdens nicht nur die Lungen, sondern fördert auch den Abbau geistiger Fähigkeiten. Rauchen verengt und verhärtet nämlich die Blutgefäße und dadurch wird der Blutfluss zum Gehirn behindert.

So schaffen Sie die Rauchentwöhnung

Haben Sie sich wieder einmal vorgenommen mit dem Rauchen aufzuhören? Aber Sie denken, Sie schaffen es nicht? Wenden Sie einen Trick an. Besorgen Sie sich Enziantropfen vom Gelben Enzian. Geben Sie 30 Tropfen in ein Glas lauwarmes Wasser, und gurgeln Sie mehrmals am Tag damit. Das nimmt die Lust auf eine Zigarette. Oder essen Sie tagsüber sooft wie möglich rohe Paprikaschoten.

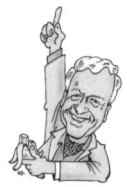

Kennen Sie Kudzu? Versuchen Sie es mal mit der Heilpflanze Kudzu. Kudzu hat viele Heilwirkungen. So entgiftet sie zum Beispiel den Organismus, wirkt sich positiv auf Blutfluss und Blutdruck aus und unterstützt die Durchblutung der Beine und des Gehirns. Nun wurde herausgefunden, dass Kudzu die Nikotinrezeptoren im Körper besetzt, die nach dem Einstellen des Rauchens frei sind. Das wirkt dem Verlangen nach dem Nikotin entgegen. Es gibt vielversprechende Studien, die zeigen, dass viele Menschen es schaffen, mit Kudzu das Rauchen aufzugeben. Man kann Kudzu als Instantgetränk in Apotheken kaufen.

Auch Nikotin in Nahrungsmitteln erleichtert das Durchhalten. Wenn Sie sich das Rauchen abgewöhnen und einen gewissen Nikotinspiegel im Körper erhalten wollen, damit Sie keine Entzugserscheinungen bekommen, dann sollten Sie oft ganz bestimmtes Gemüse in den Speiseplan einbauen: Tomaten, Auberginen, Kartoffeln und Blumenkohl. Diese Sorten enthalten nämlich geringe Mengen an Nikotin, und zwar ohne die schädlichen Stoffe, wie sie in der Zigarette sind.

Jeden Tag ein Stück Traubenzucker zu nehmen, kann zudem die Entzugserscheinungen lindern. Traubenzucker ist Nervennahrung und befriedigt noch dazu den Heißhunger auf Süßes, der beim Abgewöhnen oft entsteht. Wer beim Entzug nervös wird, kann auch Trockenfrüchte kauen. Sie enthalten reichlich vom Anti-Stress-Mineral Magnesium.

Noch ein Tipp, der helfen kann: Versuchen Sie, die Garderobe oder sogar die Farbgebung in den eigenen vier Wänden nach Gesundheitsaspekten auszuwählen. Braun wirkt beruhigend. Auch Lindgrün und Violett üben eine entspannende und beruhigende Wirkung auf das Nervensystem aus. Dunkelgrün stärkt die Abwehrkräfte des Organismus. Die Farbe Rot sollten nervöse Menschen meiden.

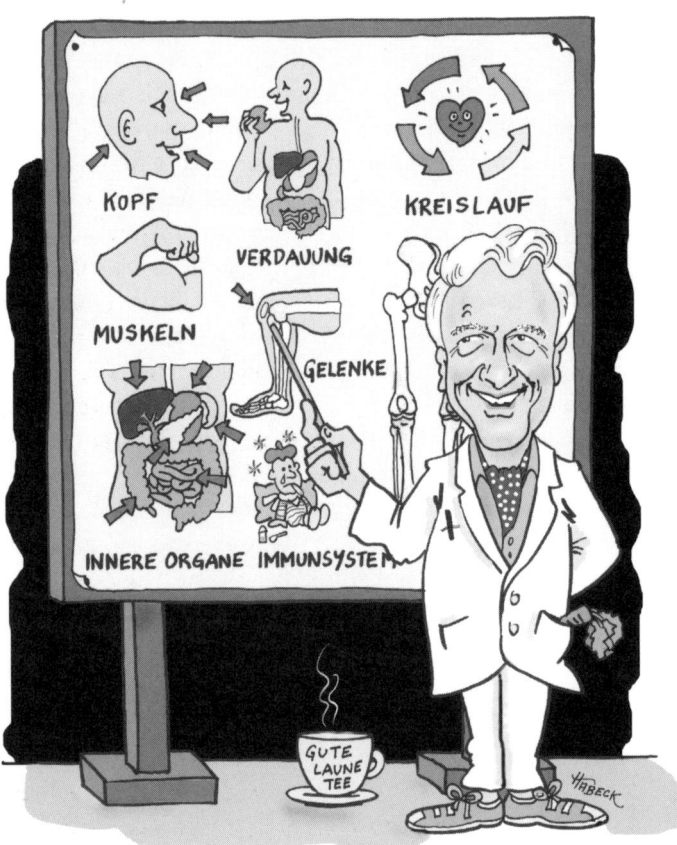

Gesund von Kopf bis Fuß

Ein Mann kommt aufgeregt zu seinem Arzt und vermeldet: »Ich war den ganzen Tag mit erkälteten Menschen beisammen. Ich habe sicher jede Menge Viren und Bakterien abgekriegt. Morgen bin ich vermutlich krank. Kann ich da etwas vorbeugend tun?« Da erklärt ihm der Arzt: »Natürlich können Sie etwas tun. Ich weiß aus Erfahrung: Mit Propolistinktur oder Aloe-vera-Saft gurgeln, Vitamin C schlucken und in freier Natur Atemübungen und Gymnastik: Das macht die Viren und Bakterien kaputt!« Da meint der Mann resigniert: »Bitte, wie bringe ich die Bakterien und Viren zum Gurgeln, zum Vitamin-C-Schlucken und zum Atmen und Turnen???«

Ganz klar: Wir müssen selbst etwas tun, um gesund zu bleiben und um die Gefahr einer Erkrankung aus dem Weg zu räumen. Da gibt es natürlich – speziell in Hinblick auf das Immunsystem – bestimmte Schwerpunkte: Wir müssen darauf achten, dass unsere Verdauung funktioniert und unsere Darmflora gesund bleibt. Wir müssen täglich den Kreislauf und das Herz trainieren und die Blutgefäße jung erhalten. Wir müssen die Atemwege stärken, unser Gehirn trainieren, die Muskeln, Gelenke und Knochen stärken. Und wir müssen Einiges tun, damit wir nicht mit 40 wie 80 aussehen.

Der Kopf und die Sinnesorgane

Die Augen

Wenn Sie sehr viel Zeit vor dem Fernsehgerät verbringen, kann es sein, dass Sie im Alltag plötzlich große Sehschwierigkeiten bekommen. Beim Fernsehkonsum kann der Vitamin-A-Verbrauch des Organismus auf das 50-fache ansteigen. Bekommen die Augen nicht genügend Vitamin A, besteht die Gefahr einer Netzhauterkrankung. Reichlich Vitamin A steckt in Himbeeren, sowie eine hohe Konzentration von Rutin, das die Gefäße im Auge festigt.

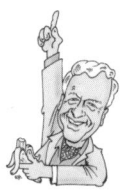

Die Farbe macht's In Möhren befinden sich große Mengen des Pflanzenfarbstoffs Betacarotin, der Vorstufe des Vitamin A. Es hilft, das Sehpurpur unserer Augen aufzubauen, stärkt die Atemwege und baut die Infektanfälligkeit ab. Außerdem schützt das Betacarotin die Haut gegen den schädlichen Einfluss zu starker Sonnenstrahlen. Auch die Paprika ist ein wertvolles Gemüse für die Sehkraft – und das zu jeder Jahreszeit. Essen sie Spinat! Bestimmte Formen von Karotinoiden geben dem Spinat seine dunkelgrüne Farbe: das Lutein und Zeaxanthin. Diese beiden Farbsubstanzen stärken die Netzhaut der Augen und schützen sie gegen eine gefürchtete Krankheit, die Makula-Degeneration. Außerdem geben die Farbstoffe im Spinat unseren Nerven Kraft und machen uns stressfest.

Trinken Sie zudem jeden Tag einen Viertelliter Heidelbeersaft, oder kauen Sie getrocknete Heidelbeeren (auch Blaubeeren genannt). Der blaue Farbstoff wird durch Anthocyane gebildet. Eine neue Studie hat ergeben: Die Anthocyane sind ein natürliches Antibiotikum. Sie stärken aber auch die Sehkraft, weil sie die Netzhaut elastisch halten. Wer reichlich Heidelbeeren isst, kann damit erfolgreich gegen die Nachtblindheit ankämpfen, wird als Autofahrer nachts nicht so sehr von Scheinwerfern geblendet und hat eine gesündere Netzhaut. Aufgrund ihrer Inhaltsstoffe können Heidelbeeren beim Diabetiker sogar ein Brüchigwerden der Netzhaut verhindern.

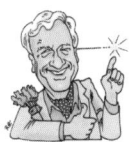

Einfach mal ins Nichts gucken Wenn Sie durch die Arbeit am Computer müde Augen bekommen haben, dann geben Sie ihnen neue Kraft. Stellen Sie sich ans Fenster, blicken Sie zuerst ein paar Minuten in die Ferne und dann ins so genannte »Narrenkästchen« – also ins Nichts. Danach halten Sie fünf Minuten lang beide Handflächen vor die geöffneten Augen. Abschließend zwinkern Sie 30 Sekunden lang mit den Augen.

Weitere natürliche Maßnahmen gegen **müde und trockene Augen**:

- Starren Sie nicht zu lange auf den Bildschirm von Computer oder TV-Gerät.
- Machen Sie öfters eine Pause.
- Lüften Sie den Raum stündlich für mehrere Minuten.
- Achten Sie auf eine ausreichende Luftfeuchtigkeit.
- Gehen Sie in der Mittagspause ins Freie, und blicken Sie in die Ferne.
- Zwinkern Sie immer wieder, um Tränenflüssigkeit zu produzieren.

Wer morgens **geschwollene Augen** hat, sollte ein Glas Selleriesaft trinken. Essen Sie abends keine fetten Speisen, sie belasten das Lymphsystem. Die angeschwollenen Stellen rund um die Augen massieren Sie mit ein paar Tropfen Rizinusöl fünf bis zehn Minuten lang. Um Ihre Augen richtig zu pflegen, trinken Sie am besten Tee aus Spitzwegerich. Tauchen Sie zwei Wattebausche in den Rest des Tees, und legen Sie diese für zehn Minuten auf die geschlossenen Augen.

Bei **Augenflimmern** ist es dagegen besser, Sie legen sich hin, schließen die Augen und geben etwas Quark außen auf die Lider. Lassen Sie diesen etwa eine Viertelstunde einwirken.

Wenn Sie bei einem Blick in den Badezimmerspiegel entdecken, dass sich bei Ihnen **Tränensäcke** unter den Augen entwickeln, dann sollten Sie zum Arzt gehen. Denn das ist nicht allein ein kosmetisches Problem. Tränensäcke können das Alarmzeichen für Erkrankungen der Nieren, der Blase, der Prostata und des Herzens sein. Es kann sich aber auch um Unterleibsbeschwerden oder um Hormonstörungen bei der Frau handeln. Britische Wissenschaftler behaupten: Wer regelmäßig steppt, seilhüpft oder auf dem Trampolin springt, kann der Bildung von Tränensäcken vorbeugen. Außerdem wäre es gut, mit etwas weniger Salz zu würzen. Trinken Sie abends keinen Kaffee, keinen Alkohol, und essen Sie kein fettes Fleisch, nicht zu viel Käse. Ideal wären Radieschen, Rettich, Pellkartoffeln und Rote Bete.

> **Pflege und Hygiene beim Schminken** Frauen können Wimpernausfall vorbeugen, indem der Lidstift vor jedem Gebrauch neu angespitzt wird und Wimpernformer und Bürstchen regelmäßig mit Alkohol gereinigt werden.

Sind die Augen ungeschützt starker UV-Strahlung ausgesetzt, können sie dauerhaft geschädigt werden. Speziell die Strahlen der niedrig stehenden Sonne eines Herbst- und Wintertages erhöhen das Risiko für eine **Linsentrübung** des Auges. Das kann später zum grauen Star führen. Darum vor allem an hellen Tagen und in der Mittagszeit eine Sonnenbrille tragen. Fertigbrillen aber, wie sie oft in Drogerien oder Supermärkten angeboten werden, sollten – ob mit oder ohne Sonnenschutz – noch nicht einmal als Reservebrille verwendet werden. Denn sie sind weder dem Augenabstand noch der Kopfform angepasst und entsprechen meist auch nicht der benötigten Stärke für beide Augen.

Bindehautentzündungen werden durch Bakterien und Viren übertragen, die sich vor allem in Schwimmbädern vermehren oder durch benutzte Handtücher. Fassen Sie sich nicht mit schmutzigen Fingern an die Augen, verwenden Sie keine benützten, fremden Handtücher, tragen Sie bei staubigen Arbeiten Schutzbrillen und im Sommer eine gute Sonnenbrille, meiden Sie Zugluft. Bei einer Bindehautentzündung hilft am besten Kamillentee: Lassen Sie den Tee lauwarm werden, und tauchen Sie ein Leinentuch ein und legen es nach dem Auswringen 15 Minuten auf die geschlossenen Augen. Führen Sie aber keine Augenbäder ohne Konsultation des Arztes durch.

Die Zähne und der Mund

Sehr saure Speisen sowie Erfrischungsgetränke, die Zitronensäure enthalten, machen langfristig den Zahnschmelz porös und verursachen **Karies**. Die Festigkeit des Zahnschmelzes sinkt um ein Drittel, wenn die Zähne jeden Tag fünf Minuten starken Säuren ausgesetzt sind. Wer kurz danach die Zähne putzt, macht alles noch viel schlimmer, weil die obersten Zahnschichten von den Säuren angegriffen sind und durch das Reiben noch mehr Schaden erleiden. Die beste Lösung: Wenn Sie etwas Saures gegessen haben, dann spülen Sie den Mund kräftig mit Wasser oder Milch aus. Schweizer Wissenschaftler haben jetzt nachgewiesen: Wer regelmäßig Milch trinkt, schützt die Zähne vor Karies. Das Milcheiweiß verhindert die Kariesbildung bis zu 80 Prozent. Zugleich aber fördert es das Wachstum von positiven, gesundheitsfördernden Bakterien, die am Aufbau der Immunkraft im Mund beteiligt sind.

Es ist allgemein bekannt: Nach dem Genuss von Süßigkeiten sollte man die Zähne putzen, weil im Mund höchste Kariesgefahr herrscht. Jetzt haben Messungen ergeben, dass Bananen, Pommes frites und Rosinen Karies ebenfalls enorm fördern. Auch nach dem Genuss dieser Produkte sollten Sie daher gründlich die Zähne putzen. Außerdem hilft auch das Gurgeln mit Heidelbeertee nach jeder Mahlzeit. Es wird sogar von vielen Zahnärzten zur Karies- und Paradontose-

Prophylaxe empfohlen. Achten Sie aber dennoch darauf, nicht zu viele Süßigkeiten zu naschen – nicht nur wegen Ihrer Zähne!

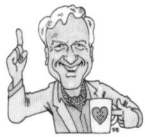

Auf den Zahn fühlen Sie sollten immer Gewürznelkenöl gegen **Zahnschmerzen** zu Hause haben. Ein paar Tropfen Nelkenöl in etwas Wasser, gut umrühren und in kleinen Schlucken trinken oder lange Zeit damit gurgeln. Das vertreibt Zahnschmerzen.

Eine sehr beliebte und einfache Maßnahme gegen Zahnschmerzen: Lassen Sie zwei Eiswürfel aus dem Tiefkühlfach Ihres Kühlschrankes zwischen Daumen und Zeigefinger Ihrer Hände zergehen. Auch dabei werden entsprechende Energiebahnen aktiviert, die direkt zum Zahn führen und die Schmerzen blockieren. Pressen Sie eine frische Knoblauchzehe und reiben Sie den Saft in den schmerzenden Zahn ein. Auch das schafft vorübergehend Linderung: Zerkauen Sie ganz langsam fünf Wacholderbeeren, und spucken Sie diese nach einiger Zeit wieder aus.

Haben Sie das Gefühl, **empfindliche Zähne** zu haben? Dann zieht sich wahrscheinlich Ihr Zahnfleisch bereits zurück und Ihr Zahnhals liegt frei. Wichtig ist zunächst einmal eine gute Zahnbürste. Achten Sie darauf, dass sie nicht zu hart ist und runde Borsten hat. Probieren Sie im Zweifelsfall verschiede-

> **Meersalz gegen Zahnbelag** Wer des Öfteren Rotwein und Kaffee trinkt, der hat oft hässliche Zahnbeläge. Lösen Sie einen halben Teelöffel voll Meersalz aus der Küche in einer Tasse mit warmem Wasser auf. Gurgeln Sie damit, und putzen Sie damit die Zähne und das Zahnfleisch.
>
> Antibakterielle Substanzen in Kirschen verhindern die Bildung von Zahnbelag und beugen damit Karies und Zahnfleischproblemen vor.

ne aus. Das Nächste worauf Sie achten müssen, ist die Zahnpasta. In Drogerien und Apotheken bekommen Sie spezielle Pasten und Mundspülungen für empfindliche Zähne mit Fluorid. Das stärkt die empfindlichen, freien Zahnhälse.

> **Zahnbürsten reichen nicht** Vor allem in Kronen und Brücken nisten sich viele Bakterien ein und vermehren sich dort schnell. Die Zahnbürste allein genügt nicht. Speziell an den Übergängen vom Kronenrand zum Zahnfleisch sowie an den Verankerungen und an der Unterseite der Brücken muss man auch Zahnseide, Mikrozahnbürste und Munddusche einsetzen.

Ganz wichtig ist auch die Bürsttechnik. Schrubben Sie nicht von links nach rechts, das reizt das Zahnfleisch viel zu sehr und führt dazu, dass es sich noch weiter zurück zieht. Bürsten Sie stattdessen immer von Rot nach Weiß, also vom Zahnfleisch weg. Auf diese Weise bekommen Sie die Essensreste auch am besten aus den Zahnzwischenräumen heraus. Bürsten Sie nicht gedankenverloren in Ihrem Mund herum, sondern achten Sie darauf, was Sie tun. Viele Menschen schrubben sich schnell kreuz und quer ein paar Mal über die Zähne und richten damit mehr Schaden an, als sie denken.

Sie können Ihrem Zahnfleisch und damit Ihren Zähnen noch etwas Gutes tun: eine Zahnfleischmassage. Bitte waschen Sie sich davor gründlich die Hände, oder besorgen Sie sich spezielle Geräte dafür. Massieren sie dabei vorsichtig Propolis ins Zahnfleisch ein. Propolis eignet sich auch zum Gurgeln, einfach 20 Tropfen in lauwarmes Wasser geben. Es wirkt wie ein natürliches Antibiotikum.

Gegen *Zahnfleischprobleme* helfen auch einige Tees. Probieren Sie es mal mit Früchtetees, die einen hohen Beerenanteil haben, mit Salbeitee oder Eichenrindentee. Bei Entzündungen können Sie täglich den Mund mit Teebaumöl spülen, etwa drei bis vier Tropfen in einem Glas Wasser. Teebaumöl wirkt gegen eine große Anzahl von infektiösen Mikroorganismen, einschließlich derer, die größtenteils für Karies und viele Zahnfleischerkrankungen verantwortlich sind. Lassen Sie zudem alle sechs Monate Ihre Zähne vom Zahnarzt überprüfen und im gleichen Zug auch den Zahnstein beseitigen. Meiden Sie sehr heiße, kalte, süße und saure Speisen und Getränke, dann machen Ihre Zähne Ihnen keine Schwierigkeiten mehr.

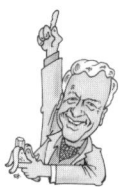

Kraft fürs Zahnfleisch Manchmal steckt Vitamin-C-Mangel hinter Zahnfleischbluten. Geben Sie Ihren Zähnen und dem Zahnfleisch Kraft: Versorgen Sie sich reichlich und regelmäßig mit Vitamin C aus der Nahrung. Besonders viel Vitamin C steckt in Zitrusfrüchten, Paprika, Johannisbeeren.

Wer immer wieder an **Zahnfleischbluten** leidet und nichts dagegen unternimmt, muss damit rechnen, dass sich daraus eines Tages Zahnfleischschwund entwickelt. Tun Sie daher sofort etwas gegen das Bluten: Erhitzen Sie Sesamöl, lassen Sie es dann wieder abkühlen, nehmen Sie einen Esslöffel davon in den Mund, und spülen Sie kräftig damit die Mundhöhle aus. Danach mit lauwarmem Wasser nachspülen. Am besten macht man das morgens auf nüchternen Magen. Zahnfleischbluten muss rasch behoben werden. Bei Parodontitis gelangen Milliarden von schädlichen Bakterien in die Blutbahn, können Herzerkrankungen, Lungeninfekte und Arteriosklerose auslösen. Vor allem schwangere Frauen sollten regelmäßig zum Zahnarzt gehen, denn diese Bakterien können auch die Gesundheit des werdenden Babys gefährden.

Gegen **Mundgeruch** können Sie intensiv Fenchelsamen, Dillsamen oder Aniskörner kauen. Putzen Sie zudem nach jeder Mahlzeit die Zähne und spülen anschließend die Mundhöhle mit Wasser, in das Sie einige Tropfen Teebaumöl gegeben haben (mehr zu Mundgeruch ab Seite 286).

Ein Leiden, das bei vielen Menschen auftritt sind **Entzündungen** an der Mundschleimhaut, die beim Essen und Trinken Schmerzen verursachen. Die besten Rezepte: Gurgeln Sie jede Stunde mit lauwarmem Salbeitee, kauen Sie getrocknete Heidelbeeren, tragen Sie Kamillen-Gel auf die schmerzenden Stellen im Mund auf, geben Sie drei Tropfen ätherisches Salbeiöl oder Teebaumöl in warmes Wasser und spülen Sie eine halbe Minute.

Ist der Mund **trocken**, spülen Sie ihn mehrmals am Tag mit einem Glas Wasser und essen eine Papaya. Aufschneiden, Kerne raus, das Fruchtfleisch mit Orangensaft beträufeln und auslöffeln. Papayas enthalten Enzyme, welche die Speichelproduktion anregen.

Die Nase

Sie sollten unterwegs immer ein Fläschchen japanisches Heilpflanzenöl oder Eukalyptustinktur dabei haben. Öffnen Sie die Flasche immer wieder, und schnuppern Sie daran. Das hält Nase und Kopf frei.

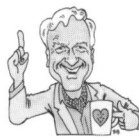**Achtung beim Naseputzen!** Wenn Sie einen kräftigen Schnupfen haben, dann achten Sie bitte darauf, dass Sie sich richtig schnäuzen. Sie sollten niemals beide Nasenlöcher gleichzeitig ausschnäuzen, sondern immer eines zuhalten und das andere schnäuzen. Sonst kann nämlich durch den Druck Nasensekret in die Stirn- und Nebenhöhlen gelangen und dort ziemlich schmerzhafte Entzündungen auslösen. Tipps gegen Schnupfen finden Sie auf Seite 256.

Bei **Nasenhöhlenentzündungen**, sollten Sie ein paar Tage lang eine Wollmütze bis in die Stirn tragen und öfter ein Gesichtsdampfbad mit heißem Wasser nehmen. Danach ist es wichtig für mindestens eine Stunde lang nicht ins Freie gehen.

Bei **Nasenbluten** vermindert ein feuchtkaltes Tuch die Durchblutung. Pressen Sie das Tuch in den Nacken, und sitzen Sie dabei aufrecht, drücken Sie den Nasenflügel mit dem Zeigefinger an die Nasenscheidewand. Wenn das Nasenbluten besonders heftig ist, verschließen Sie für ganz kurze Zeit den betreffenden Nasenausgang mit einem Tampon oder mit zusammengerollter Verbandsgaze. Oder schneiden Sie zwei große Zwiebeln in jeweils zwei Hälften. Legen Sie zwei Hälften mit den Schnittflächen zur Haut in den Nacken. Die anderen beiden Zwiebelhälften pressen Sie für einige Zeit an die Nasenlöcher. Nehmen Sie dann ein Fußbad: Gießen Sie in einen Eimer drei Liter heißes Wasser, und geben Sie vier Esslöffel Weizenkleie sowie zwei Esslöffel Apfelessig dazu. Lassen Sie das Bad 15 Minuten auf die Füße einwirken. Massieren Sie dabei intensiv die Kniekehlen. Danach reiben Sie die Fußsohlen mit Arnikatinktur ein.

Eine pflegende Nasenspülung mit Heilkräutertee kann ebenfalls helfen: Ein Esslöffel Eichenrinde und ein Esslöffel Blutwurz werden in einem Topf mit zwei Tassen Wasser übergossen. Fünf Minuten kochen lassen, durchseihen, dann abkühlen lassen. Der lauwarme Tee wird sanft durch die Nase hochgeschnupft. Bei einer stärkeren oder anhaltenden Blutung müssen Sie zum Arzt.

Special: Schmerzen im Kopf

Von Kopfschmerzen werden heutzutage leider viele Menschen geplagt. Die Ursache dafür ist aber oft ganz unterschiedlich. Wer zum Beispiel bei der Arbeit am Computer regelmäßig Kopfschmerzen bekommt, sollte zwischendurch immer wieder aufstehen und ein paar Schritte gehen. Schauen Sie am Fenster in die Ferne, und halten Sie beim Sitzen vor dem Computer den Rücken gerade.

Wenn Sie am Morgen mit Kopfschmerzen erwachen, dann steigen Sie auf Ihr Zimmerfahrrad, und treten Sie in die Pedale, oder machen Sie in Rückenlage Radfahrbewegungen. Auch simuliertes Radfahren fördert die Produktion von natürlichen schmerzlindernden Substanzen. Wer an Kopfschmerzen leidet, sollte es auch mit Gesichtsgymnastik versuchen: Ziehen Sie Ihre Stirn fünf Sekunden lang fest in Falten. Dann entspannen Sie sich wieder. Die Übung muss fünf- bis zehnmal wiederholt werden. Der Wechsel von Spannung und Entspannung wirkt wie ein Medikament, weil dabei die Schmerzleitung in den Nerven gestört wird. Auf diese Weise vergeht die Schmerzattacke meist schnell. Vertreiben Sie die Schmerzen zum Beispiel mit Fingermassage: Massieren Sie mit allen Fingern Stirn, Schläfen und Nacken. Sie können auch eine Naturborstenbürste dazu verwenden. Reiben Sie dabei Franzbranntwein-Gel oder Melissengeist in die Haut ein.

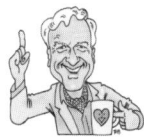 ***Tipps bei Föhn*** Besorgen Sie sich Kampferöl, tränken Sie damit etwas Watte, und stecken Sie je ein Stück in jedes Ohr. Nach 30 Minuten einwirken werden Sie eine Linderung spüren. Oder geben Sie fünf Tropfen Lavendelöl auf ein Stück Würfelzucker, und lassen Sie den Zucker langsam im Mund zergehen. Die ätherischen Öle des Lavendels wirken beruhigend. Bei Kopfdruck durch **Föhnwetter** helfen zwei klein gehackte Zwiebeln. Diese erst kochen, dann die aufsteigenden Dämpfe inhalieren. Die Temperatur des Wassers sollte beim Inhalieren nicht mehr höher als 50 Grad Celsius sein. Auch rohe Kartoffeln, in dünne Scheiben geschnitten und 15 Minuten auf Stirn und Schläfen gelegt, können helfen.

Wenn Sie zu jenen rund sechs Millionen bedauernswerten Menschen in Deutschland gehören, die immer wieder an **Migräne** leiden, dann sollten Sie nicht in die Sauna gehen. Die starken Temperaturschwankungen und die große Hitze können Migräne erst recht auslösen. Sinnvoll ist es aber, Gymnastik zu treiben oder eine Wanderung durch die Natur zu unternehmen. Speziell bei Frauen werden Migräneanfälle seltener, wenn sie regelmäßig Schwimmsport betreiben. Ein mit Apfelessig getränktes Tuch im Nacken hilft auch manchmal bei Migräneanfälle. Wenn Sie schon morgens früh Migräneanfälle haben, dann bleiben Sie auf dem Rücken im Bett liegen, und machen Sie zehn Minuten lang Radfahrbewegungen in der Luft, wie oben bereits beschrieben. Geben Sie ein paar Tropfen Eukalyptusöl auf Zeigefinger und Mittelfinger, und massieren Sie damit intensiv Stirn, Schläfe und Nacken.

Das Gehirn

Der Alltag stellt hohe Anforderungen an uns, da ist es wichtig, dass wir geistig fit sind. Dazu können uns aber keine dubiosen Tabletten verhelfen. Die Natur bietet viel bessere Möglichkeiten. Für das Lernen und Speichern von Wissen erweist Lecithin sehr gute Dienste. Diesen Fettstoff können wir mit Joghurt, Quark, Eiern, Fisch sowie Haferflocken und Distelöl aufnehmen oder reines Lecithin in der Apotheke kaufen.

Essen Sie sich mit saftigen, reifen Birnen klug. Birnen sind reich an den Spurenelementen Phosphor, Kupfer und Kieselsäure: lauter wertvolle Substanzen, die unsere Gehirnzellen aktivieren. Essen Sie außerdem Studentenfutter, darin finden Sie ebenfalls die Spurenelemente Kupfer und Phosphor. Genauso wie in Nüssen. Diese sind besonders reich an hochwertigen ungesättigten Fettsäuren. Sie enthalten viel Vitamin E, liefern leicht verdauliches Eiweiß und sind durch ihre B-Vitamine sowie besagtes Phosphor und Schwefel eine wunderbare Nahrung fürs Gehirn und für die Nerven. Auf diese Weise bringen sie unser Denken so richtig in Schwung.

Ebenfalls wichtig ist das schon oft erwähnte Spurenelement Zink. Essen Sie daher Tomaten, Avocados, Möhren, vor allem aber Hühnerfleisch. Sehr interessant ist außerdem die kürzlich entdeckte Wirkung von Schwarzwurzel auf unsere Konzentration. Auch Paprikasaft stärkt die Konzentration. Es genügt, mit der Zunge über ein frisch geschnittenes Stück Paprikaschote zu lecken. Achten Sie ferner auf eine ausreichende Salzzufuhr. Wer zu wenig zu sich nimmt, kann Konzentrationsstörungen bekommen.

Es gibt aber auch natürliche medizinische Extrakte, die das Gehirn aktivieren: aus der Ginsengwurzel oder aus dem Ginkgobaum. Die moderne Biochemie hat außerdem eine Reihe von Geriatrika entwickelt, die dem Menschen helfen, seine körperliche und zugleich geistige Vitalität länger zu erhalten.

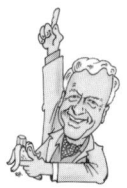

Blitzschnell durch Cholin Ein weiterer Stoff, den unser Gehirn braucht, ist Cholin. Sauerkraut, Meeresfische, Haselnüsse, Weizenkeime und Bananen liefern uns diese Substanz, die für unsere schnellen Reaktionen verantwortlich ist und die Konzentration steigen lässt.

Drei goldene Regeln gilt es zu beachten, wenn es um optimale Gehirnleistung geht: Unser Gehirn kann nur gut arbeiten, wenn es mit Sauerstoff versorgt wird. Das Gehirn beansprucht für sich 40 Prozent des eingeatmeten Sauerstoffs. Lüften Sie beheizte Räume jede Stunde für etwa vier Minuten. Das Gehirn braucht außerdem ausreichend Flüssigkeit. Wer fit im Kopf sein will, muss mehrmals am Tag einen Viertelliter Apfelsaft mit Mineralwasser – im Verhältnis 50 zu 50 – trinken. Damit tankt es die Menge an gelösten Mineralstoffen, die es braucht. Unser Gehirn braucht drittens dringend genügend Schlaf, um nachts arbeiten zu können. Ungestörte Nachtruhe macht es möglich, dass tagsüber gespeicherte Informationen in einem Langzeitspeicher abgelegt werden.

Unterfordern Sie Ihr Gehirn außerdem nicht! Es muss ständig trainiert und gefordert werden, denn bei geistigem Nichtstun nimmt der Intelligenzquotient in drei Wochen um 20 Punkte ab. Auf Dauer macht das zusätzlich schlapp und müde.

Muskeln, Gelenke & Knochen

Der Rücken

Haben Sie heute auch wieder einen Tag vor sich, an dem Sie bei der Arbeit viele Stunden sitzen müssen? Das schwächt die Rückenmuskulatur. Daher sollten Sie zwischendurch am Arbeitsplatz und in Ihrer Freizeit zu Hause einen Ausgleich schaffen. Um die Rückenmuskeln zu stärken und die Wirbelsäule zu entlasten sind zweimal die Woche je zwei Stunden Rückenschwimmen oder Laufen ideal.

Rückenschwimmen ist besonders gesundheitsfördernd. Sie können damit die Rückenmuskeln und die Atemwege stärken. Wirbelkörper, Bandscheiden und Nerven in der Wirbelsäule werden durch Bewegung im Wasser vor Schäden geschützt, und es ist eine Wohltat für die Bandscheiben. Wichtig ist dabei, dass Sie langsame und bewusste Schwimmbewegungen machen.

Rückenschmerzen sind oft typische **Verspannungsschmerzen**. Es wäre falsch, sich einfach hinzulegen und nichts zu tun oder in einer – vorgeblich schmerzfreien – Schonhaltung zu verharren. Richtig ist, sich ausgleichende Bewegung zu verschaffen. Laufen Sie auf der Stelle, und heben Sie dabei die Knie so hoch, wie es nur geht.

Bei Problemen mit der **Wirbelsäule** nutzen Massagen allein nichts. Auch hier gehören immer Gymnastikübungen dazu. Die Rückenmuskulatur muss nicht nur aufgelockert, sondern auch langfristig gestärkt werden.

Haben Sie häufig Schmerzen im unteren Drittel des Rückens? Man spricht oft auch von **Kreuzschmerzen**. Dann sollten Sie regelmäßig folgende Übung durchführen: Legen Sie sich in Bauchlage flach auf den Boden. Dann heben Sie einmal das rechte, dann das linke Bein. Das Becken sollte dabei am Boden bleiben. Wiederholen Sie die Übung zehnmal.

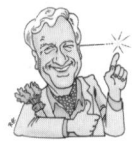

Rückenfit mit Heu Ein wirkungsvolles Naturheilmittel bei Rückenproblemen sind Heublumen. Übergießen Sie in einem Topf ein halbes Kilogramm Heublumen mit kochendem Wasser, lassen Sie den Sud 30 Minuten ziehen, und seihen Sie ihn anschließend durch. Die Brühe wird in sehr warmes Badewasser gegossen, indem Sie 20 Minuten lang baden. Danach schnell ab ins Bett und eine Stunde ruhen.

Der so genannte **Hexenschuss** wird meistens durch Kälte ausgelöst, durch zu langes Sitzen und durch zu schweres (und orthopädisch falsches) Heben. Tun Sie rasch etwas dagegen. Es gibt manch ungewöhnliches, aber wirkungsvolles Rezept. Mehrere Zwiebeln in Scheiben schneiden und in

Wasser weich kochen. Anschließend durchseihen. Wickeln Sie nun die heißen Zwiebelscheiben in ein Tuch, und legen Sie es – so heiß wie möglich – auf die Schmerzstelle. Darüber geben Sie ein trockenes Wolltuch. Sobald die Zwiebelscheiben lauwarm werden, sofort eine neue heiße Auflage machen. Oder legen Sie eine mit heißem Wasser gefüllte Gummiwärmflasche auf die schmerzende Stelle. Die Hitze weitet die verengten Blutgefäße.

Lassen Sie sich die schmerzende Stelle mit Franzbranntwein oder mit Franzbranntwein-Gel einreiben. Die Inhaltsstoffe der Naturarznei erwärmen das Muskelgewebe und fördern damit die Selbstheilung. Legen Sie sich in schmerzfreier Stellung hin, am besten auf den Rücken mit auf einem Stuhl hoch gelagerten Unterschenkeln. Bleiben sie längere Zeit so liegen.

Generell raten dabei die Ärzte: Ignorieren Sie Ihre Schmerzen! Bewegen Sie sich! Gehen Sie umher, und machen Sie Gymnastik, so gut es geht. Dann sind Sie schneller wieder gesund. Je kräftiger die Rückenmuskulatur ist, desto mehr entlastet sie die Wirbelsäule. Um einem Hexenschuss vorzubeugen, sollten Sie daher täglich Rückengymnastik machen. Morgens vor dem Aufstehen sollten Sie sich strecken und dehnen und einen Katzenbuckel machen. Dann steigen Sie richtig aus dem Bett: zuerst in leichte Seitenlage drehen, dann die Beine aus dem Bett stellen. Beim Aufsetzen auf eine Hand stützen.

Knochen und Muskeln stärken

Der Mineralstoff Calcium und das Spurenelement Fluor sind wichtig für starke Knochen und gesunde Zähne. Hirse und Schwarztee enthalten viel Fluor. Calcium liefern Milchprodukte und auch Erdnüssen, Pistazien, gedörrte Aprikosen, Sesamsamen, getrocknete Feigen, Mandeln, Avocados und Spinat. Auch für eine gute Körperhaltung brauchen wir Calcium. Die ideale Kombination: Hirsebrei oder Hirseauflauf mit Kopfsalat. Milch mit Spinat oder Rhabarber kombiniert stört aber die Calciumaufnahme. Wer seine Knochen wirklich stark machen will, der sollte das Glas Milch zum Fisch, zu einem Gericht mit Eiern oder zu Champignons trinken.

Calcium aus der Milch kann von den Knochen nur dann resorbiert werden, wenn gleichzeitig dem Körper auch Vitamin D zugeführt wird. Unsere Knochen brauchen Vitamin D. Am besten setzen Sie sich jeden Tag mindestens 20 Minuten der Sonnenbestrahlung aus. Dadurch kann die Haut das Vitamin D selbst bilden. Gerade in der kalten Jahreszeit leiden zwei Drittel aller Frauen und Männer über 50 an einem gravierenden Vitamin-D_3-Mangel, da zu wenig Sonne scheint. Und Vitamin-D_3-Mangel fördert die Osteoporose. Nehmen Sie im Winter täglich eine Brausetablette mit 1500 Milligramm Calcium und 400 IE (internationale Einheiten) Vitamin D_3 ein.

Ein Super-Knochenstärker ist nach jüngsten Untersuchungen der US-Ernährungsbehörde die Zwiebel. Man sollte sie möglichst roh essen. Zwei Esslöffel gehackte Zwiebeln täglich geben den Knochen Kraft und beugen Osteoporose vor. Auch Tanzen und jede Form von Bewegung hilft dabei. Allerdings sollte man dabei nicht übertreiben.

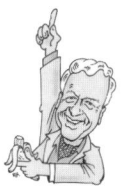

Kampf dem Muskelkrampf Wenn Sie tagsüber immer wieder einen Muskelkrampf in den Waden verspüren, ist das meistens ein Beweis dafür, dass Sie zu wenig Wasser trinken und dass es Ihnen am Mineralstoff Magnesium mangelt. Trinken Sie jeden Tag zwei Liter Mineralwasser mit hohem Magnesiumgehalt, oder nehmen Sie Magnesiumpräparate, und essen Sie Naturreis, Nüsse, Vollkornbrot. Sehr gute Magnesiumlieferanten sind auch Bananen, Bohnen, Erbsen, Linsen, Kartoffeln, Reis, Soja, Seelachs und Spinat, aber auch Trockenfrüchte wie Datteln, Feigen und Rosinen.

Bei schmerzenden Muskelverspannungen können Sie ein Bad mit Salz aus dem Toten Meer nehmen. Es wirkt beruhigend und schmerzlindernd. Oder halten Sie die schmerzenden Gliedmaßen zirka drei Minuten in warmes Wasser, dann 20 Sekunden in kaltes Wasser. Anschließend die Muskeln mit leichter Gymnastik durchwärmen. Bei Muskelzerrungen nach Sport oder Gartenarbeit schaffen Einreibungen mit Ringelblumensalbe Linderung.

Special: Gelenkschmerzen

Wer stürzt, kann sehr leicht eine **Verstauchung** erleiden. Egal ob Hand oder Fuß: Lagern Sie den betroffenen Körperteil hoch und ruhig. Vorher allerdings schlagen Sie Eiswürfel in ein Tuch ein und legen diesen Kältebeutel auf.

Wer beruflich viel stehen muss, belastet enorm die Knie, was im Laufe der Jahre zu **Kniearthrose** und anderen Knie-Erkrankungen führen kann. Dem sollten Sie vorbeugen: Tragen Sie Schuhe mit weichen Sohlen und flachen Absätzen. Vermeiden Sie lange Hockstellungen. Wer beim Freizeitsport übertreibt, handelt sich schnell Schmerzen in den Knien ein. Verzichten Sie auf Tennis und Skifahren. Gehen Sie eine Treppe immer nur mit federndem Schritt hinunter. Gelenkschmerzen im Knie können sehr oft durch Schwimmen im Hallenbad vergehen. Essen Sie Nahrung, die reich an Vitamin E ist: Vollkorn, Nüsse, Milchprodukte, Vollkornbrot, Müsli. Sie können auch Kapseln mit natürlichem Vitamin E einnehmen. Äußerlich sind Einreibungen mit Franzbranntwein-Gel sinnvoll oder mit Propolissalbe. Reiben Sie die schmerzenden Stellen mehrmals am Tag, vor allem aber vor dem Einschlafen, mit dieser Naturarznei aus dem Bienenstock ein.

Allgemeine Gelenkbeschwerden lindert man mit Moorbädern. Alternativ zum Bad können auch gezielt Wickel angewendet werden. Sowohl Moorbad als auch Moorwickel bringen pflanzliche Hormonstoffe, Schwefel und Huminsäure an

Special: Gelenkschmerzen

die Gelenke, wirken antibakteriell, vermindern einen Abbau der Gelenkknorpel und verstärken die Durchblutung. Reiben Sie andere schmerzende Gelenke mit Franzbranntwein oder Tigerbalsam ein. Damit wird die Durchblutung gefördert, die Selbstheilung angeregt und der Schmerz gelindert. Sinnvoll ist auch das Auflegen von zerdrückten heißen Pellkartoffeln. Oder versuchen Sie dieses Rezept: Verrühren Sie drei Tropfen Zimtöl mit einem Esslöffel Olivenöl, und reiben Sie damit abends die schmerzenden Stellen ein. Dazu nehmen Sie zweimal am Tag einen Esslöffel Honig mit drei Tropfen Zimtöl ein. Neigen Sie zum Tennisarm-Syndrom? Dann machen Sie mehrmals am Tag eine vorbeugende Übung: Kneten Sie jeweils drei Minuten lang ganz fest einen Tennisball. Das stärkt den Streckmuskel am Ellenbogen.

Manche Menschen haben an kalten Wintertagen morgens nach dem Aufstehen einige Zeit **steife Gelenke**. Reiben Sie die betroffenen Stellen einfach mit Olivenöl oder mit Kamillenöl ein. Ganz wichtig aber ist auch: Machen Sie einige Gymnastikübungen. Sie werden schnell wieder elastische Gelenke bekommen.

Auch wer an heißen Sommertagen ins Schwitzen kommt, bei dem melden sich sehr oft verstärkt Gelenkbeschwerden und **Rheumaschmerzen**. Das beste Rezept dagegen sind Schlammpackungen oder Schwefelbäder. Genauso treten im Herbst bei vielen Menschen wieder verstärkt Rheumabeschwerden auf. Bevor man zu Medikamenten greift, sollten zuerst immer natürliche Mittel eingesetzt werden. Brennnesseltee kann zum Beispiel helfen. Brennnesselblätter enthalten Flavone und phenolische Karbonsäuren, die jene Botenstoffe im Körper hemmen, welche die Schmerzen auslösen und Gelenkknorpel zerstören.

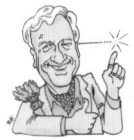

Besser kalt als warm Wer an Rheuma leidet, denkt meist, dass man in erster Linie viel Wärme braucht. Man hüllt sich in warme Decken, die oft den schönen Beinamen »Rheumadecken« tragen, man überheizt die Wohnung. Das stellt sich aber als großer Irrtum heraus, wie medizinische Forschungen jetzt herausgefunden haben. So ist es für Rheuma-Patienten besser, wenn sie bei einer Raumtemperatur von 17 bis 20 Grad Celsius schlafen. Die Luftfeuchtigkeit sollte niedrig sein. Sie ist Gift für die kranken Gelenke! Also weder Luftbefeuchtungsgeräte aufstellen noch, wie bisher empfohlen, nasse Tücher aufhängen.

Ätherische Öle können, richtig angewendet, viele Leiden lindern und sogar beheben. Wenn Sie von Rheuma geplagt werden, drücken Sie eine Orangenschale zusammen und massieren Sie die frei werdenden ätherischen Öle auf die Schmerzstellen. Sie haben eine schmerzlindernde Wirkung. Andere einfache Hausmittel zum Einreiben wären auch Franzbranntwein, Olivenöl und Wacholderöl.

Kreislauf – Blut – Herz

Der Kreislauf

Gegen Kreislaufprobleme ist ein Kraut gewachsen und zwar Weißdorn (Crataegus). Weißdorn enthält Wirkstoffe, welche die Leistung des Herzens verbessern kann, die Herzkranzgefäße stärkt sowie den Kreislauf stabilisiert. Auch wenn jemand erschöpft und müde ist, kann Weißdorn neue Kräfte einflößen. Als Präparate bieten sich Weißdorntee, Weißdornsaft, Weißdorntinktur oder auch Medikamente aus der Apotheke mit Weißdornextrakten an.

Auch Pfirsiche stärken Herz und Kreislauf, senken nebenbei zu hohen Blutdruck und wirken gegen Verstopfung. Eine gute Nachricht: auch ein Glas Bier (aber nicht mehrere!) am Tag kann Herz und Kreislauf stärken und spült dazu die Harnwege durch.

Bei Kreislaufbeschwerden wegen großer Hitze sollten Sie den Puls der Hände unter kaltes Leitungswasser halten. Eine kühlende Nackenrolle bringt ebenfalls schon nach einigen Minuten Erleichterung. Oder reiben Sie mit ein paar Eiswürfeln Stirn und Schläfen ein. Sie können aber auch die Füße in einen Eimer mit kaltem Wasser stecken. Manchmal hilft ein Viertelliter Wasser mit zwei Teelöffeln Apfelessig. Essen Sie übrigens an sehr heißen Tagen als Hauptmahlzeit nichts Schweres, nur einen Teller Salat oder Nudeln. Ein blitzschnelles Kraftrezept für anstrengende Sommertage stellt beispielsweise eine Portion Vollkornnudeln mit einem Teelöffel Olivenöl vermischt dar. Überstreuen Sie die Nudeln dann mit frischen Kräutern, z. B. mit Oregano und Thymian. Und falls Sie stark ins Schwitzen kommen, sollten Sie sich sofort umziehen, da Sie sich sonst leicht eine Erkältung einfangen.

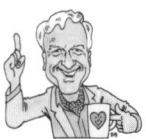

Kraft durch Grapefruit Gegen Probleme bei wechselhaftem Wetter gibt es ein einfaches Hausmittel aus der Natur. Trinken Sie jeden Tag ein Glas Grapefruitsaft. Darin stecken zahllose Schutzstoffe fürs Herz. Man kann damit sogar das Herzinfarktrisiko senken. Die meisten Wirkstoffe enthält die Grapefruit mit rosa Fruchtfleisch. **Aber Achtung:** Nehmen Sie Bluthochdruck- und Herzmedikamente nie mit Pampelmusensaft ein. Der saure Saft bremst den Abbau der Arzneimittel. Größere Mengen des Wirkstoffes als gewollt gelangen so ins Blut und wirken stärker als erwünscht.

Auch ein Wetterproblem: Im Herbst leiden viele Menschen an kalten Händen. Das ist meistens auf Durchblutungsstörungen zurückzuführen, die der Arzt untersuchen sollte. Versuchen Sie es zuerst mit warmen Handbädern und Handmassagen. Besorgen Sie sich eine Bürste mit Naturborsten, und massieren Sie Hände und Füße damit. Das regt die Durchblutung an. Es ist aber auch hilfreich, die kalten Gliedmaßen mit bloßen Händen intensiv zu massieren. Wichtig dabei sind kreisende und knetende Bewegungen.

Der Blutdruck

Lassen Sie ab und zu Ihren Blutdruck messen. Mit zunehmendem Alter vergrößert sich nämlich das Risiko des Bluthochdrucks. Bis zum 35. Lebensjahr ist etwa jeder zehnte Mensch in Deutschland von Bluthochdruck betroffen, ab 65 etwa jeder vierte. Nur die Hälfte der Betroffenen weiß davon. Bluthochdruck ist oft eine der Ursachen für einen Herzinfarkt und daran sterben leider immer mehr Menschen. Dabei kann jeder das Risiko, einen Herzinfarkt zu erleiden, auf ein Minimum reduzieren: Rauchen aufgeben, Übergewicht abbauen, Bluthochdruck behandeln, zu hohen Cholesterinspiegel senken, viel Bewegung, nichts essen, was schwer im Magen liegt, psychischen Stress, plötzliche Anstrengungen und plötzlichen starken Temperaturwechsel meiden.

Bei erhöhtem Blutdruck oder bei *zu hohem Blutdruck* kann man mit täglich zwei Tassen Lavendeltee Erfolg haben. Man badet zusätzlich zweimal die Woche in einer Wanne, in die zum Badewasser vier Liter Lavendeltee gegossen werden. Da Birnen alle Vitamine der B-Gruppe enthalten und einen hohen Anteil an Mineralstoffen, können sie erhöhte Blutdruckwerte senken. Bluthochdruck-Patienten bekommen oft von ihrem Arzt den Rat, einmal in der Woche einen Birnentag mit einem halben bis zwei Kilogramm Birnen einzulegen.

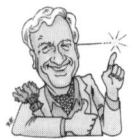

Falsche Herzschmerzen Wenn Sie ein gesundes Herz haben und dennoch plötzlich Herzschmerzen verspüren, versuchen Sie es zuerst mit Atemübungen an der frischen Luft. Durch falsches, zu schnelles Atmen kann es zu Schmerzen in der Brust kommen, die echten Herzschmerzen sehr ähnlich sind.

In der Naturmedizin hat auch die Mistel seit langem einen festen Platz im Kampf gegen verschiedene Blutdruckprobleme. Das Mistelkraut – Zweige und Blätter – als Heilkräutertee wirkt ausgleichend auf den Blutdruck. Auch Trockenfrüchte, Bananen, Linsen, weiße Bohnen, Sonnenblumenkerne tragen dazu bei, den Blutdruck zu senken. Das Geheimnis all dieser Produkte ist ihr hoher Gehalt am Mineralstoff Kalium. Essen Sie ansonsten öfter eine gebratene Makrele. Die Omega-3-Fettsäuren im Fischöl senken ebenfalls den Blutdruck.

Machen Sie es wie die Italiener: Tauchen Sie vor dem Essen ein Stück Weißbrot in etwas kaltgepresstes Olivenöl, oder richten Sie Salate mit Olivenöl an. Der Wirkstoff Oleuropein im Olivenöl erweitert die Adern und macht das Blut flüssig. Daher schützt Olivenöl auch vor Herzinfarkt.

Wer an zu hohem Blutdruck leidet, sollte zudem regelmäßig Pellkartoffeln in seinen Speiseplan einbauen. Das kann bei leicht erhöhten Werten Medikamente ersetzen und bei hohem Blutdruck die ärztliche Therapie sinnvoll unterstützen.

Etwa zweieinhalb Millionen Deutsche haben einen **zu niedrigen Blutdruck**, der sich vor allem am Morgen und bei Wetterschwankungen bemerkbar macht. Wenn er aber keine Beschwerden auslöst, ist er keine Krankheit, sondern eher ein Glücksfall, denn Menschen mit niedrigem Blutdruck haben eine überdurchschnittlich lange Lebenserwartung. Als wichtigste therapeutische Maßnahme bei niedrigem Blutdruck gilt ein intensives Trainingsprogramm für den Kreislauf: Wassertreten, Kneippgüsse, Wechselduschen, Atemgymnastik, regelmäßige sportliche Betätigung (ideal: Schwimmen). Sinnvoll ist außerdem ein ausreichender, erholsamer Schlaf. Hausmittel bei zu niedrigem Blutdruck sind außerdem eine Tasse Kaffee oder ein halbes Glas Sekt.

Fit & vital schon am Morgen Wenn am Morgen der Kreislauf Probleme macht, dann trinken Sie ein bis zwei Tassen Rosmarintee. Oder tauchen Sie morgens nach dem Aufstehen einen Waschlappen in kaltes Wasser, wringen Sie ihn etwas aus, und reiben Sie damit die Arme ein: zuerst vom rechten Handrücken bis hinauf zur Schulter, an der Arminnenseite zurück. Dann kommt der linke Arm dran. Danach noch fünf

Minuten Gymnastik, und Sie sind wieder fit. Stellen Sie sich nach dem Erwachen gleich neben dem Bett auf, und laufen Sie auf der Stelle. Dann machen Sie drei Kniebeugen und wippen auf den Zehenspitzen mehrmals auf und ab.

> ***Kaffee moderat genossen*** Das »Sich-Belohnen« mit einer Tasse Kaffee hat einen positiven Einfluss auf die Seele, insofern trägt Kaffee zur Gesunderhaltung bei. Bei niedrigem Blutdruck, Durchblutungsstörungen im Gehirn und Kreislaufproblemen wird er sogar zur Arznei. Folgendes sollte man jedoch beachten: Möglichst nicht mehr als zwei Tassen direkt nacheinander trinken. Mit Papier gefilterter Kaffee ist gesünder, weil im Papier Stoffe herausgefiltert werden, die für eine Erhöhung des Cholesterinspiegels sorgen. Kaffee wirkt harntreibend und damit entwässernd. Schauen Sie es den Mittelmeerbewohnern ab: Trinken Sie zu jeder Tasse Kaffee ein Glas Mineralwasser. Der Morgenkaffee macht nur dann munter, wenn man etwas dazu isst, alleine verengt er die Blutgefäße, bremst die Sauerstoffzufuhr und macht müde. Wenn Sie nach dem Kaffeegenuss Herzrasen und Kopfschmerzen bekommen, nervös sind, zittern und Magenbeschwerden haben, dann sollten Sie weniger trinken oder einige Zeit ganz damit aufhören.

Die Blutgefäße

Wir können einiges für unser Blut selber tun, um gesund und vital zu bleiben. Ein Punkt ist, dass wir dafür viel Eisen aufnehmen und ein zweiter, dass wir darauf schauen unser Blut flüssig zu halten. Drittens ist regelmäßige Bewegung – wie für den ganzen Körper – unverzichtbar. Auf diese Weise können wir zum Beispiel frühzeitiger Arteriosklerose sowie Herzinfarkt und Thrombosen vorbeugen.

Was sollte demnach auf Ihrem Speiseplan stehen? Für das Eisen sorgen Vollkornprodukte, Äpfel, Petersilie, Schnittlauch, Bohnen und Hirse. Essen Sie zum Beispiel eine Scheibe leckeres Vollkornbrot dünn mit Butter bestrichen und einer Handvoll klein geschnittenem Schnittlauch darauf oder Hirseauflauf mit Äpfeln. Natürlich ist auch Fleisch ein guter Eisenlieferant.

Denken Sie daran, viel Vitamin C zu sich zu nehmen. Neben all den positiven Auswirkungen von diesem Allround-Vitamin verbessert es außerdem noch die Eisenaufnahme. Trinken Sie also Orangensaft und den Saft der Roten Bete zu Ihrem Fleischgericht, und machen Sie Ihren Salat mit einer ausgepressten Zitrone an.

Um das Blut flüssig zu halten, müssen Sie viel trinken und zwar am besten Mineralwasser und ungesüßte Kräutertees. Mindestens zwei Liter am Tag! Auch grüner Tee wirkt sich positiv auf das Blut aus. Essen Sie außerdem Knoblauch, der sorgt ebenfalls für flüssiges Blut und elastische Blutgefäße. Wer den Geschmack von Knoblauch nicht mag, kann auf Knoblauchpräparate zurückgreifen: dreimal täglich zwei Stück mit Wasser einnehmen.

Gesund für das Blut ist auch Fisch. Planen Sie daher öfter mal Lachs, Makrele oder Hering mit ein. Dazu können Sie Paprika oder Shiitake Pilze servieren, denn deren Inhaltstoffe sorgen für eine gute Durchblutung.

Paprikapulver fürs Herz Wer Speisen mit Paprikapulver würzt, tut damit dem Herzen etwas Gutes, weil das Blut flüssiger wird. Das Capsaicin macht das Blut dünnflüssig und hilft damit, frühzeitiger Arteriosklerose vorzubeugen. Capsaicin bekämpft Durchblutungsstörungen, ganz besonders kalte Hände und Füße, aber auch Schwindel und Kreislaufschwäche. Es kann auch die Herzleistung verbessern und auch Migräneanfälle verhindern oder lindern.

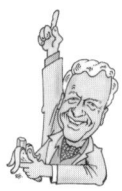

Zur Stärkung der Venen Viel Stehen und Sitzen bei der Hausarbeit und beruflich am Arbeitsplatz belastet die Venen. Damit Sie Krampfadern vorbeugen, sollten Sie die Venenwände stärken. Essen Sie regelmäßig Maroni, am besten dreimal pro Woche eine Tüte. Maroni enthalten die Substanz Rutin, und die gibt den Venen Kraft. Gegen Venenleiden helfen jeden Tag 100 Gramm reife Brombeeren oder jeden Tag ein Glas Brombeersaft.

Wenn Ihre Füße nach einem heißen Tag schmerzen und müde sind, gießen Sie sieben Liter lauwarmes Wasser in einen Eimer, und verrühren Sie eine Handvoll Kochsalz darin. Nehmen Sie darin zehn Minuten lang ein Fußbad, fördern Sie dann die Durchblutung mit Bürstenmassagen, und reiben Sie die Füße anschließend mit Olivenöl ein.

Special: **Cholesterin**

Gegen zu hohe schädliche Cholesterinwerte helfen Artischocken. Praktischer als regelmäßig das Gemüse zu essen ist der Artischockensaft aus der Apotheke. Nehmen Sie über einen Zeitraum von ein paar Wochen dreimal täglich zwei Esslöffel davon in etwas Wasser verrührt zu sich. Gewöhnen Sie sich zudem an, jeden Morgen ein frisches Müsli mit Haferflocken und Haferkleie zu essen sowie regelmäßig ein Gläschen Tomatensaft zu trinken. Das hilft erwiesenermaßen gegen zu hohe Cholesterinwerte. Und verwenden Sie kaltgepresste Pflanzenöle wie Olivenöl, Weizenkeimöl und Sonnenblumenöl für Ihre Salate.

> **Wertvolle Eier** Viele Menschen denken, Eier schaden der Gesundheit. Eier sind jedoch sehr wertvolle Nahrungsmittel, sie enthalten die Vitamine A, C, D, E und K, die Vitamine der Gruppe B, dazu viele wichtige Mineralstoffe. Vor allem enthalten Eier Lecithin, die wichtigste Gehirnnahrung. Auch das gefürchtete Cholesterin im Eigelb ist nicht ausschließlich schlecht: Es baut das Nervengewebe auf und ist für die Bildung der Sexualhormone wichtig.

Weitere Naturgeheimnisse gegen Cholesterin sind Äpfel und Nüsse. Der Apfelquellstoff Pektin und die im Apfel enthaltene Pottasche senken zu hohe Cholesterinwerte, beugen somit einer vorzeitigen Arteriosklerose vor und stärken das Herz. Nüsse können einen erhöhten Cholesterinspiegel abbauen. Innerhalb von zwei Monaten wird das schädliche Cholesterin um bis zu elf Prozent gesenkt.

Die Atemwege

Dampf zum Durchatmen

Eine Inhalation mit Wasserdampf und Pflanzenwirkstoffen wirkt Wunder, um Atemwege gegen Erkältungs- und Grippeviren, gegen Heiserkeit, Schnupfen oder Nasennebenhöhlenerkrankungen zu schützen oder um etwas gegen solche bereits aufgetretenen Erkrankungen zu unternehmen.

Eine Inhalation sollte aber nicht länger als zehn bis 15 Minuten durchgeführt werden, am besten zweimal am Tag. Danach bitte nicht gleich ins Freie gehen, sonst droht eine erneute Erkältung. Der Wasserdampf sollte heiß, aber nicht zu heiß sein, im Idealfall etwa 50 Grad Celsius. Stellen Sie einen Topf mit Wasser auf den Herd, und lassen Sie es kochen. Dann den Topf von der Platte nehmen, 30 bis 40 Tropfen Eukalyptustinktur in etwa einen halben Liter Wasser geben und umrühren. Mit dem Gesicht nun über die aufsteigenden Dämpfe gehen und tief aus- und einatmen.

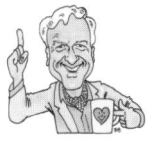

Thymian hilft den Bronchien Vor dem Winter sollte man die Atemwege stärken. Dabei kann das Heil- und Küchenkraut Thymian beste Dienste leisten. Das ätherische Öl Thymol im Thymian, sozusagen der Hauptwirkstoff, baut das Immunsystem der Bronchien auf und beugt Entzündungen vor. Sie können Thymian als Tee trinken oder zwei Liter Tee davon ins Badewasser gießen und einatmen. Sie sollten auch Fisch, Fleisch, Kartoffeln oder Salate reichlich mit Thymian würzen.

Zur Beruhigung der Bronchien

Bei Schnupfen und Husten lassen sich gute Erfolge mit zehnprozentigem Lavendelöl erzielen, es wirkt beruhigend auf die Atemwege und sorgt für einen erholsamen Schlaf. Wer eine empfindliche Haut hat und bei direktem Kontakt mit ätherischem Öl einen Ausschlag bekommt, kann es mit einem Brustwickel probieren. Dazu wird ein Baumwolltuch zweimal längs gefaltet, mit 20 bis 30 Tropfen Öl beträufelt, aufgerollt und im Backofen erwärmt. Den Wickel auf die Brust legen, mit Kleidung fixieren und mindestens eine halbe Stunde, besser noch über Nacht, einwirken lassen.

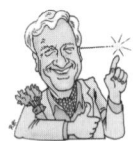

Mund halten und schweigen! Die meisten Menschen flüstern, um ihre Stimme bei Heiserkeit zu schonen. Jedoch sollte man wissen, dass Flüstern die Stimmbänder noch mehr belastet. Der Genuss von genau drei Bratäpfeln ist übrigens ein wirkungsvolles Hausmittel gegen Heiserkeit.

Auch Halstabletten können bei Rachenentzündungen viel bewirken. Insbesondere Halstabletten, die antiseptische Substanzen, Menthol und Anisöl enthalten, lindern die Symptome und verkürzen die Beschwerdedauer.

Special: **Allergien**

Von Jahr zu Jahr nehmen bei Kindern die Allergien zu. Das ist darauf zurückzuführen, dass die meisten Mütter ihre Kinder nur sechs Monate an die Brust nehmen. Der Immunschutz des Kleinkindes gegen Allergien kann aber nur aufgebaut werden, wenn die Mutter ein Jahr stillt. Die meisten Allergiker haben eine Hausstaubmilben- oder eine Pollenallergie. Letztere müssen Wiesen und die Nähe von blühenden Sträuchern und Bäumen meiden und sollten nicht bei geöffnetem Fenster schlafen bzw. müssen das Fenster gegen vier Uhr nachts schließen, bevor der Pollenflug beginnt. Aufenthalte im Grünen werden am besten nach ausgiebigen Regengüssen vertragen. Am höchsten ist die Pollenkonzentration in der Luft bei sonnigem, windigem Wetter. Weitgehend reizfreie Urlaubsgebiete für Pollenallergiker sind das Hochgebirge und die Nordseeinseln. Eventuell lohnt die Anschaffung eines elektrischen Reinigungsgerätes, um die Raumluft zu filtern. Es saugt die Luft mit allen Partikeln in Bodennähe auf und führt sie durch ein Filtersystem. Wechseln Sie regelmäßig die Filterkassetten.

Die Atemwege

Die Pollenallergie muss unbedingt ärztlich behandelt werden, da es zu gravierenden Gesundheitsschäden kommen kann, bis zum Todesfall. Die Krankheit greift die Bronchien an, es kommt zu bedrohlichen Asthmaanfällen, schließlich zu einer Blählunge und letztlich geben Teile der Lunge ihre Funktion auf, was zu Versagen des rechten Herzmuskels führt.

Schimmel immer entfernen Kleine, dunkle Flecken in den Fugen der Fliesen Ihres Badezimmers sind Schimmelpilze. Sie sind gefährlich. Sie produzieren Sporen, die durch die Luft schwirren und in die Atemwege gelangen. Hier können sie schwere Bronchitis auslösen. Darum: mit Salmiak wegbürsten.

Die meisten Hausstaubmilben sind im Bett. Hier darf es keine Rosshaarmatratzen, keine Schafwoll- oder Kamelhaardecken geben. Die Alternative: Schaumstoffmatratzen, die alle zwei Jahre gewechselt werden, sowie Decken und Kopfkissen aus kochbaren Kunstfasern. Die Bettwäsche sollte jede Woche gewechselt und bei mindestens 60 Grad gewaschen werden. Matratzen und Bettbezüge sollten täglich belüftet werden. Lieblingsstofftiere in einem Plastiksack für mehrere Stunden in die Tiefkühltruhe gelegt, anschließend gut gewaschen werden.

Das Verdauungssystem

Der Magen

Schlucken Sie gegen eine leichte **Magenverstimmung** nicht gleich Tabletten! Alte Naturrezepte mit magenfreundlichen Kräutern und Gewürzen helfen Ihnen dabei genauso gut oder vielleicht sogar besser. Brühen Sie zum Beispiel einen Tee auf, der zu gleichen Teilen aus Anis, Fenchel und Kümmel besteht. Diese Gewürze stärken den Magen, fördern die Verdauung und verhindern, dass man nach dem Essen Magendrücken bekommt, sich schwer und träge fühlt.

Gegen den so genannten **Reizmagen** hilft ein »Magenschrittmacher« aus hoch dosiertem Pfefferminzöl und Kümmelöl. Im Gegensatz zu den bisher etablierten Magenpräparaten wirkt die Kombination von Pfefferminze und Kümmel direkt auf die Aktivität der Magenmuskulatur. Es hilft auch ein Schnapsglas mit Kartoffelsaft langsam im Mund zergehen zu lassen.

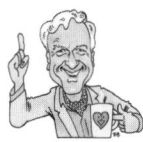

Kamillen-Rollkur Wer unter nervösen Magenbeschwerden leidet, der sollte abends eine Rollkur mit Kamillentee machen. Trinken Sie zunächst einen Viertelliter lauwarmen Kamillentee. Dann legen Sie sich fünf Minuten auf den Rücken, auf die rechte Seite, auf den Bauch und dann auf die linke Seite. Die Kamillenwirkstoffe beruhigen die Magenschleimhaut.

> ***Keine Chance für Geschwüre*** Wirsing macht Magen und Darm stark gegen Geschwüre. Dieses vielfältige Gemüse liefert große Mengen an Vitamin C. So wie viele andere auch. Das Faszinierende aber ist: Während in anderen Naturprodukten das Vitamin C beim Erhitzen kaputtgeht, bleibt es im Wirsing auch bei längerem Kochen voll erhalten. Probieren Sie doch einmal Gemüsepäckchen aus Möhren, Sellerie, Bohnen und Erbsen im Wirsingmantel. Mit ein paar Tropfen Olivenöl ist das sowohl eine Augen- als auch eine Gaumenfreude.

Für alle, die keinen Kaffee vertragen: Landkaffee aus Gerste, Weizen, Zichorie und Eicheln schmeckt auch gut und ist außerdem gesundheitsfördernd: Der Bitterstoff Inthybin, der Wirkstoff Inulin, Gerbsäuren, Fruchtzucker und Malzzucker verbessern die Verdauung, vor allem von Eiweißen. Auch Leber und Galle werden angeregt. Landkaffee schont Magen- und Darmwände, überzieht sie mit einer Schutzschicht und hilft Gastritis zu verhindern. Die B-Vitamine der Gerste stärken die Nerven und helfen uns, Stress abzubauen. Die einfachste Zubereitung: Einen Viertelliter Milch erhitzen, zwei gehäufte Teelöffel Landkaffee-Instant mit einem halben Teelöffel Rohrzucker einrühren.

Wenn der Magen sauer wird

Wer eine Zeit lang mehr Alkohol und üppigere Speisen als sonst zu sich nimmt, leidet oft an Sodbrennen. Das ist die Folge einer Magenübersäuerung. Ein wirkungsvolles Rezept dagegen: Trinken Sie ein Glas Kohlsaft. Die darin enthaltenen Glutamine entsäuern den Magen. Es hilft auch, wenn man Lakritze kaut. Kauen Sie bei Sodbrennen zwei rohe Kartoffelscheiben ohne Schale und drei Haselnüsse. Oder trinken Sie nach übermäßigem Schlemmen täglich einen Viertelliter Selleriesaft. Probieren Sie mal, ob Ihnen Ingwerpulver schmeckt, und essen Sie vor jeder Mahlzeit eine Messerspitze davon.

Wenn Sie des Öfteren Sodbrennen haben, dann achten Sie einmal darauf, eine Zeit lang tagsüber kleinere Portionen, dafür aber öfter zu essen, und kauen Sie gründlich. Meiden Sie in dieser Zeit auf jeden Fall Alkohol. Nach ein paar Tagen wird es Ihnen bestimmt besser gehen.

Der Darm

Gesunde Bakterien in unserem Darm sorgen für eine optimale Verwertung und Verdauung der aufgenommen Nährstoffe. Gleichzeitig neutralisieren sie giftige Stoffe und beeinflussen ganz wesentlich unser Immunsystem. Essen wir zu viel Ungesundes und zu wenig Gesundes, wird das empfindliche Gleichgewicht in unserem Darm gestört, und wir werden leichter krank. Darmprobleme sind meiste eine Folge von falscher Ernährung. Ganz schlecht sind beispielsweise ballaststoffarme Nahrungsmittel, wenig Obst und Gemüse, überwiegend Weißmehlprodukte, viel Zucker und maßloser Fleischgenuss. Beherzigen Sie dazu diese goldene Regel: Gut gekaut ist halb verdaut. Sie nehmen Ihrem Darm damit einiges an Arbeit ab.

Größer als man denkt Der Darm ist mit einer Oberfläche von etwa 150 Quadratmetern das größte Organ des Menschen und stellt etwa 80 Prozent des Immunsystems. Er ist das größte Kontaktorgan zwischen dem Innern des Menschen und seiner Umwelt. Unsere Gesundheit hängt in einem hohen Maße von einer intakten und leistungsfähigen Darmflora ab. Ist diese gestört, kann es zu zahlreichen Erkrankungen kommen.

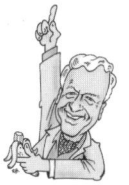

Leinsamen – ein Wundersamen Leinsamen helfen beim Aufbau der gesunden Darmflora. Er bildet ein Milieu, in dem sich die probiotischen Bakterien besonders wohl fühlen. Da von einer gesunden Darmflora aber auch 70 Prozent unserer Immunkraft aufgebaut werden, fördert der Leinsamen die natürlichen Abwehrkräfte. Er hilft auch das Krebsrisiko zu senken, weil er belastende Giftstoffe aufsaugt und rasch aus dem Darm abtransportiert.

Wenn Leinsamen auch nur kurz eingeweicht ist, lösen sich neben dem Öl auch Schleimstoffe, erkennbar durch die leichte Trübung des Wassers. Der Leinsamenschleim legt sich wie ein Schutzfilm über die Magen- und Darmschleimhäute. Schleimhautentzündungen können damit sogar geheilt werden.

Für eine gute Verdauung ist es immer hilfreich, mit bestimmten Nahrungsmitteln die Verdauung anzukurbeln. Dazu gehören neben Leinsamen auch süßer Paprika, Pfeffer, Curry, Senf, Meerrettich, fettfreie Gemüsebouillons und Bittergetränke wie Artischockensaft.

Gurken helfen der Verdauung ebenfalls auf die Sprünge. Das wichtigste Enzym in der Gurke ist das Erepsin. Es sorgt dafür, dass aufgenommenes Eiweiß besser verarbeitet wird. Es ist daher sinnvoll, zum Fleisch Gurkensalat oder eine rohe Gurke zu essen.

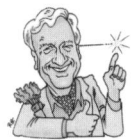

Das »Schnapserl« hilft nicht wirklich Der Verdauungsschnaps nach einem reichhaltigen Menü sorgt zwar vielleicht subjektiv für Wohlbefinden, aber er hilft keineswegs der Verdauung, sondern verlangsamt sie. Hochprozentiges verringert nämlich die Magenbewegungen mit der Folge, dass die Mahlzeiten länger im Verdauungstrakt bleiben. Gesünder als ein Schnaps ist in jedem Fall ein Spaziergang nach dem Essen. Sie können auch eine Weile auf den Zehenspitzen umhergehen. Das fördert die Durchblutung im ganzen Körper und regt den Kreislauf an.

Kräuter zum Würzen

Würzen Sie Ihre Speisen möglichst wenig mit Kochsalz, sondern mit vielen frischen Kräutern – Schnittlauch, Petersilie, Kresse, Thymian, Basilikum etc. Kräuter schmecken nicht nur gut, sondern wirken sich auf die Verdauung sowie den Kreislauf positiv aus und enthalten außerdem noch viele Vitamine und Mineralstoffe. Kräuter sollten erst zum Schluss dem Gericht zugefügt werden, da beim Kochen wertvolle Vitamine verloren gehen würden. In der gesundheitsbewussten Küche sollte Salz sowieso eine untergeordnete Rolle spielen, würzen Sie also hauptsächlich mit Kräutern!

Schutz vor Salmonellen Die Salmonellen-Gefahr ist im Hochsommer besonders groß. Verwenden Sie nur ganz frische Eier und niemals solche mit einem Riss, auch wenn er noch so fein ist. Braten Sie Rühreier intensiv durch und Spiegeleier beidseitig. Kochen Sie ganze Eier, bis sie fest sind. Verzichten Sie nach Möglichkeit an heißen Tagen auf Kartoffelsalat mit eihaltigen Saucen, Tiramisu, Pudding und Cremes mit rohem Ei sowie auf nicht durchgebratenes Hackfleisch. Essen Sie niemals nach dem Antauen wieder eingefrorenes Eis oder – besonders an heißen Tagen – Eis, das deutlich angetaut ist. Hier wachsen Sie gerne, die gefürchteten Salmonellen.

Ballaststoffe sorgen für eine gute Verdauung

Sorgen Sie dafür, dass Sie genügend Ballaststoffe mit der Nahrung aufnehmen. Diese quellen im Darm auf, regen die Darmtätigkeit an und können damit unter anderem Verstopfung vorbeugen. Außerdem ziehen Sie die Schadstoffe aus dem Darm. Viele Ballaststoffe enthält Vollkornbrot. Wenn Sie einen wertvollen Beitrag für die gesunde Ernährung leisten wollen, dann sollten Sie in Ihrer Freizeit zu Hause Vollkornbrot backen. Das Ergebnis liefert dem Organismus wertvolle

Vitalstoffe und fördert die Verdauung. Brottrunk enthält alle Vitalstoffe, die uns das Vollkornbrot bietet, zusätzlich aber auch noch Substanzen, die beim Gären entstehen. Probieren Sie einfach einmal eine Flasche aus!

Auch Kürbisfleisch ist reich an Ballaststoffen, die Fette und Umweltschadstoffe abtransportieren und enthält zudem Enzyme, welche die Bauchspeicheldrüse entlasten. Außerdem neutralisiert Kürbis Gift- und Gärstoffe im Darm.

Der grüne Salat ist ebenfalls reich an Ballaststoffen. Er kann aber noch viel mehr. Hier die Gründe, mal wieder eine große Salatschüssel davon zu genießen: Das Zusammenspiel von Vitaminen und Mineralstoffen kräftigt das Herz. Grüner Salat vertreibt Müdigkeit, stärkt die Nerven, verbessert gleichzeitig die Einschlafbereitschaft nach einem stressreichen Tag. Der Farbstoff Chlorophyll fördert die Sauerstoffzufuhr zum Gehirn und schärft dadurch die Konzentration. Vorsicht aber bei fertig zurechtgezupften, »frischeversiegelten« Salatmischungen im Folienbeutel: Der zerkleinerte Salat ist viel anfälliger für Mikroorganismen als der intakte Salatkopf. Bei falscher Lagerung über sechs Grad Celsius vermehren sich die Mikroorganismen schnell und das licht-, luft- und wärmeempfindliche Vitamin C verflüchtigt sich. Mit ihren Ballaststoffen, Schutzsäuren und dem Fruchtzucker regen Kirschen die Arbeit des Magens, des Darms und auch der Bauchspeicheldrüse an, fördern somit die Verdauung. Ärzte empfehlen außerdem einen Apfel vor dem Essen zur Förderung des Stuhlganges und zur Bekämpfung von Verstopfung, denn auch Äpfel regulieren das Wachstum der gesunden Darmflora.

Special: Verdauungsprobleme

Blähungen Kümmel gilt als das beste blähungshemmende Gewürz, seine verdauungsfördernde, appetitanregende und entkrampfende Wirkung ist medizinisch anerkannt. Kümmel wird für Brot und Gebäck verwendet, außerdem für gekochte Kartoffeln, Weißkohl und Sauerkraut, Schweine-, Enten- und Gänsebraten. Er passt auch gut zu Wurst und gekochtem Fisch. Bei Bauchkrämpfen und Blähungen hilft auch ein Wickel mit Kümmelöl oder der Genuss von zwei bis vier Tassen Kümmeltee zwischen den Mahlzeiten. Noch ein bewährtes Rezept bei Blähungen: Kochen Sie zwei Esslöffel Dillsamen in einem Viertelliter Weißwein auf, dann abkühlen lassen und durchseihen. Bei Blähungen jeweils ein Schnapsgläschen in winzigen Schlucken trinken.

Bauchmassagen tun in diesem Fall besonders gut: Lassen Sie im Wasserbad zwei Esslöffel ungesalzene Butter flüssig werden und rühren Sie je einen halben Teelöffel fein gemahlenen Kümmel, Fenchel und Anis dazu. Das Ganze im Wasserbad weitere zehn Minuten erwärmen, dabei umrühren und dann durch ein Mulltuch seihen. Mit dieser Salbe reiben Sie den Bauch ein und halten ihn warm. Oder geben Sie in eine Schale drei Esslöffel Mandelöl, und rühren Sie jeweils drei Tropfen Pfefferminzöl und Basilikumöl dazu. Damit massieren Sie sanft, in kreisförmigen Bewegungen, mit beiden Händen den Bauch.

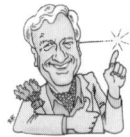

Bohnen ohne Pups Essen Sie gerne Bohnen, trauen sich aber nicht, weil Sie danach immer an Blähungen und Gasbildung leiden? Kein Problem. Sie müssen auf diese gesundheitsfördernden Hülsenfrüchte nicht verzichten. Der Trick: Waschen Sie die Bohnen, geben Sie sie in heißes Wasser und weichen Sie sie vier Stunden ein. Das Einweichwasser muss weggeschüttet und zum Kochen frisches Wasser verwendet werden. Wenn Sie außerdem Kohl und Kraut vor dem Essen einfrieren, gibt es hinterher keine Blähungen. Und wer die Zwiebel für den Salat zuvor drei Minuten in Eiswasser blanchiert, bekommt auch keine Blähungen.

Durchfall Eine praktische und einfache Hilfe: Trinken Sie Schwarztee. Das ist ein wirksames Rezept. Allerdings nur unter bestimmten Voraussetzungen. Damit die entscheidenden Wirkstoffe aus den Teeblättern herausgelöst werden, muss der Tee 15 Minuten ziehen. Für passionierte Teetrinker vielleicht absurd, aber der Verdauung hilft's.

Eine andere Möglichkeit: Trinken Sie einige Zeit jeden Tag

eine Flasche Heidelbeer-Muttersaft ohne Wasser und Zucker. Heidelbeeren und Heidelbeersaft haben viele Vorteile: Sie wirken als natürliches Antibiotikum und bauen nach einer Darminfektion wieder die angegriffenen Darmschleimhäute auf und eliminieren Restbakterien.

Oft wird Durchfall auch durch Medikamente ausgelöst. Fragen Sie Ihren Arzt, und schauen Sie im Beipackzettel Ihrer Medikamente die Informationen über Nebenwirkungen an. Gegen Durchfall müssen Sie unbedingt etwas unternehmen, denn Sie schwemmen dabei alle guten Nährstoffe der Lebensmittel ungenutzt aus!

Verstopfung Häufig sind es Ernährungsfehler, die den Grundstein für eine Verstopfung legen. Wir essen zu viel, zu fett und vor allem ballaststoffarm und trinken meist zu wenig. Sowohl für einen gesunden Darm als auch für die Erhaltung einer sportlichen Figur ist es daher am wirkungsvollsten, langfristig die Ernährung umzustellen und sich genügend zu bewegen. Auf dem Speiseplan sollten täglich frisches Obst und Gemüse sowie Vollkornprodukte stehen. Und trinken Sie reichlich! Am besten setzen Sie sich jeden Tag aufs Fahrrad und gehen regelmäßig zum Schwimmen. Nutzen Sie zudem schönes Wetter, wann immer es Ihnen möglich ist, für Wanderungen durch die Natur. Sie können auch zu Hause zwischendurch oder gleich morgens nach dem Aufstehen Gymnastik machen.

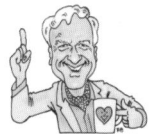 ***So wird der Gang zur Toilette nicht zur Qual*** Gießen Sie abends vor dem Zubettgehen ein Viertel Liter Leitungswasser oder stilles Mineralwasser in ein Glas, und lassen Sie es zugedeckt bei Zimmertemperatur stehen. Am nächsten Morgen trinken Sie dieses Glas mit abgestandenem Wasser unmittelbar nach dem Aufstehen auf nüchternen Magen. Trinken Sie auch einige Tage lang jeweils einen halben Liter Salbeitee in drei Portionen über den Tag verteilt. Versuchen Sie es auch mit Matetee. Zwei Teelöffel Mateblätter werden mit einer Tasse kochendem Wasser aufgegossen, dann drei Minuten ziehen lassen und drei Tassen am Tag trinken. Bei hartnäckiger Verstopfung hilft oft ein halbes Glas Pflaumensaft. Probieren Sie es auch einmal mit diesem Kräuterdrink: Ein Glas Sauerkraut- oder Gemüsesaft oder Molke mit einem Esslöffel Petersilie, Schnittlauch, Kresse, Zwiebeln oder Knoblauch morgens auf nüchternen Magen gekühlt trinken. Wenn Verstopfung nur sporadisch auftritt, schaffen Abführmittel zum Beispiel mit Auszügen aus Faulbaumrinde oder Sennesblättern Abhilfe.

Noch mehr Tricks gegen Verstopfung: Weichen Sie abends fünf Dörrpflaumen in einer Tasse lauwarmem Wasser ein. Decken Sie die Tasse zu, und lassen Sie sie bei Zimmertemperatur über Nacht stehen. Am nächsten Morgen kauen Sie die aufgeweichten Pflaumen intensiv und trinken das fruchtige Wasser nach. Oder Essen Sie morgens auf nüchternen Magen einen Becher probiotischen Joghurt mit einem Esslöffel Weizenkleie verrührt. Ein altes Uroma-Rezept: Weichen Sie einen Esslöffel Leinsamen in ein Viertel Liter lauwarmes Wasser ein, und lassen Sie es über Nacht stehen. Am nächsten Morgen kauen Sie den aufgequollenen Leinsamen und trinken das Leinsamenwasser.

> *Die Farbe Rot* Klingt kurios, aber es ist was Wahres dran: Mancher kann Verstopfung bekämpfen, wenn er die Farbe Rot auf sich einwirken lässt. Rot soll nämlich angeblich die Pulsfrequenz erhöhen, die Durchblutung verbessern und den gesamten Stoffwechsel ankurbeln. Ein interessanter Nebeneffekt ist dabei, dass rote Bettwäsche auch die Liebeslust fördern soll. Der Nachteil daran ist allerdings, dass Sie den gesunden Schlaf stört.

Leinsamen gehören, wie die Weizenkleie zu den Quell- und Füllstoffen, die bei Verstopfung oft verschrieben werden. Sie haben den Vorteil, dass sie vom Körper nicht aufgenommen werden und sich dadurch auch Nebenwirkungen vermeiden lassen. Eine Wirkung der Füll- und Quellmittel ist erst nach Tagen zu erwarten. Der Anwendungserfolg hängt zusätzlich von einer reichlichen Flüssigkeitsaufnahme ab, sonst können die Naturstoffe im Darm nicht aufquellen.

Noch ein Tipp: Legen Sie sich mehrmals am Tag auf den Boden, und massieren Sie mit beiden Händen sanft den Bauch. Oder massieren Sie im Sitzen vom Steißbein weg die Wirbelsäule und die Muskelflächen mit beiden Händen nach links und rechts.

Hämorrhoiden Eine Folge von Verstopfung ist oftmals ein schmerzhaftes Hämorrhoidenleiden. Mehr Menschen als man annehmen würde, haben Probleme damit. Im Grunde gelten hier dieselben Rezepte und Regeln wie für die Verstopfung: Essen Sie ballaststoffreich, das heißt Vollkornprodukte, viel frisches Obst und Gemüse, roh oder schonend zubereitet, und trinken Sie reichlich Wasser, jeden Tag zwei bis drei Liter, am besten gutes Leitungswasser oder stilles Mineral- oder Heilwasser. Zu viel Süßes fördert Verstopfung und belastet damit die Hämorrhoiden.

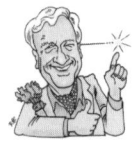

Geduld & Hygiene Nehmen Sie sich Zeit für den Stuhlgang. Heftiges und eiliges Pressen stresst den Enddarm und fördert Hämorrhoidenleiden. Benutzen Sie danach kein raues Toilettenpapier – ideal wäre zartes Papier mit mehreren Lagen und ganz zum Schluss feuchtes Toilettenpapier. Das gibt es auch mit wohltuender Kamille. Die Hygiene an Ihrem Allerwertesten ist in diesem Fall sehr wichtig!

Special: Verdauungsprobleme

Es gibt noch ein paar zusätzliche Tricks: Trinken Sie jeden Tag ein Viertel Liter Apfelmost oder naturtrüben Apfelsaft.

Äußerlich haben sich Sitzbäder sehr bewährt, in die man drei Liter Eichenrinden- oder Zinnkrauttee gibt. Heiße Kompressen mit Schafgarbentee können ebenfalls Erfolg bringen und auch zweimal am Tag angewendete Kamillendämpfe wirken sich positiv aus. Tragen Sie außerdem noch Ringelblumensalbe mit Honig vermischt auf, das lindert die Schmerzen.

Die moderne Medizin hat eine faszinierende Naturkraft im Kampf gegen Hämorrhoiden entdeckt: Es ist der Wirkstoff Eulatin aus der uralten indianischen Heilpflanze Hamamelis. Jüngste Studien haben ergeben, dass man damit in kürzester Zeit hervorragende, bleibende Erfolge erzielt. Bereits am dritten Tag zeigten sich deutliche Besserungen, was den Juckreiz, das Brennen, die Schmerzen und die Blutungen betraf. Das unangenehme Nässen und die Entzündungen verschwanden. Den Wirkstoff Eulatin aus der Hamamelispflanze gibt es in der Apotheke als Zäpfchen und Salbe.

Und noch ein ganz wichtiger Hinweis: Scheuen Sie nicht, zum Arzt zu gehen. Er kann abklären, wie schlimm es wirklich steht und ob vielleicht andere Maßnahmen ergriffen werden müssen.

Die Leber und die Galle

Leber und Galle gehören aufgrund ihrer wichtigen Funktion bei der Verdauung zu den Verdauungsdrüsen. Die Leber ist das größte Stoffwechselorgan des Körpers und produziert die Gallenflüssigkeit.

Wer seiner Leber etwas Gutes tun möchte, kann dreimal täglich zwei Esslöffel Artischockensaft in etwas Wasser einnehmen. Der Hauptwirkstoff Cynarin aus der Artischocke stärkt die Leber und schafft schnell zahlreiche Schadstoffe aus dem Darmbereich. Die in Cynarin enthaltenen Hepar-Schutzstoffe wirken nicht nur stärkend für die Leber, sondern sind auch fördernd für den Gallenfluss. Artischockenextrakt gibt es auch in hoch dosierter Form in Kapseln in der Apotheke. Die tägliche Dosis liegt bei dreimal zwei Kapseln, natürlich nur für einen begrenzten Zeitraum. Und selbstverständlich sollten Sie während dieser Kur keinen Tropfen Alkohol zu sich nehmen.

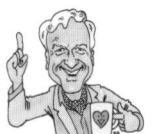

Beim Entgiften helfen Wer seine Leber stark beschäftigt, weil er dauerhaft Medikamente einnehmen muss oder auch regelmäßig Alkohol zu sich nimmt, sollte seiner Leber bei der Entgiftungsarbeit ein bisschen unter die Arme greifen. Man kann sie durch den regelmäßigen Verzehr von Tomaten, von Knoblauch und von Sauerkraut bei der Arbeit unterstützen.

Entgiften mit Dill und Löwenzahn

Es geht nichts über aromatisches, frisches, heimisches Dillkraut. Es schmeckt nicht nur sehr gut, sondern ist auch ein Superservice für Leber und Galle, denn sie werden bei ihrer Entgiftungsarbeit unterstützt. Man streut die Dillspitzen auf den Salat, mixt sie in den Quark oder Frischkäse, isst Dillkartoffel anstatt Petersilienkartoffel und genießt Dillsaucen als Beilage zu Fleisch- oder Fischspeisen.

Auch der Genuss von Löwenzahn aktiviert Galle und Leber. Er reinigt zudem das Blut von Stoffwechselschlacken und regt zugleich den gesamten Stoffwechsel an. Das Nervensystem wird damit gestärkt und die allgemeinen Abwehrkräfte aufgebaut. Im April sind die Säfte des Löwenzahns am wertvollsten. Genießen Sie öfters ein Vollkornbrot mit etwas Butter und gehackten Löwenzahnblättern, oder trinken Sie dreimal täglich zwei Esslöffel Löwenzahnsaft mit Wasser.

Wärme für die Galle

Eine besondere Wohltat: Tauchen Sie ein Tuch in heißes Wasser, wringen Sie es etwas aus, und platzieren Sie es auf dem rechten Rippenbogen und Oberbauch. Dann ein trockenes Tuch darüber legen. Legen Sie sich nun eine Weile ins Bett, und atmen Sie flach.

Oder machen Sie einen Kartoffelwickel. Nehmen Sie heiße Pellkartoffeln, zerdrücken Sie diese, und schlagen Sie den

Kartoffelbrei in ein Tuch ein und legen es auf. Ob Sie den Kartoffelbrei später noch lauwarm verzehren, liegt ganz bei Ihnen.

Eine gute Empfehlung für die Galle sind einheimische (Bio-)Weintrauben. Nehmen Sie in der Traubenzeit einmal am Tag statt einer Mahlzeit ein halbes Kilogramm Trauben zu sich. Das gibt der Galle Kraft. Zur Beruhigung der Galle sind Oregano und Rosmarin zu empfehlen. Sie fördern auch den Gallenfluss. Denken Sie daran, wenn Sie das nächste Mal Saucen zubereiten!

Das Urogenitalsystem

Die Niere

Es ist für den Kreislauf sowie für die Nieren wichtig, dass wir unserem Körper täglich zwei bis drei Liter Flüssigkeit zuführen und zwar das ganze Jahr über. Versäumen wir es, bekommen wir prompt die Quittung in Form von Müdigkeit, Abgeschlagenheit, Kopfschmerzen und allgemeiner Antriebsschwäche. Es kann aber auch zu Kreislaufstörungen, Nierenstein- und Harnsteinbildung und sogar zu anhaltenden depressiven Zuständen kommen. Also müssen wir uns zum Trinken zwingen. Probieren Sie verschiedene Tees aus, oder trinken Sie Obstschorlen. Kaffee und Alkohol dürfen Sie aber nicht zum täglichen Flüssigkeitspensum hinzuzählen.

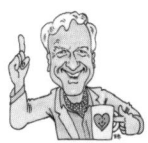

Immer kräftig durchspülen Aktivieren Sie die Nieren mit einer Frühjahrs-Entschlackungskur, und trinken Sie drei Wochen täglich drei Tassen Löwenzahnwurzeltee. Alternativ eignen sich auch Brennnesseltee oder Mariendisteltee. Das spült die Nieren richtig durch. Es ist jedoch sinnlos, eine Kräuterteekur länger als drei Wochen durchzuführen. Danach gewöhnt sich der Körper daran, und die Wirkung bleibt aus.

Schon lange ist in der Medizin bekannt, dass man auch mit Bier hervorragend die Harnwege durchspülen und **Nierensteinen** vorbeugen kann. Wenn man schon einen Nierenstein hat, dann hilft Bier oft, dass man ihn schnell wieder los wird. Es muss aber nicht Bier sein: Auch Erdbeeren wirken harntreibend, können den Körper von Nierensand und Nierensteinen befreien. Ein Liter Heidekrauttee, über den Tag verteilt getrunken, spült die Harnwege ebenfalls durch, desinfiziert sie und beugt Nierensteinen vor. Bei Nieren- und Prostataleiden ist es außerdem sinnvoll, Kürbis zu essen, weil er harntreibend und verdauungsfördernd wirkt.

Neigen Sie zu Nierensteinen und haben panische Angst, wieder von so einem schmerzvollen Ereignis wie einer Nierenkolik geplagt zu werden? Man kann es nicht oft genug sagen: Die beste Methode, um vorzubeugen: Trinken Sie jeden Tag zwei bis drei Liter stilles Mineralwasser. Meiden Sie zugleich Grapefruits, Tomaten, Rote Bete sowie die Säfte davon. Wenngleich diese ja sonst eigentlich sehr gesund sind, erhöhen Sie das Risiko der Neubildung von Nierensteinen.

Die Blase

Viele Menschen ziehen sich vor allem in den Übergangsmonaten wie März oder Oktober zu leicht an. Wer sich dann noch bei frischen Temperaturen auf die kalte Wiese oder auf eine Parkbank setzt, kann sich dabei eine schmerzhafte **Blasenentzündung** einhandeln. Geben Sie in einen halben Liter heißes Wasser fünf Tropfen Kamillenöl, tauchen Sie ein Leinentuch ein, wringen Sie es aus, und legen Sie es auf den Unterleib. Darüber breiten Sie ein trockenes Tuch. So bleiben Sie eine Stunde gut zugedeckt im Bett liegen.

Ein weiteres altes Hausmittel gegen eine erkältete Blase ist der Heublumensack. Man füllt einen kleinen Leinensack mit einigen Händen voll Heublumen und erhitzt den Sack über Wasserdampf. Dann legt man sich den heißen Heublumensack auf den Unterbauch. Bleiben Sie so eine Stunde lang liegen und genießen Sie die Wärme.

Antibakteriell – die Preiselbeere

Nutzen Sie auch bei einem **Blasenkatarrh** die Heilkraft der Bettwärme. Legen Sie sich für mindestens zwei bis drei Tage mit einer Wärmflasche ins Bett. Das fördert ganz enorm die Genesung. Trinken Sie dabei jeden Tag einen Dreiviertelliter Preiselbeersaft. Die roten Farbstoffmoleküle der Preiselbeeren, vor allem der amerikanischen Cranberry-Preiselbeeren, bekämpfen die Kolibakterien, die den Blasenkatarrh auslösen. Sorgen Sie immer dafür, dass Krankheitserreger rasch wieder aus den Harnwegen abtransportiert werden.

Erfahren Sie mehr über die Blase, insbesondere zum Thema Blasenschwäche auf Seite 308ff.

Special: Die Liebeskraft stärken

Bei Frauen und Männern lassen in unserer Zeit die erotischen Energien zu wünschen übrig. Wenn unser Körper ausgelaugt, durch Stress, mangelnde Bewegung und falsche Ernährung geschwächt ist, ist nicht nur die natürliche Abwehr in einer Krise, sondern es klappt auch in der Liebe nicht. Wird der Körper wieder durch verschiedene Naturkräfte aufgebaut und gestärkt, funktioniert eben alles wieder besser – auch die Libido.

Zutaten für einen unvergesslichen Abend

Eine Reihe von natürlichen Substanzen führen über verschiedene Wege zum Ziel: Die einen verbessern die Laune, bauen Stress ab und fördern schon damit die Liebesbereitschaft. Die anderen bringen pflanzliche Hormone in unseren Organismus, die die körpereigenen Hormone unterstützen oder zum Teil ersetzen. Und wieder andere aktivieren Liebesgefühle.

Folgende Lebensmittel sollten daher nicht in Ihrem Haushalt fehlen: Frische Ananas kurbelt die Bildung von Sexualhormonen an. Artischocken regen die Sexualität bei Frau und Mann an. Sellerie enthält potenzfördernde ätherische Öle. Vanille gilt als anregend für die Liebe, da die Öle der Vanilleschote stimulierend auf die Sexualhormone von Mann und Frau wirken. Die Banane aktiviert die Liebeskraft über das

Gehirn. Sie liefert die Hormonsubstanzen Serotonin und Norepinephrin (auch Noradrenalin) und fördert damit die gute Laune und das positive Denken, das für den Sex notwendig ist. Der Granatapfel enthält große Mengen an pflanzlichen Hormonen, vor allem Östrogene, und stärkt in erster Linie die weibliche Libido. Auch mit Spargel kann man die Liebeslust fördern. Er liefert reichlich Zink und Molybdän – die braucht vor allem der Mann für den Sex. Verstärkt wird die Wirkung durch Asparaginsäure.

Vitamin C für Herbst-Babys Wenn in der kalten Jahreszeit an sonnenlosen und düsteren Tagen bei Frau und Mann die Liebeslust zu wünschen übrig lässt, kann man mit einem ganz einfachen Trick dagegen ankämpfen, den fast niemand kennt. Vitamin C schützt nicht nur vor Erkältungen und Stress, sondern regt über die Hirnanhangdrüse die Produktion von Sexualhormonen an. Zusätzlich aktiviert es unsere Glückshormone im Gehirn.

Zink und Molybdän sind außerdem reichlich in Knoblauch enthalten, den man im Mittelalter die Liebeszwiebel nannte. Sein Allizin fördert die Durchblutung im Unterleib, was der Libido auch förderlich ist. Besonders wirksam: Knoblauchzehe über Nacht in Honig einlegen und am nächsten Tag kauen. Eventuelle Probleme mit Mundgeruch lassen sich vermeiden, wenn beide Partner Knoblauch verzehren. Da Vitamin E auch libidofördernd wirkt, haben manche Menschen Erfolg, wenn sie regelmäßig Weizenkeime und andere Produkte, die viel davon enthalten, zu sich nehmen.

Bei einigen Menschen wirkt Sellerie erotisierend. Hier sind es vor allem die ätherischen Öle, die die Liebeslust fördern. Liebesmittel Nummer eins der Schotten ist frische Petersilie, die man schon früher mit einem bestimmten Ziel kaute. Apinin in der Petersilie fördert nämlich die Sinnlichkeit. Grüner Hafer galt bereits bei Pfarrer Kneipp als Förderer der Liebe. Bei Männern und Frauen wird erwiesenermaßen die Liebeslust entfacht durch einen Wirkstoff aus Brennnessel und grünem Hafer, sie enthalten Wirkstoffe, die in das Hormongeschehen des Menschen eingreifen.

Ideale Libido- und Potenzförderer sind auch Austern und andere Muscheln, Krabben und Heringe, denn unseren Drüsen lassen sich nur ausreichend Sexualhormone entlocken, wenn sie mit hochwertigem Eiweiß und Zink versorgt werden.

Mittelchen aus der Apotheke

Es klappt bei vielen Männern in der Liebe nicht, wenn sie zu wenig vom Fettstoff Lecithin im Gehirn und im Samen haben. Wenn ein Mann zehn Wochen lang täglich Naturlecithin nimmt – egal, ob flüssig oder in fester Form –, verbessert sich das Sexualleben merklich, denn Lecithin ist auch für die Steuerung des Samentransports im männlichen Organismus verantwortlich.

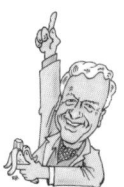

Das Geheimnis der Maca-Pflanze Ein eher unscheinbares Kraut aus Südamerika macht von sich reden: Die Wurzeln der Maca-Pflanze spenden Mann und Frau starke natürliche Liebesenergien. Die Wurzel wird in Peru als Stärkungsmittel für den gesamten Organismus und für Rituale im Zusammenhang mit Fruchtbarkeit und Potenz verwendet. Die Wurzel enthält Proteine, viel Eisen, Zink, Magnesium und Calcium, aber auch nahezu alle Vitamine. Dazu kommen insgesamt rund 300 Substanzen – Geruchs-, Farbstoffe und ätherische Öle, die zum Teil noch gar nicht analysiert sind. Die enorme Wirkung auf die Liebeskraft des Menschen dürfte auf die spezielle Zusammensetzung dieser Stoffe zurückgehen. Aber Vorsicht: Nur in Maßen genießen! Die anregende Wirkung von Maca ist umstritten.

Auch Bienenblütenpollen können das Libidopotenzial von Mann und Frau erheblich verbessern. Die regelmäßige Einnahme von Bienenpollen – täglich zwei bis drei Kapseln aus der Apotheke – verstärkt die Libido, sexuelle Stresserscheinungen werden aufgehoben, Durchblutungsstörungen im genitalen Bereich bekämpft und die Zeugungsfähigkeit steigt. Viele der Studien wurden mit den speziellen Bienenblütenpollenmischungen Melbrosia für die Frau und Melpromen für den Mann (beides ist in Apotheken erhältlich) durchgeführt.

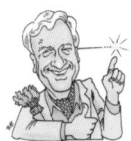 ***Achten Sie auch darauf*** Es ist nicht nur wichtig, dass man natürliche Substanzen zum Aufbau der Liebeslust einnimmt, sondern ebenso alles zu vermeiden, was die Libido verringert: Tragen Sie keine zu engen Jeans oder andere zu straff sitzende Kleidung. Sie ist oft schuld daran, dass beim Mann zu wenig Spermien produziert werden. Meiden Sie den Genuss von zu viel Alkohol. In größeren Mengen ist er der reinste Liebestöter. Stellen Sie auch das Rauchen ein. Nikotin und andere Substanzen in der Zigarette verengen die Blutgefäße und stören dadurch die Durchblutung im Unterleib. Das nimmt Liebeslust und Liebeskraft. Meiden Sie zu viel Stress oder machen Sie sich stressfest, zum Beispiel durch regelmäßigen Sport, reichlich Flüssigkeitszufuhr und magnesiumreiche Ernährung.

Und noch ein ganz geheimer Tipp: Gehen Sie regelmäßig zum Zahnarzt. Kranke Zähne können die Libido stören und sich sogar auf die Zeugungsfähigkeit des Mannes negativ auswirken. Man weiß nicht, warum das so ist, aber auffallend viele Erfahrungswerte aus Arztpraxen bestätigen dies.

Haut und Haare

Eine empfindliche äußere Hülle

Viele Menschen scheuen sich, ihre Haut zu entblößen. Denn die ist oft trocken, rissig, schuppig; ganz besonders zeigt sich das an Händen, Armen und Beinen. Dazu kommen sehr oft ein quälender Juckreiz und Entzündungen. Die Dermatologie hat längst nachgewiesen: Ab dem 30. Lebensjahr zeigen sich Schritt für Schritt die ersten sichtbaren altersbedingten Hautveränderungen. Dieser Alterungsprozess ist nicht zu stoppen, er ist genetisch festgelegt – wie bei allen anderen Körperzellen. Die Haut kann nicht mehr so viel Wasser speichern. Daher trocknet sie aus, wirkt weniger frisch und vital. Falten werden deutlicher sichtbar.

Das alles sind vorerst nur kosmetische Veränderungen. Dazu kommen aber schon bald auch Krankheitsbilder. Die Haut wird dünner. Es können dadurch sehr leicht kleine Risse entstehen, die sowohl zu Blutungen als auch zu quälendem Juckreiz führen. Die Schutzfunktion der Haut lässt nach. Der Säureschutzmantel, der die Haut vor Pilzen und Bakterien schützt, wird dünn oder ist nicht mehr vorhanden. Dadurch kommt es zu langwierigen, unangenehmen Hautinfektionen oder belastenden Hautallergien.

Nicht zu heiß duschen! Duschen Sie niemals zu heiß. Sie zerstören damit den schützenden Fettfilm der Haut. Lauwarmes Wasser ist für Haut und Haare am besten. Besonders günstig für Herz und Kreislauf: Zum Schluss ein kalter Guss.

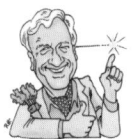

Achtung bei Medikamenten! Was wenige wissen: Solche Hautprobleme können auch durch langfristige Einnahme von Medikamenten entstehen und verstärkt werden. Das ist vor allem bei Medikamenten der Fall, die gegen Herz- und Lungenerkrankungen, Arthritis, Venenleiden, Bluthochdruck, Wasseransammlungen, Herzmuskelschwäche und Herzrhythmusstörungen eingesetzt werden. Diese Mittel verursachen häufig trockene, schuppende Haut mit Rötungen und Juckreiz. Der Einsatz von Kortison macht die Haut dünn. Damit wird die Infektneigung erhöht und die Wundheilung gestört. Man spricht in der Medizin von einer kortisonbedingten Pergamenthaut. Lesen Sie mehr hierzu in dem Kapitel über Ekzeme (Seite 318) und dem Kapitel über Warzen (Seite 322).

Speiseplan für die Haut

Um der Haut von Anfang einen guten Schutz zu bieten, können wir allerhand tun. Schauen wir uns zunächst den Speiseplan für die Haut an. Kaviar nährt die Hautzellen und regt den Hautstoffwechsel an: Durch die Arbeit der Zytokine können Hautschäden behoben werden. Kollagene Fasern nehmen wieder mehr Feuchtigkeit auf. Das Bindegewebe wird straff und fest. Die Haut wird wieder glatt. Die schlechte Nachricht: Kaviar ist verdammt teuer. Die gute Nachricht: Der weit billigere Kaviar-Ersatz hat dieselbe Wirkung.

Auch Kirschen haben eine kosmetische Wirkung für unsere Haut, und zwar dank ihrer Anthocyanidine. Sie stärken das Bindegewebe und bekämpfen jene schädlichen Enzyme, die unsere Haut welk, alt und faltig machen. Mitstreiter für eine schöne, faltenfreie Haut sind Äpfel, Ananas, Avocados, Brokkoli, Kiwis, Mandarinen, Melonen, Möhren, Paprika, Papayas, Petersilie, Schnittlauch und Tomaten. Ihr Vitamin A hält die Haut glatt und das Vitamin C baut wertvolles Kollagen zur Straffung der Haut auf. Die Haut braucht auch das Provitamin Betacarotin: Das liefern Möhren, Papayas und Kürbis. Gegen Altersflecken helfen Vitamin E und Selen: Essen Sie dagegen Vollkornprodukte und Meeresfisch. Für eine gesunde Haut benötigen wir zudem Kieselsäure, die Silizium enthält. Damit wird ein Säureschutzmantel aufgebaut. Kieselsäure ist in Hirse erhalten, köstlich als Hirseflocken in der Suppe, Hirsebrei oder Hirseauflauf. Mit Zinnkrauttee oder ein Zinnkrautpräparat tanken Sie ebenfalls viel Kieselsäure. Die tut übrigens auch den Haaren gut.

Sehr wichtig insbesondere im Kampf gegen Falten ist auch die Alpha-Liponsäure. Sie schützt die Haut vor dem frühzeitigen Altwerden und kann die Bildung neuer Fältchen verhindern. Reichlich davon befindet sich in Brokkoli, Tomaten, Erbsen, Naturreis und Sojasprossen. Ganz besonders wirksam kann man damit die Fältchen rund um die Augen bekämpfen.

> ***Schöne, weiche Lippen*** Unseren Lippen fehlt der natürliche Schutz, den unsere Haut sonst hat, sie haben keine Schweiß- und Talgdrüsen, können nur sehr wenig Melanin bilden und haben daher keinen Schutz gegen die UV-Strahlung der Sonne. Gegen raue, rissige Lippen im Winter hilft es, sie mit Kakaobutter, Knoblauchzehen oder Gurkensaft einzureiben. Auch Honig und Weizenkeimöl macht die Lippen bald wieder samtig. Einfach vor dem Zubettgehen auftragen und über Nacht einwirken lassen.

Trinken Sie bei trockener Haut eine Woche lang jeden Tag – über den Tag verteilt – einen Liter Ziegenmilch. Sie werden

> **Gurkenmaske** Wer zehn Minuten lang Gurkenscheiben aufs Gesicht auflegt oder eine viertel Salatgurke im Mixer mit einigen Tropfen Zitronensaft, versorgt die Haut mit Flüssigkeit, wertvollen Vitaminen und Mineralstoffen. Wer den Teint regelmäßig mit Gurkenwasser wäscht, bremst die Faltenbildung und hält die Haut jung. Mehr Tipps zur natürlichen Hautpflege können Sie auf Seite 247f. nachlesen.

staunen, wie glatt die Haut davon wird. Der Jungbrunneneffekt ist auf die Orotsäure in der Ziegenmilch zurückzuführen. Essen Sie zusätzlich jeden Tag zwei bis drei Granatäpfel. Sie enthalten viele pflanzliche Hormone, welche die Haut jung und glatt erhalten.

Greifen Sie außerdem zu, wenn im Sommer und Herbst die saftigen, vollreifen Pfirsiche angeboten werden und genießen Sie jeden Tag etwa drei Pfirsiche. Sie sind randvoll mit wertvollen Substanzen, die uns jung, schön und gesund erhalten. Egal, ob rot, gelb oder orange: Schale und Fruchtfleisch enthalten viele Karotine, allen voran den Pflanzenfarbstoff Xanthophyll. Er schützt unsere Zellen vor frühzeitigem Altern und macht den Pfirsich zu einem Jungbrunnen. Die Nukleinsäure in reifen Pfirsichen sorgt dafür, dass unsere Haut zart und jugendlich bleibt.

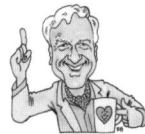

Giftstoffe raus! Trinken Sie jeden Tag zwei bis drei Liter Wasser oder ungesüßten Kräutertee, dadurch werden Gifte und Schadstoffe rasch ausgeschwemmt. Wer viel Wasser trinkt, behält länger seine glatte, junge Haut. Abgesehen davon, kann man depressiv werden, wenn man zu wenig trinkt. Die Giftstoffe, die über den Harn nicht entsorgt werden, gelangen zum Gehirn und blockieren jene Botenstoffe, die für positives Denken verantwortlich sind.

Ein Vitamin nur für die Schönheit

Sind Ihre Haare glanzlos, die Nägel brüchig und die Haut übersensibel? Schuld daran ist vielleicht eine herabgesetzte Produktion von Keratin, verursacht durch einen Mangel am Vitamin Biotin. Bei einer vorbildlichen, ausgewogenen Ernährung produziert unser Körper dieses Vitamin selbst, vor

Brüchige Fingernägel Wenn die Fingernägel splittern und einreißen, dann sollten Sie sofort mit einem einfachen Naturrezept dagegen ankämpfen: Geben Sie in eine Schale fünf Esslöffel Olivenöl und einen Teelöffel Zitronensaft. Darin baden Sie mehrmals am Tag die Fingerspitzen.

allem dann, wenn wir viel Spinat und Haferflocken essen. Sie finden Biotin in Hefe, Eiern, Sojaprodukten, Naturreis, Hirse und Vollkornweizen. Mit Himbeeren kann man diesen Mangel wieder ausgleichen. Es gibt auch Biotinpräparate zu kaufen. Wer krank war und Antibiotika nehmen musste, hat fast immer einen gravierenden Mangel an Biotin. Das schadet der Schönheit.

Die Wundersalbe aus der Zaubernuss

Hametum, eine Wund- und Heilsalbe mit Pflanzenextrakten aus den Blättern des Hamamelisstrauchs (Zaubernuss), die man in der Apotheke bekommt, überzieht die oberen Hautschichten mit einem Schutzfilm. Die Salbe gibt der Haut Feuchtigkeit zurück und verbessert durch ihren Fettanteil die Elastizität der Haut. Gleichzeitig wird der Transport der heilenden Inhaltsstoffe in die Haut intensiviert.

Unter den vielfältigen Wirkungen der Zaubernuss sind einige hervorzuheben: Sie lindert Juckreiz, hemmt Entzündungen, greift Bakterien und Pilze auf der Haut an, bremst bzw. verhindert deren Vermehrung und Ausbreitung. Hautrisse und kleine Verletzungen werden schnell geheilt. Die Haut wird optimal regeneriert, fühlt sich bald wieder weich und geschmeidig an.

Vorbeugend wirkt die Wund- und Heilsalbe der Zaubernuss auch gegen den Alterungsprozess der Haut, was speziell bei starker Sonneneinwirkung von großer Bedeutung ist. Der Hametum-Wirkstoff stärkt nachweislich die Haut gegen Angriffe von hochaggressiven, freien Sauerstoffradikalen, die sowohl durch die UV-Strahlen der Sonne als auch durch Schadstoffe in der Luft entstehen. Im Extrakt des Hamamelisblatts sind Antioxidanzien in hoher Konzentration enthalten und damit kann die Hametum-Salbe vor Zellschädigungen in der Haut schützen.

Special: Hautprobleme

Pickel und Mitesser plagen nicht nur Jugendliche. Auch im Erwachsenenalter haben viele damit zu kämpfen. Aber zum Glück hat die Natur auch für dieses Problemchen ein paar rettende Tricks. Die Sonne, die Hitze und die trockene Sommerluft sind oft schuld daran, dass sich auf der Haut Mitesser und Pickel zeigen. In diesem Fall sollten Sie die Zitrone als Hautreiniger einsetzen. Pressen Sie am Morgen nach dem Aufstehen eine halbe Zitrone aus, tauchen Sie einen Wattebausch in den Zitronensaft ein, und reiben Sie damit sanft die Haut ab. Der Zitronensaft verhindert Entzündungen und reinigt porentief.

Trinken Sie zudem einige Wochen jeden Tag einen Viertelliter Stutenmilch. Wenn Sie Schwierigkeiten haben, an frische Milch zu kommen, sind Stutenmilchkapseln zu empfehlen. Eine Stutenmilchkapsel enthält 200 Milligramm Stutenmilchkonzentrat und entspricht einem Esslöffel frischer Stutenmilch. Zusätzlich sind acht Milligramm Kieselerde für Haut, Haare und Nägel enthalten.

> ***Kälte gegen Blutergüsse*** Manche haben Pech. Sie stoßen sich irgendwo und handeln sich sofort einen schmerzhaften und hässlichen Bluterguss ein. Legen Sie ein paar Eiswürfel auf, die Sie zuvor in ein Stück Leinentuch einschlagen. Die Kälte zieht die Blutgefäße zusammen. Danach massieren Sie Arnikasalbe in die Haut ein. So können Sie blaue Flecken verhindern. Wenn Ihnen kein Eis zur Verfügung steht, kann auch ein kühles, feuchtes Tuch (Leitungswasser) schon hilfreich sein.

Jede zweite Frau in Deutschland leidet unter **Zellulite**: an unschönen Hautunebenheiten und Dellen an den Oberschenkeln, am Po, an den Hüften und Armen. Längst wissen wir: Man kann die Zellulite nur mit einem Kombi-Programm erfolgreich bekämpfen. Dazu gehören gesunde Ernährung mit viel Obst und Gemüse, Sport, nicht rauchen, Massagen und entsprechende Cremes. Auch der schon erwähnte Kaviar sorgt für schöne Haut. Wer regelmäßig Kaviar isst, kann von

SOS-Tipps bei Hautproblemen

- Schuppige Gesichtshaut bekämpft man mit Karottensaft. Er wird sowohl äußerlich als auch innerlich angewendet: Man trinkt ihn und reibt ihn in die Gesichtshaut ein.

- Wenn Sie immer wieder von Stechmücken geplagt werden, dann reiben Sie die freien Hautstellen mit Lavendel- oder Nelkenöl ein.

- Zerdrücken Sie bei Hühneraugen mit den Fingern eine große Sultanine, legen Sie sie auf das Hühnerauge, und geben Sie ein Wundpflaster darüber. Über Nacht muss die Sultanine einwirken. Die Prozedur müssen Sie mehrere Nächte wiederholen.

- Zitronensäure löst stark verhornte Hautstellen an Ellenbogen, Knien und Füßen. Träufeln Sie etwas frischen Zitronensaft auf die betroffenen Stellen und massieren ihn leicht ein. Einige Zeit einwirken lassen, dann gründlich abspülen und eincremen.

innen her mithelfen, Zellulite zu bekämpfen. Auch mit Johannisbeeren kann man der gefürchteten Zellulite an Schenkeln, Po und Armen vorbeugen, weil die Vitamine C und E in Teamarbeit das Bindegewebe straffen.

Achtung bei **Verbrennungen**. Viele versuchen, die schmerzende Stelle mit allen möglichen Mitteln und Hausmitteln zu »kurieren«, um den Schmerz schnell loszuwerden und erreichen damit genau das Gegenteil. Wenn man sich auf der Haut eine Verbrennung zugezogen hat und wenn sich eine Brandblase bildet, so sollte man sie am besten in Ruhe lassen. Auf keinen Fall anstechen, wie das viele tun! Durch die Blase wird die Wunde vor dem Eindringen von Krankheitskeimen geschützt. Durch den luftdichten Abschluss können kleine Blutgefäße in die Wunde hineinwachsen und die neu entstehenden Hautzellen mit Sauerstoff und Nährstoffen versorgen. So heilt die Wunde schneller, als wenn Sie versuchen, die Heilung durch Selbstbehandlung zu »beschleunigen«.

Sonnenschutz

Wenn Sie Ihre Haut nach einem langen Winter das erste Mal der Sonne aussetzen, dann sollten Sie die Haut auf die ersten starken Sonnenstrahlen vorbereiten, indem Sie Pflegemittel mit Vitamin E verwenden und ein Sonnenschutzmittel mit hohem Lichtschutzfaktor, mindestens Faktor 15, verwenden. Jeder einzelne Sonnenbrand erhöht das Hautkrebsrisiko. Es empfiehlt sich, die besonders empfindlichen Regionen wie Nase, Lippen, Schulter und Brustwarzen mit Sunblockern zu schützen. Setzen Sie sich auch in den ersten Ferientagen am

Strand nicht zu lange der prallen Sonne aus. Starke Sonnenbestrahlung ist immer Stress für den gesamten Körper.

Verwenden Sie unbedingt Sonnenschutzmittel mit hohem Schutzfaktor, bis sich Ihre Haut an die Sonne gewöhnt hat. Sonnenschutzmittel sollten immer eine halbe Stunde vor dem Sonnenbad im Schatten eingerieben werden. Auch wenn auf der Packung »wasserfest« angegeben ist: nach jedem Aufenthalt im Wasser nachcremen.

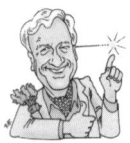

So badet man in der Sonne Beachten Sie bitte folgende Hinweise, damit Sie sich in der Sonne optimal schützen. Gehen Sie an sehr heißen Tagen nicht zwischen elf Uhr und 15 Uhr ins Freie und wenn, dann nur mit Kopfbedeckung. Baumwolle ist Kunstfasern vorzuziehen, letztere lässt nur zirka sechs Prozent des UV-Lichtes durch.

Für Kleinkinder gilt: bitte keine direkte Sonne. Der beste Sonnenschutz am Strand sind Sonnenschirm, Hut und T-Shirt. Bleiben Sie vorerst zehn Minuten in der Sonne, und steigern Sie dann die Zeit. Schlafen Sie in der Sonne nicht ein, sonst droht ein Hitzschlag!

Wer an strahlenden Sommertagen seine Sonnenbrille länger als 30 Minuten trägt, muss auf Qualität achten, um die Gesundheit der Augen nicht zu gefährden. Je lichtempfindlicher die Augen, desto getönter sollten die Brillen sein. Der Faktor bis zu 70 Prozent ist empfehlenswert.

Hilfe bei Überhitzung und Sonnenbrand

Bei **Überhitzung** müssen Sie sich sofort in den Schatten legen, den Kopf etwas hochlagern, Stirn und Nacken mit einem feuchtkalten Lappen kühlen und viel trinken.

Einer **Sonnenallergie** können Sie mit einem einfachen Mittel vorbeugen: Tanken Sie Calcium mit dem Genuss von viel Milchprodukten. Wer Milch und Käse nicht in größeren Mengen mag, kann sich auch Calciumpräparate besorgen. Wer Medikamente nehmen muss, sollte nicht in die Sonne gehen. Viele Arzneien (zum Beispiel Penicillin) können lichtempfindlich machen, und die Folge davon sind Sonnenbrand oder Allergie.

Wenn es doch zu einem **Sonnenbrand** kommen sollte, dann reiben Sie die Hautstelle ganz vorsichtig mit Joghurt ein. Tauchen Sie ein Leinentuch in lauwarmen Schwarztee, und legen Sie das Tuch auf die schmerzenden Stellen, oder tragen Sie Aloe-vera-Saft auf die Haut auf. Das wird Ihnen guttun. Außerdem können Sie zwei Liter Molke in 37 Grad Celsius warmes Badewasser geben und darin 15 Minuten baden. Dann etwas abtrocknen, in ein Frotteebadetuch wickeln und 30 Minuten ins Bett legen.

Übrigens: Wer seine Haut zu lange ungeschützt der Sommersonne aussetzt, muss damit rechnen, leichter einen Infekt zu bekommen. Ein Sonnenbrand legt sehr schnell die körpereigenen Abwehrkräfte lahm, und man zieht sich eine leidige Sommergrippe zu.

Vitamin E als Schutzschild gegen die Sonne

Wenn wir den starken Sonnenstrahlen ausgesetzt sind, schickt der Organismus all seine Vitamin-E-Vorräte in die Haut, damit sie dort den Teint vor frühzeitigem Altern, vor Faltenbildung und vor der Zellzerstörung schützen. Wenn die Sonne fünf Stunden auf unsere Haut scheint, wird der Vitamin-E-Vorrat um 50 Prozent reduziert. Die Haut braucht daher ständig Nachschub, um geschützt zu sein. Vitamin E liefern in interessanten Mengen: Vollkornbrot und andere Vollkornprodukte, Milch und Milchprodukte, Nüsse, Avocados, Spinat, Olivenöl, Weizenkeimöl, Weizenkeime und Maiskeimöl. Auch frische Erdnüsse, Sonnenblumenkerne, Blumenkohl, Spargel und Heidelbeeren sind hervorragende Vitamin-E-Lieferanten. Pflegen Sie Ihre Haut außerdem täglich mit einer Creme oder Lotion, die einen möglichst hohen Anteil an Vitamin E hat, am besten zehn bis 25 Prozent. Vitamin E schützt auch vor dem Chlor im Wasser von Schwimmbädern, das die Haut angreift. Gründliches Duschen allein reicht hier nicht.

Wer gerne zum Sonnenbaden geht, sollte sich von innen schützen und neben Vitamin E auch Selen, Vitamin C und Betacarotin mit der Nahrung zu sich nehmen oder entsprechende Vitaminpräparate besorgen. Das Haut schützende Vitamin E kann im Körper nur durch Vitamin C stabilisiert werden. Richten Sie Ihren Sommersalat daher mit Weizenkeimöl (Vitamin E) an und bereiten Sie die Marinade nicht mit Essig, sondern mit Zitronensaft (Vitamin C) zu.

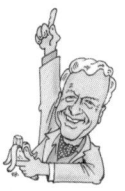**Sonnenobst Mango** Wer in erster Linie heimischem Obst den Vorzug gibt, sollte dennoch auf die Mango nicht verzichten. Sie kann entscheidend dazu beitragen, dass wir gesund durchs Jahr kommen. Mangos sind reich an sekundären Pflanzenstoffen, so genannten Karotinoiden. Gemeinsam mit dem Vitamin A und dem Provitamin Betacarotin schützen diese Farbsubstanzen unsere Haut vor den schädlichen UV-Strahlen der Sonne. Dazu kommt noch der starke Immunschutz des Vitamin E, das sich ebenfalls in hohen Konzentrationen in der Mango befindet. Wer Mangos isst, wird mit einem kürzeren Sonnenbad schneller braun, und die Bräunung hält länger an. Wenn man eine stark gerötete Haut hat, hilft es, zwei Mangos zu essen. Die Haut wird sich sofort beruhigen und die Rötung verschwindet.

Die Sonne und das Vitamin D

Doch meiden Sie die Sonne nicht völlig. Sobald die ersten Sonnenstrahlen locken, nutzen Sie dieses natürliche Potenzial, das Sie fit macht und für positive Stimmung sorgt. Lassen Sie sich in aller Ruhe zehn Minuten im Freien von der Sonne verwöhnen. Wer mit Maß und Ziel seine Haut im Sommer bräunen lässt, der leistet damit einen wertvollen Beitrag für die gesunde Ernährung im Besonderen und für die Gesundheit im Allgemeinen. Ob man nun das Vitamin D selbst im Körper bildet oder ob man es über die Nahrung aufnimmt: Gebräunte, gesunde Haut kann bis zu zwei Drittel mehr vom Vitamin D speichern. Wer sich im Sommer sanft und schonend einen bronzefarbenen Teint zugelegt hat, der kann reiche Vitamin-D-Vorräte anlegen. Das bedeutet auch: Man hat gesunde Zähne, schläft gut, ist bestens gelaunt, hat starke Nerven und ist mächtig aktiv.

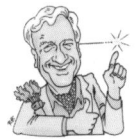

Knackig braun aus dem Urlaub Sie wissen ja, dass Sie nicht zu lange in der Sonne braten sollten. Aber es gibt einen Trick wie Sie dennoch bronzebraun werden können, und zwar ohne das Hautkrebsrisiko zu verstärken. Essen Sie reichlich Grapefruits, Feigen und Birnen. Diese leckeren Obstsorten enthalten bräunende Phenol-Substanzen und Bergamottöl. Davon wird die Haut mit wenig Sonne rasch und anhaltend braun.

Gesunde Haare

Das Beste für die Haarpracht

Eine regelmäßige Haarkur verleiht Ihren Haaren Widerstandskraft und Elastizität. Sie sollten das Haar stets nur lauwarm waschen und möglichst an der Luft trocknen. Der Föhn trocknet sie zu sehr aus. Bei glanzlosem, kraftlosem Haar haben sich Einreibungen mit Kresse-Frischpflanzensaft bewährt und auch Apfelessig macht glänzendes Haar. Mischen Sie einen Liter lauwarmes Wasser mit zehn Esslöffeln Apfelessig, und spülen Sie damit das Haar zehn Minuten lang.

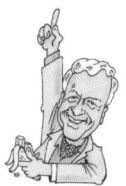

Schönheit für den Kopfputz Mit Rhabarber kann man die Haare kräftigen und vor dem vorzeitigen Grauwerden schützen, zudem stärkt Rhabarber die Nerven, verbessert miesepetrige Stimmung und schenkt außerdem noch Vitalität und macht müde Menschen wieder munter. Essen Sie auch so oft wie möglich Aspik, Sülze oder Pudding. Die darin enthaltene Gelatine stärkt die Haare.

Sommerservice für die Haare

Haare leiden unter der schädlichen UVA-Strahlung genau wie die Haut und brauchen deswegen in der sonnigen Jahreszeit besonders viel Pflege und Sorgfalt. In der prallen Sonne sollten Haar und Kopfhaut mit einer Leinenkappe geschützt werden, sie hält etwa 90 Prozent der UV-Strahlen ab. Bei sonnenstrapaziertem Haar hilft es außerdem, die Haare nach dem Waschen mit Bier zu spülen. Auch spezielle After-Sun-Shampoos leisten in der sonnigen Jahreszeit gute Dienste, um ausgeblichenen und brüchigen Haaren vorzubeugen.

Wer in den Sommermonaten jeden Tag eine Handvoll Johannisbeeren genießt, der fördert damit die Produktion von

Hormonen, welche die Attraktivität von Haut und Haaren verbessern. Auch die Freude an der Liebe wird stimuliert.

Pflege für die Haare im Winter

Auch wenn unser Haar in der kalten Jahreszeit winterlichen Temperaturen und trockener Heizungsluft ausgesetzt ist, wird es sehr strapaziert: Es wird trocken, spröde, brüchig und glanzlos. Wirksam dagegen ist eine tägliche Massage mit einem Eigelb, vermischt mit zehn Tropfen Rizinusöl. Gegen trockenes, sprödes Haar können Sie auch Weizenkeimöl in die Kopfhaut massieren. Waschen Sie Ihr von der Kälte gestresstes Haar besser mit Kamillentee als mit Wasser.

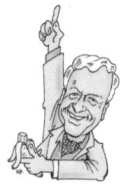

Schönheitselixier Avocado Wenn Ihre Haare im Winter an Glanz verlieren und die Fingernägel spröde werden, dann sollten Sie einige Zeit Avocados essen. Zerdrücken Sie das Fruchtfleisch, würzen es mit Pfeffer und Salz und streichen es auf ein Stück Vollkornbrot. Zahlreiche Vitamine und Mineralstoffe machen die Avocado zum Schönheitsmittel.

Problemfall Haarausfall

Es gibt viele Ursachen, dass Haare mehr als gewohnt ausfallen. Dabei spielen ein Mangel an Vitaminen, Mineralstoffen,

Spurenelementen, Enzymen oder Koenzymen sowie Durchblutungs- und Kreislaufstörungen, seelische Überlastung, Diabetes mellitus sowie andere Krankheiten und Befindlichkeitsstörungen eine Rolle. Hier können Sie den Haarausfall stoppen, indem Sie sich mehr um Ihre Gesundheit kümmern. In den meisten Fällen handelt es sich allerdings um angeborenen Haarausfall, der auf Hormonstörungen zurückzuführen ist.

Im Grunde genommen ist es ein uraltes Naturmittel zum Stärken der Haare, aber auch zur Regeneration von Haarwurzeln: der Bockshornkleesamen. Die Wirkung vom Bockshornkleesamen-Extrakt beruht auf speziellen Wirkstoffen. Dazu gehören Flavonoide, Saponine, die Aminosäure Lysin, das Spurenelement Eisen und der pflanzliche Hormonstoff Trigonellin als Hauptwirksubstanz, ein intensiver Bioativstoff. Kreisrunder Haarausfall, hormonbedingter Haarausfall und Haarausfall durch Medikamente können damit gestoppt werden und dünnes, brüchiges und schuppiges Haar wird wieder gesund. Feinste Blutgefäße, die zu den Haarwurzeln führen, werden regeneriert und die Haarwurzeln selbst repariert.

Bockshornkleesamen-Extrakt gibt es in der Apotheke in Kapselform für die innerliche und als Tropfen und Shampoo für die äußerliche Anwendung. Das Extrakt ist für Männer genauso wie für Frauen geeignet. Es muss aber auch gesagt werden: Bockshornklee hat keine Wirkgarantie, ist jedoch allemal einen Versuch wert.

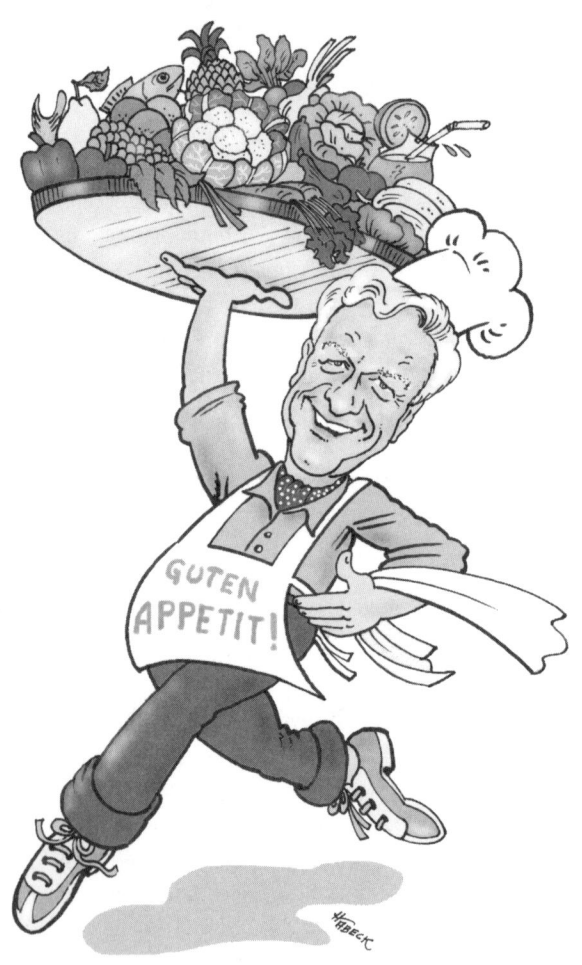

Die besten Lebensmittel –
Essen Sie sich fit & gesund!

Der Ehemann ruft ungeduldig in die Küche zu seiner Frau: »Schatz, wenn dein angeblich so gesundes Essen nicht bald fertig ist, gehe ich ins Restaurant!« Da antwortet die Frau: »Fünf Minuten, bitte gib mir fünf Minuten!« Darauf der Mann erfreut: »Dann ist das Essen fertig?« Die Frau kontert: »Nein, aber dann bin ich elegant gekleidet. Ich komme mit!«

Sehen Sie: Damit das im wirklichen Leben nicht passiert, habe ich ein Ziel: Alles, was ich an gesunder Nahrung weiterempfehle, muss auch gut schmecken. Es darf nicht der Eindruck entstehen: »Alles, was gesund ist, kann den Gaumen nicht erfreuen!« Allein, wenn ich immer wieder daran erinnere, dass wir alle mehr Obst und Gemüse essen sollten, enttäusche ich niemanden. Gibt es etwas Schöneres, als einen Apfel gegen Migräne zu essen, mit Preiselbeeren eine Blasenentzündung zu vertreiben und mit Heidelbeeren die Sehkraft zu stärken? Es ist aber auch sehr schmackhaft, wenn man mit Rettich und Radieschen einen Teil vom Fett aus einer fetten Mahlzeit unschädlich macht, wenn man mit Kresse schlank bleibt und mit Sauerkraut nicht nur die Abwehr gegen Erkältungen stärkt, sondern auch die Darmfunktion verbessert. Glauben Sie mir: Die besten und gesündesten Lebensmittel eignen sich hervorragend für köstliche Speisen.

Mehr Gemüse im Leben

Die Glückshormone ankurbeln

Die meisten Menschen essen leider nicht genügend Obst und Gemüse. Manche glauben wohl, dass Gemüse so gesund ist und deshalb nicht besonders gut schmecken kann. Dass das nicht stimmt, brauche ich Ihnen natürlich nicht zu sagen.

So viele Menschen könnten glücklicher und fröhlicher sein, wenn sie einfach ein bisschen mehr Obst und Gemüse essen würde. Haben Sie sich auch schon gefragt, warum so viele Menschen schlecht gelaunt, unzufrieden und aggressiv sind? Das könnte an einem Mangel an Folsäure liegen. Dieses Vitamin schützt nicht nur die werdende Mutter vor Fehl- und Frühgeburten, stärkt nicht nur Herz und Kreislauf, es ist auch an der Produktion von Glückshormonen beteiligt. Daher: Essen Sie so oft wie möglich Gemüse, um sich Folsäure zuzuführen.

Für gute Laune sorgen auch folgende Botenstoffe, die ausreichend in Obst und Gemüse enthalten sind. Serotonin und Norepinephrin beruhigen und fördern das Wohlbefinden. Die Banane liefert uns reichlich von beiden. Endorphine wirken schmerzstillend und machen uns euphorisch, sie wirken depressiven Stimmungen entgegen. Viele Vollkornarten, besonders Hirse und Dinkel, enthalten Endorphine.

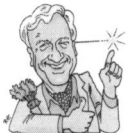 ***Spielend das Immunsystem stärken*** Um Krankheiten zu vermeiden, brauchen wir ein starkes Immunsystem. Hierbei spielt die regelmäßige Aufnahme von Obst und Gemüse eine ganz ausschlaggebende Rolle. Der Darm ist neben Milz und Thymus, das wichtigste Organ unserer Immunabwehr. Eine gesunde Darmflora ist deshalb entscheidend für ein starkes Immunsystem. Sie können diese unterstützen, indem Sie täglich eine Gabel voll rohem Sauerkraut essen. Sauerkraut enthält gesundheitsfördernde Milchsäurebakterien. Wichtig für eine gesunde Darmflora sind auch Ballaststoffe, die vor allem über Obst und Gemüse aufgenommen werden.

Wenn der Körper sauer ist

Vielen Krankheiten liegt eine Übersäuerung des Organismus als Ursache zu Grunde. Dazu muss man wissen: In einem gesunden Organismus befindet sich das Stoffwechselgeschehen der Zellen und Organe in einem natürlichen Gleichgewicht zwischen Säuren und Basen. Das ideale Verhältnis: 80 Prozent Basen zu 20 Prozent Säuren. Einseitige Ernährung mit säurebildenden Lebensmitteln und Getränken, Stress oder Schadstoffe stören auf Dauer dieses Verhältnis. Solange die Basen im Körper überwiegen, können die Säuren von ihnen neutralisiert werden. Eine Übersäuerung des Körpers kann die Ursache für folgende Beschwerden sein: verstärkte Infektanfälligkeit, entzündetes Zahnfleisch, trockene, rissige Haut, Haarausfall, depressive Zustände, Migräne, erhöhte Leberwerte, Blähungen und Völlegefühl, Gelenkbeschwerden, Osteoporose, nächtliche Muskelkrämpfe, glanzloses Haar, Haarausfall, Müdigkeit, schlechter Atem.

Um einer Übersäuerung entgegenzuwirken, bedarf es einer Umstellung der bisherigen Ernährungsgewohnheiten. Wer viel säurebildende Lebensmittel zu sich nimmt wie Fleisch, Innereien, Produkte aus Weißmehl, Zucker, Süßigkeiten, Fertiggerichte, Erdnüsse, Essig und Senf ist gefährdet. Er sollte folgende Lebensmittel in seinen Speiseplan aufnehmen: Vollkornprodukte, Obst und Gemüse, Kartoffeln, kohlensäurearme Mineralwässer, Milch, Gewürz- und Wildkräuter. Der Fleischkonsum sollte reduziert und auf Kaffee und Alkohol verzichtet werden.

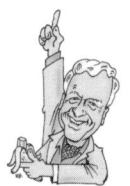

Einheimisches Obst bevorzugen Die besten Früchte werden übrigens in der Region geerntet, saftig und reif. Sie schmecken fruchtig und sind randvoll mit lebenswichtigen Vitalstoffen. Ihre Vitamine, Mineralstoffe, Enzyme, Spurenelemente und Bioaktivstoffe sind voll entwickelt und geben diesen Früchten ein vollkommenes Aroma. Sie schmecken aber nicht nur gut, sondern sind Naturarzneien aus dem Obstgarten.

Feine Gemüseideen

Wenn Sie Omeletts, Teigtaschen, Ravioli oder Klöße füllen, dann nehmen Sie kein Hackfleisch dazu, sondern geriebenes und gedünstetes Gemüse. Das mag vielleicht ungewöhnlich klingen, ist aber eine Gaumenfreude. Drehen Sie zum Beispiel verschiedene Gemüsesorten – vor allem Wurzelgemüse – durch den Fleischwolf, formen Sie Frikadellen, und backen Sie diese in Fett aus. Als Bindemittel eignen sich aufgeweichte Haferflocken. Essen Sie dazu knackigen Salat.

> *Vorsicht beim Salzen* Garen Sie niemals in Salzwasser. Das Salz löst nämlich wertvolle Mineralstoffe und die werden dann mit dem Kochwasser weggeschüttet. Salzen Sie immer erst nach dem Kochen.

Legen Sie nicht immer nur Fleisch auf den Gartengrill. Auch Gemüse schmeckt köstlich, zum Beispiel Zucchini, Zwiebeln, Maiskolben, Paprikaschoten, Champignons, Kartoffeln. Eine Delikatesse sind gegrillte Früchte, da sich durch die Hitze ihr Geschmack und ihre Duftstoffe voll entfalten: Ananasscheiben, Fruchtspieße, Bratäpfel am Stecken, Bananen. Bestreichen Sie den Rost bei festem Obst mit Öl. Sie können das Obst auch schonend in Folie verpackt oder in Aluschalen garen.

Allround-Talente –
Die gesündesten Lebensmittel

Ananas – sorgt für Power Die Ananas enthält – außer den Vitaminen E, Biotin und B$_{12}$ – sämtliche Vitamine, Mineralstoffe und Spurenelemente, die die Natur bietet. Sie ist ein Muntermacher und Energielieferant. Der wichtigste Wirkstoff in der Ananas ist das Enzym Bromelain, das extrem reich vorhanden ist. Das Enzym, das Fett und Eiweiß spalten kann, hat vielfach positive Wirkung auf den Menschen: Bromelain zerstört im Darm schädliche Darmbakterien. Es hilft hervorragend, tierisches Eiweiß zu verdauen. Nach einer Fleischspeise ist daher der Genuss einer Ananas sehr zu empfehlen.

Auch nicht schlecht: Bromelain unterstützt den Fettabbau im Körper des Menschen und reguliert den Fettstoffwechsel. Also ist die Ananas eine super Hilfe bei jedem Abnehmprogramm. Und mehr noch: Bromelain kann auch erhöhten Blutdruck senken. Es wirkt als Blutverdünner und stärkt das Immunsystem. Bromelain macht auch jünger, zumindest optisch. Es lässt sich wunderbar äußerlich anwenden. Wenn man einen Wattebausch mit Ananassaft tränkt und damit die Haut regelmäßig einreibt, kann man Altersflecken aufhellen. Wer Ananas genießt, entlastet die Bauchspeicheldrüse, fördert die natürliche Entwässerung des Körpers und kann Darmstörungen schneller beheben.

Mein Tipp: Es macht Sinn, zwischendurch den Durst mit Ananassaft und Wasser im Verhältnis 1 zu 1 zu löschen. Kaufen Sie nur reife Früchte. Diese erkennt man daran, dass sich die harten Schuppen leicht abzupfen lassen. Grüne Ananas sind unreif und wirkungslos.

Ananas verlieren im Kühlschrank 60 Prozent ihrer Vitalstoffe. Auch Ananas aus der Dose enthält keine nennenswerten Vitalstoffe mehr. Schneiden Sie die Ananas zuerst in dicke Scheiben, die Sie dann erst schälen. Essen Sie die Scheiben von außen nach innen und lassen dann einfach den holzigen Kern übrig.

Apfel – »Ein Apfel am Tag spart den Arzt« Äpfel sind eine hervorragende Naturmedizin gegen viele gesundheitliche Probleme. Ein Apfel vor dem Zubettgehen kann einen tiefen Schlaf vermitteln, denn die Wirkstoffe des Apfels sorgen für eine gleichmäßige Verteilung des Blutzuckers während der Nacht. Tagsüber dagegen sind sie rasche Energiespender.

Der Apfelquellstoff Pektin und die im Apfel enthaltene Pottasche senken zu hohe Cholesterinwerte, beugen somit einer vorzeitigen Arteriosklerose vor und stärken das Herz.

Wenn man die ersten Anzeichen einer Migräne verspürt, kann man sehr oft mit dem Genuss eines Apfels den Anfall verhindern. Auch ein Alkoholkater mit all seinen Folgen kann man mit zwei knackigen Äpfeln auf nüchternen Magen schnell beseitigen.

Ein Apfel vor dem Essen hilft übrigens auch beim Stuhlgang und zur Bekämpfung von Verstopfung. Der Grund: Äpfel regulieren das Wachstum der gesunden Darmflora.

Äpfel wirken aber auch gegen Bluthochdruck, denn sie schwemmen übermäßige Mengen an Kochsalz und Wasser aus dem Organismus, was blutdrucksenkende Wirkung hat.

Mein Tipp: Achten Sie beim Einkauf von Äpfeln darauf, dass diese nicht in der prallen Sonne liegen, da sonst ihr Gehalt an lichtempfindlichen Vitaminen abnimmt. Beim Kauf von Apfelsaft sollte man sich für den richtigen »Saft« mit 100 Prozent Fruchtsaftgehalt entscheiden. Fruchtnektare und Fruchtsaftgetränke enthalten immer einen Wasser- und Zuckerzusatz. Wichtig: Äpfel nicht mit anderen Obstsorten gemeinsam lagern. Sie geben bei der Lagerung das Reifegas Ethylen ab, was zum Beispiel Bananen schneller reifen lässt.

Avocado – und die schlechte Laune geht flöten

Avocado ist eine wirksame Naturmedizin gegen schlechte Laune. Neben Folsäure, Vitamin C und E, Kalium und Ballaststoffen versorgt uns die Avocado mit vielen weiteren Vitalstoffen. Das Wertvolle an der Avocado sind die überwiegend einfach ungesättigten Fettsäuren, die das schädliche LDL-Cholesterin senken und das schützende HDL-Cholesterin erhalten und fördern. Übrigens: Avocados enthalten zwar Fett, aber kein Cholesterin.

Avocados wirken gegen Menstruationsstörungen und eignen sich ideal zur Vorbeugung gegen Darminfektionen. Die Pantothensäure (Vitamin B5) der Avocado wirkt positiv auf Haut und Haar. Das in der Avocado enthaltene Glutathion schützt vor einer Reihe von Krebsformen. Das Lutein senkt das Risiko für die Augenkrankheit Makula-Degeneration.

Aber zur stimmungsfördernden Wirkung der Avocado: B-Vitamine – verbunden mit Kalium – beruhigen erhitzte Gemüter. Studien in den USA haben ergeben, wenn in Familien häufig gereizte Stimmung herrscht, dann sollten alle Beteiligten regelmäßig rohe Avocados essen, um von der Palme zu kommen. Und was auch noch interessant ist: Avocado gilt als natürliches Mittel, das bei Mann und Frau die Liebeslust anregt.

Mein Tipp: Avocados sind fett, cremig und sehr sättigend. Man hat nach dem Essen einer solchen Frucht – sie hat etwa 300 Kalorien – lange Zeit keinen Hunger. Wer Probleme mit dem Cholesterin hat: Streichen Sie anstelle von Butter Avocadofruchtfleisch aufs Brot.

Banane – »oh happy day...« Die Banane wird von der Weltgesundheitsorganisation als »Frucht der Früchte« bezeichnet, weil man viele Tage allein von Bananen leben könnte, ohne Mangel zu leiden.

Banane macht glücklich durch den pflanzlichen Hormonstoff Serotonin. Dieser aktiviert unser körpereigenes Glückshormon. Die Banane ist ein klassisches Antistressmittel, weil sie uns mit den Mineralstoffen Magnesium und Kalium sowie mit dem beruhigenden Bioaktivstoff Katecholamin versorgt.

Die Banane ist reich an den Vitaminen B_1 und B_2, die wir zur Nervenstärkung benötigen. Die Banane stärkt Herz und Kreislauf und bremst die Adernverkalkung. Das senkt das Risiko für einen Herzinfarkt. Sie schützt die Magen- und Darmschleimhaut wie ein Schutzmantel vor zu viel Magensäure. Man kann sich als gesunder Mensch durch Bananen vor einer Gastritis schützen.

Die Banane enthält alle wichtigen Stoffe für einen gesunden, tiefen Schlaf, zum Beispiel die Aminosäuren Tryptophan und Tyrosin. Aus dem Tryptophan kann der Körper das Schlafhormon Melatonin produzieren.

Mein Tipp: Bewahren Sie die Bananen nie im Kühlschrank auf. Sie bauen rasch ihre Wirkstoffe ab und schmecken schlecht. Legen Sie die Bananen niemals in die Nähe von Äpfeln oder Tomaten. Die ausströmenden Gase der Äpfel und Tomaten lassen die Bananen schneller reifen. Sie bekommen dann sehr schnell braune Flecken. Sobald eine Banane ganz weich geworden ist und dunkle, braune Flecken hat, sind fast alle wertvollen Inhaltsstoffe abgebaut.

Beeren – Vitamin-C-Bomben voller Geschmack

Frische Beeren sind ein Geschmackserlebnis und gesundheitlich haben sie einiges zu bieten. Die Erdbeere ist ein Schmerzmittel, vor allem hilft sie bei Kopfschmerzen und Migräne. Außerdem senkt sie das Krebsrisiko im Darm und in den Atemwegen. Sie liefert Folsäure, wichtig für Herz, Blut und Kreislauf. Mit ihren Gerbstoffen, Schleimstoffen und ätherischen Ölen ist die Erdbeere auch ein natürliches Antibiotikum gegen entzündliche Prozesse im Körper. Erdbeeren wirken harntreibend, stärken die Nerven, verbessern die Laune, vertreiben Müdigkeit und fördern die Liebeslust.

Mit Johannisbeeren kann man der Cellulite vorbeugen, weil die enthaltenen Vitamine C und E das Bindegewebe straffen. Der Bioaktivstoff Quercetin in der Schwarzen Johannisbeere senkt das Risiko für Dickdarmkrebs.

Himbeeren wirken entwässernd und darmreinigend. Nieren und Blase werden gestärkt und aktiviert. Zudem liefern sie Biotin, wichtig für geschmeidige Haut und glänzendes Haar. Heidelbeeren sind hervorragend, um zu hohe Cholesterinwerte zu senken. Sie stärken außerdem die Darmflora, schützen die Augen und können Migräneschübe stoppen. Getrocknete Heidelbeeren wirken gut bei Durchfall und als natürliches Antibiotikum.

Mein Tipp: Diese gesundheitlichen Wirkungen kommen nur dann zum Tragen, wenn die Beeren frisch, saftig und süß sind. Kaufen Sie keine Früchte, die in der prallen Sonne stehen. Erdbeeren haben übrigens mehr Vitamin C als Zitronen und Orangen. Aber Achtung: Viele Menschen bekommen durch Erdbeeren Hautausschlag, Bläschen im Mund, Atembeschwerden oder Kopfschmerzen. Sie vertragen die natürlichen Gerbstoffe der Erdbeere nicht und müssen grundsätzlich auf Erdbeeren verzichten, auch auf heimische Ware und auf Bioware. Schwarze und rote Johannisbeeren sind außerdem ein gutes Mittel gegen Halsschmerzen und Heiserkeit: Gurgeln Sie mit Johannisbeersaft und etwas warmem Wasser. Die Salicylsäure und Gerbsäure töten Bakterien und Viren im Rachen.

Birne – Hausmeister im Darm Birnen reinigen den Dam und entschlacken. Die Birne versorgt uns mit reichlich Flüssigkeit, bleibt kurz im Magen und liefert die gelösten Vitalstoffe besonders rasch in den Darm. Auf diese Weise unterstützt die Birne die positiven, gesundheitsfördernden Darmbakterien bei ihrer Arbeit. Birnen sind auch ein hervorragendes Mittel gegen Verstopfung.

Man kann mit Birnen hervorragend den gesamten Organismus entgiften. Sie aktivieren die Arbeit der Nieren und der Blase. Und sie liefern interessante Mengen an Folsäure, wichtig für Herz und Kreislauf, zum Aufbau von Glückshormonen und für die werdende Mutter gegen Fehl- und Frühgeburten. Was wenige wissen: Die Birne hält unser Gehirn fit, macht uns geistig rege. Dafür sind die Spurenelemente Kupfer und Phosphor verantwortlich. Außerdem: Durch den hohen Anteil an Mineralstoffen in der Birne kann sie erhöhte Blutdruckwerte senken. Bluthochdruck-Patienten bekommen oft von ihrem Arzt den Ratschlag, einmal pro Woche einen Birnentag einzulegen. Um den Kater nach zu viel Alkohol zu bekämpfen, können Birnen – leicht in Wasser gedünstet – gegessen werden. Versuchen Sie auch, mit Birnen Nervosität zu bekämpfen.

Mein Tipp: Verwenden Sie nur reife, saftige und süße Birnen. Harte Birnen verursachen oft Blähungen und Magenschmerzen. Wer unter Magen- und Darmstörungen leidet, sollte Birnen nur gekocht als Kompott in den Speiseplan aufnehmen. Wenn Birnen im Laden bereits braune Flecken aufweisen, Hände weg! Sie enthalten fast keine Vitalstoffe mehr. Birnen müssen schnell verbraucht werden. Sie bauen rasch ihre Wirkstoffe ab.

Bohnen – echte Stresskiller Bohnen sind reich an Ballaststoffen und hochwertigem pflanzlichem Eiweiß. Das Eiweiß macht stark gegen Stress und fördert die Leistungskraft. Die Ballaststoffe quellen auf und saugen Gallensäuren sowie Schadstoffe auf und transportieren sie über den Darm ab. Dadurch wird die Leber gezwungen, neue Gallensäuren zu produzieren. Dazu braucht sie Cholesterin, das auf diese Weise gesenkt wird.

Bohnen liefern uns viele B-Vitamine und Magnesium für Nerven, Herz und Kreislauf. Kidneybohnen enthalten besonders viel Betacarotin für die Atemwege und die Sehkraft, aber auch Kupfer zur Vorbeugung von Rheuma. Wer regelmäßig grüne Bohnen in den Speiseplan einbaut, kann damit viel für seine Gesundheit tun. Grüne Bohnen enthalten reichlich

Nicotinsäure (Vitamin B$_3$). Sie unterstützt alle Enzyme, die für gesundes Blut verantwortlich sind.

Grüne Bohnen liefern viel Pantothensäure, ein hochwirksames Anti-Stress-Vitamin. Wer unter Leistungsdruck steht, sollte regelmäßig grüne Bohnen essen. In den grünen Schalen der Bohnen sind so genannte Glukokinine enthalten. Sie haben eine insulinähnliche Wirkung und können den Blutzuckerspiegel des Diabetikers positiv beeinflussen, aber niemals die ärztliche Therapie ersetzen. Grüne Bohnen helfen übrigens auch beim Abnehmen, denn 100 Gramm haben nur 32 Kalorien. Und Bohnen machen schnell satt.

Mein Tipp: Sie können anstelle der roten Kidneybohnen auch weiße Bohnen nehmen. Beide gibt es bereits verzehrfertig in der Dose. Grüne Bohnen sollte man nicht roh oder nur blanchiert essen. Sie enthalten gleich drei verschiedene Giftstoffe, so genannte Toxine und Lektine, die zu Übelkeit, Erbrechen und Magenbeschwerden führen können. Diese Giftstoffe werden erst vernichtet, wenn man die grünen Bohnen zwölf bis 15 Minuten lang kocht.

Brokkoli – für aktive Krebsvorsorge Brokkoli liefert reichlich Vitamine der Gruppe B sowie Kalium, Calcium und Phosphor. Der Hauptwirkstoff ist das Sulforaphan, das an der John-Hopkins-Universität in Baltimore, USA, entdeckt wurde. Es kurbelt in unserem Körper die Produktion von bestimmten Enzymen an, welche krebsauslösende Substanzen in unseren

Zellen unschädlich machen können. Besonders positiv wirkt das Sulforaphan aus dem Brokkoli auf die Leberzellen. Wer also verstärkt Umweltbelastungen ausgesetzt ist und wer raucht, der sollte regelmäßig Brokkoli essen. Mit Brokkoli kann dem Helicobacter pylori – ein Bakterium, das für die Entstehung von Magenkrebs mitverantwortlich ist – vorgebeugt werden. Auch bei Blasenkrebs kann der Verzehr von Brokkoli ein Voranschreiten der Erkrankung verlangsamen.

Zudem ist erwiesen, dass Inhaltsstoffe des Brokkolis auch vor Arteriosklerose und Bluthochdruck schützen. Calcium ist in besonders großer Menge vorhanden. Damit hilft Brokkoli auch, den Calciumbedarf zu decken, um zum Beispiel der Osteoporose vorzubeugen. Für Schwangere und die, die es in naher Zukunft werden wollen, ist Brokkoli wegen seines hohen Gehalts an Folsäure besonders gesund, denn Folsäure wird für die Entwicklung des Embryos benötigt.

Mein Tipp: Brokkoli ist nur dann wertvoll und reich an Vitalstoffen, wenn er dunkelgrün ist und deutlich duftet. Hat die Brokkoli-Rose einen leichten gelben Farbanflug, ist sie wertlos. Wenn die Brokkoli-Röschen besonders zart und jung sind, kann man zwischendurch bei Hunger auch eines roh essen.

Brot – Anti-Stress-Nahrung Mit rund 300 Brotsorten hat Deutschland die wohl größte Brotauswahl der Welt. Da ist für jeden was dabei. Vollkornbrot liefert Magnesium für Herz und Kreislauf, Vitamin B_1 für starke Nerven, B_6 für Muskeln und Haut, Ballaststoffe für die Verdauung, Eisen fürs Blut. Man kann Vollkornbrot als Anti-Stress-Nahrung bezeichnen. Die Ballaststoffe im Vollkornbrot helfen auch, zu hohe Cholesterinwerte zu senken. Im Vollkornbrot finden wir auch die Spurenelemente Zink, Phosphor und Kupfer, alles was unser Gehirn zur aktiven Arbeit braucht. Daher ist Vollkornbrot wichtig für Kinder. Die Brotsäurebakterien im Vollkornbrot, das mit Sauerteig zubereitet wurde, fördern den Aufbau der Darmflora und stärken die Immunkraft.

Roggenbrot liefert interessante Mengen am Spurenelement Selen für die Immunkraft. Besonders wichtig aber sind die Bioaktivstoffe mit Namen Lignane. Sie senken in Magen und Darm das Krebsrisiko. Brotrinde enthält Melanoidine, die unsere Gesundheit fördern und uns jung halten. Voraussetzung: Das Brot wird bei Temperaturen von 150 bis 180 Grad Celsius sanft gebräunt. Die Melanoidine helfen, Gifte und Umweltschadstoffe abzubauen. Auch Viren, Bakterien und Pilze werden schneller ausgeschieden. Besonders aktiv ist die Substanz Pronyl-Lysin, die vor allem beim Toasten von Brot entsteht. Sie besiegt hochaggressive Schadstoffe im Körper.

Mein Tipp: Achten Sie beim Einkauf auf Vollkornbrot mit selbst angesetztem Natursauerteig. Das ist gesund und macht auch garantiert keine Bauchschmerzen! Fragen Sie am besten bei Ihrem Bäcker nach, ob er seinen Sauerteig noch selbst ansetzt oder zu Fertigbackmischungen greift. Vollkornbrot immer erst einen Tag, nachdem es gebacken wurde, essen, dann hat es ausreichend nachgegärt. In der Regel verkaufen Bäcker ihre Vollkornbrote immer erst einen Tag später. Fragen Sie beim nächsten Einkauf aber einfach nach, so gehen Sie auf Nummer sicher. Das gesündeste Vollkornbrot ist Roggenvollkornbrot, denn Roggen enthält die meisten B-Vitamine, Ballaststoffe und dazu noch bioaktive Stoffe, die vor Krebs schützen können. Der Pumpernickel ist ein Highlight unter den Roggenvollkornbroten. Er wird aus Schrot hergestellt und dadurch gehen keine Inhaltsstoffe aus dem gesunden Roggenkorn bei der Herstellung verloren. Wer Vollkornbrot nicht mag, kann auch zum Roggen- und Roggenmischbrot greifen, denn das ist gesünder als Weizen- und Weizenmischbrot.

Chicoree – bisschen bitter, aber gut Der Chicoree ist vielleicht nicht jedermanns Freund aufgrund seines etwas bitteren Geschmacks. Jedoch gerade diese Bitterstoffe sind sehr wertvoll für unsere Gesundheit. Sie besitzen ein großes Wirkspektrum. Die Wirkung von Bitterstoffen auf den Verdauungstrakt hat man immer schon gekannt. So entstanden die vielen Magenbitter-Kräuterschnäpse, die nach einer reichhaltigen und fettreichen Mahlzeit gegen das Völlegefühl Erleichterung schafften. Sie wirken wie ein Schleimhaut-Training. Die Schleimhäute ziehen sich durch den bittern Geschmack zuerst zusammen und dehnen sich dann wieder aus. Dabei werden Gifte, Stoffwechselschlacken, Bakterien, Viren sowie Pilze leichter abtransportiert und ausgeschieden.

Bitterstoffe steigern die Magensaftproduktion und kräftigen die Magen- und Darmschleimhäute. Sie fördern den gesunden Appetit und regulieren eine gestörte Verdauung.

Bitterstoffe – so auch in Chicoree – haben eine stark basische Wirkung. Sie bewirken eine Entsäuerung des heutzutage fast immer übersäuerten Organismus und stellen so das Säure-Basen-Gleichgewicht wieder her. Bitterstoffe können bei Erschöpfung helfen. Man fühlt sich schneller wieder fit. So lassen sich kleine Schwächezustände wieder ausgleichen. Bitterstoffe helfen, das natürliche Abwehrsystem im Körper zu stärken. Dem Inhaltsstoff Betacarotin werden durch seine antioxidativen Eigenschaften vorbeugende Wirkungen gegen Herz-Kreislauf- und Krebserkrankungen bescheinigt.

Mein Tipp: Achten Sie beim Einkauf darauf, dass die Stauden fest, hell und geschlossen sind. Chicoree bewahren Sie am besten in feuchtem Papier eingewickelt im Gemüsefach Ihres Kühlschranks auf.

Datteln – Energie pur Aus vielen arabischen Ländern werden sie zu uns exportiert. In Europa wissen jedoch nur wenige, dass man mit Datteln Beschwerden und Krankheiten vorbeugen und erfolgreich behandeln kann. Die in Datteln enthaltenen Kohlenhydrate geben unseren Nerven und dem Gehirn lang anhaltende Energie. Ein arabisches Sprichwort sagt: »Mit 15 Datteln hat ein Mann den ganzen Tag Kraft.« Datteln enthalten außer E und Biotin alle Vitamine und besonders viel Pantothensäure (Vitamin B_5), bekannt als Fitnessnährstoff. Datteln liefern viel Calcium für unsere Knochen und Kalium für Herz und Muskeln.

Datteln fördern aber auch das Einschlafen, weil sie uns mit der Aminosäure Tryptophan versorgen, aus der unser Gehirn das Glücks- und Ruhehormon Serotonin und das Schlafhormon Melatonin produziert. Datteln sind besonders reich an Eisen, das der Körper für die Blutbildung benötigt. Die süßen Früchte sind ballaststoffreich und fördern damit die Verdauung. Der hohe Nährwert der Datteln sowie ihr beträchtlicher Anteil an leicht verdaulichem Zucker und Eiweiß machen diese Frucht zu einem optimalen Lebensmittel für Menschen, die zunehmen oder sich nach einer kräftezehrenden Krankheit erholen müssen. Der reiche Gehalt an Kalium lässt die Dattel zum Herzsschutz werden: Er senkt den Blutdruck und kann sich positiv auf Herzrhythmusstörungen auswirken.

Mein Tipp: Datteln eignen sich bestens zum Süßen von Obstsalat und Müsli. Dafür hackt man die Datteln klein. Essen Sie aber nicht zu viele Datteln, denn 100 Gramm haben rund 300 Kalorien. Frische Datteln sollten Sie unbedingt im Kühlschrank aufbewahren und innerhalb weniger Tage verbrauchen. Achten Sie beim Einkauf darauf, dass reife Datteln glänzend braun sind.

Eier – viel gesünder als ihr Ruf! Man hat uns jahrzehntelang gesagt, dass das Ei eine Cholesterinbombe ist und unsere Gesundheit gefährdet. Vor einigen Jahren wurde aber das Ei von dieser Schuld freigesprochen. Das Ei ist rehabilitiert! 140 Studien an mehr als 3000 Teilnehmern in sieben Ländern haben ergeben: Durch den Genuss von cholesterinhaltigen Nahrungsmitteln kommt es zu keinem nennenswerten Anstieg des Cholesterinspiegels im Blut. Und umgekehrt wurde bewiesen: Wenn jemand auf cholesterinhaltige Produkte verzichtet, verbessert sich der Cholesterinspiegel auch nicht nennenswert. Es wurde kein Beweis dafür festgestellt, dass ein Zusammenhang zwischen dem Eierkonsum und den in unseren Breiten häufigen Herzerkrankungen besteht. Die wahren Schuldigen sind tierische Fette und Zucker.

Das Ei muss man als eine besonders wertvolle Nährstoffquelle bezeichnen. Als Keimzelle für neues Leben ist es besonders reich an Vitaminen, Mineralstoffen und Spurenelementen. Es ist leicht verdaulich und daher speziell für ältere Menschen und für Kinder ein wichtiger Lieferant für viele Vitalstoffe. Außerdem liefern Eier den Fettstoff Lecithin fürs Gehirn. Dieser Stoff sorgt übrigens dafür, dass das Cholesterin im Ei in Schach gehalten wird. Lecithin senkt die Aufnahme des Ei-Cholesterins im Darm. Das nicht aufgenommene Cholesterin wird wieder ausgeschieden. Patienten mit einem sehr hohen Cholesterinspiegel sollten allerdings die Menge der Eier mit dem Arzt besprechen. Ein gesunder

Mensch hingegen kann bedenkenlos drei bis fünf Eier die Woche essen.

Mein Tipp: Kontrollieren Sie, ob die Eier, die Sie gekauft haben, frisch sind. Legen Sie das Ei in ein Glas mit Wasser, in dem Sie einen Esslöffel Salz aufgelöst haben. Sinkt das Ei zu Boden, ist es okay, schwimmt es, dann ist es alt. Verwenden Sie ausschließlich heimische Frischeier mit Gütesiegel und Stempel.

Feigen – machen schlau und fit Diese sinnlichen Früchte sind kleine Energiebomben aus dem Orient. Aber auch bei uns gedeihen die Früchte in warmen Gegenden. Feigen versorgen uns mit vielen hochwirksamen Substanzen: Sie enthalten verdauungsfördernde Enzyme, bakterientötende Bioaktivstoffe, Ballaststoffe zum Senken zu hoher Cholesterinwerte sowie 14 Mineralstoffe. Frische Feigen helfen beim Abnehmen. Sie haben zwar einen niedrigen Brennwert, sättigen aber enorm.

Die B-Vitamine sowie Glukose und Fruktose stärken die Nerven und aktivieren die Arbeit des Gehirns. Feigen halten somit geistig fit. Frische und getrocknete Feigen fördern mit ihren Ballaststoffen die Verdauung und sind somit ein idealer Genuss gegen Verstopfung. Dabei helfen auch die vielen kleinen Samenkörner in den Früchten. Feigen besitzen unter allen Früchten die höchsten basischen Werte. Sie helfen daher gegen die Übersäuerung des Organismus. Wer viel

Fleisch, viel Zucker, wenig Gemüse und Obst isst und obendrein viel Stress hat, sollte jeden Tag drei frische Feigen essen. Feigen zaubern sehr schnell Müdigkeit und Antriebslosigkeit weg – sind also der optimale Pausensnack.

Die Spurenelemente Mangan und Zink heben die Laune, verbessern die Stimmungslage. Da Feigen außer Zink noch Molybdän enthalten, geben Sie auch in Sachen Liebe viel Kraft. Wer frische Feigen genießt, hat mehr Lust auf Liebe und mehr Power für Sex.

Mein Tipp: Reife Feigen schmecken am besten frisch. Im Kühlschrank halten sie sich bis zu drei Tagen. Für den Verzehr sollten die Feigen Zimmertemperatur haben, dann ist ihr Aroma am besten.

Fleisch – Power für die Muckis

Fleisch spielt bei unserer Ernährung eine große Rolle. Es ist etwas in Verruf geraten durch die vielen Skandale, die immer wieder ans Tageslicht kommen. Es kommt jedoch auf die Menge und auf die Qualität des Fleisches an. Fleisch versorgt uns mit wertvollem Eiweiß für unsere Muskeln und als Schutzwaffe gegen den täglichen Stress. Das lebenswichtige Vitamin B_{12} und das Spurenelement Eisen sorgen für Vitalität und Leistungskraft. Rindfleisch ist ein wertvoller Lieferant für Selen. An der Stanford Universität in Kalifornien hat man nachgewiesen, dass ein Stück Rindfleisch das Risiko für Prostatakrebs beim Mann senkt.

Ein Steak kann auch neue Impulse in das Sexualleben eines

Paares bringen. Mit 225 Gramm wird man mit der notwendigen Tagsdosis des Spurenelementes Zink versorgt. Daher kann ein Steak mithelfen, dass die Spermiendichte und der Testosteron-Hormon-Spiegel des Mannes wieder zunehmen.

Japanische Wissenschaftler haben entdeckt, dass es sehr wichtig wäre, zum Steak ein Glas Bier zu trinken. Die Wirkstoffe im Bier entschärfen und neutralisieren Schadstoffe, die beim Braten des Steaks an der Fleischoberfläche entstehen. Ganz besonders wirksam ist alkoholfreies Bier. Man kann diese Schadstoffe aber auch abbauen, wenn man das Steak vor dem Braten mit Salbei oder mit Oregano einreibt.

Das Besondere am Lammfleisch ist die Orotsäure. Sie hält unsere Zellen jung und ist eine Anti-Aging-Substanz, denn sie kann das Leben der Körperzellen verlängern.

Mein Tipp: Fleischkauf ist Vertrauenssache. Es muss das Fleisch von Jungtieren sein. Nur dann ist es auf dem Teller saftig und zart. Für Lammfleisch gilt: Kaufen Sie nur frisches und mageres Lammfleisch. Der kostbare Jungbrunnen Orotsäure befindet sich im Fleisch und nicht im Fett. Qualitativ gutes Lammfleisch erkennt man an der matt hell- bis ziegelroten Farbe, es ist wenig mit Fett durchwachsen. Gelbes Fett ist der Beweis für ein altes Tier.

Gurke – mehr als nur Wasser Gurken bestehen zu 95 Prozent aus Wasser. Wer zu wenig trinkt, der kann mit Gurkenessen einiges aufholen. Gurken enthalten reichlich Vitamine,

Mineralstoffe, Enzyme und Spurenelemente. All diese Vitalstoffe sind optimal in der Gurkenflüssigkeit gelöst und werden daher vom Organismus rasch aufgenommen. Auf diese Weise nimmt sie es mit jedem Sportlerdrink auf. Gurken sind damit auch eine ideale Sommerernährung, denn sie gleichen die durch Schwitzen verloren gegangenen Mineralien auf eine gleichzeitig noch erfrischende Weise wieder aus. Das wichtigste Enzym in der Gurke ist das Erepsin. Es bewirkt, dass die Eiweißverdauung verbessert wird. Essen Sie daher zu einem Fleischgericht einen Gurkensalat oder rohe Gurkenscheiben.

Gurken entwässern und entlasten somit das Herz. Nieren und Blase werden gestärkt und das Bindegewebe gefestigt. So helfen Gurken auch, gerade im Sommer geschwollenen Beinen entgegenzuwirken. Außerdem können Erkrankungen wie Rheuma und Gicht durch die harntreibende Wirkung positiv beeinflusst werden.

Und wer kennt nicht die berühmten Gurkenscheiben im Gesicht? Gurkensaft enthält einen Wirkstoff, der die Durchblutung der Haut fördert, und somit wird die Faltenbildung gebremst, und die Haut bekommt einen frischeren Teint. Bei Sonnenbrand wirken Gurkenscheiben kühlend und schmerzlindernd.

Mein Tipp: Frische und gute Qualität können Sie beim Einkauf daran erkennen, dass die Gurken eine dunkelgrüne Farbe haben und das Fruchtfleisch auch an den Enden schön fest ist. Es gibt auch eine Miniform der Salatgurke. Sie ist etwa 15 cm lang und hat einen sehr aromatischen Geschmack.

Haferflocken – bringen Cholesterinwerte in den grünen Bereich Hafer ist ein besonders wertvolles Getreide, weil es von allen Körnern die meiste Energie spendet. Darüber hinaus besitzt es noch viele weitere gesundheitliche Vorzüge. Die Kohlenhydrate des Hafers – speziell gekoppelt mit den Ballaststoffen – sorgen für einen gleichmäßigen Blutzuckerspiegel. Durch den Hafer wird die Arbeit der Bauchspeicheldrüse gefördert. Diabetiker können ihre Lebensqualität somit durch den regelmäßigen Genuss eines Haferflockenmüslis verbessern.

Haferflocken aktivieren den Botenstoff Dopamin, eine Vorstufe des Gute-Laune-Hormons Serotonin. Die Beta-Glukane der Haferflocken können helfen, einen zu hohen Cholesterinspiegel zu senken. Hafer verfügt über Eiweiß von besonderer biologischer Wertigkeit. Es liefert acht lebenswichtige Aminosäuren. Mit Milch kombiniert ist das Eiweißangebot perfekt. Das Angebot an gesunden ungesättigten Fettsäuren für Herz und Kreislauf ist groß. Hafer ist reich an Calcium, Eisen, Mangan, Silicium und fast allen B-Vitaminen, besonders an Folsäure und B_1, und ist daher wichtig für die geistige Fitness. Hafer hat große Mengen an Pantothensäure als Stressschutz und versorgt uns mit dem Spurenelement Zink, das eine entscheidende Rolle am Aufbau der Immunkraft hat.

Mein Tipp: Wählen Sie bevorzugt Vollkornhaferflocken. Es gibt die zarten und die kernigen Sorten. Wer einen sehr sensiblen Magen hat, sollte die Vollkornflocken fürs Frühstück schon am Vorabend in etwas Mineralwasser einweichen und zugedeckt in den Kühlschrank stellen. Das Müsli ist dann besser verdaulich.

Hirse für Fun & Beauty Mit Hirse holen Sie sich den Sonnenschein auf den Tisch. Besonders an tristen Regen- und Wintertagen sollten Sie Hirse in den Speiseplan einbauen. Hirse ist wichtig für die körperliche Energie: Sie liefert hochwertiges Pflanzeneiweiß, die Vitamine B_1, B_2, B_6 und Pantothensäure. Und sie versorgt uns mit Eisen. Das ist besonders für Vegetarier wichtig. Die ideale Kombination für die Eisenaufnahme: Hirse mit Kiwis, Hirse mit Blumenkohl, Hirse mit Paprikaschoten. Hirse baut auch seelische Energie in uns auf. Sie enthält Zink für gute Laune. Und sie speichert Sonnenenergie und gibt diese als Kraftpotenzial an unsere Hormone ab. Schon im Mittelalter nannte man deshalb die Hirse »das fröhliche Getreide«. Dieses leicht verdauliche Getreide versorgt uns optimal mit Kieselsäure – auch Silicium genannt – und stärkt Haut, Haare und Nägel. Vor allem der natürliche Säureschutzmantel der Haut wird durch Hirse gestärkt.

Die Hirse ist übrigens das einzige Vollkorngetreide, das sehr leicht verdaulich ist. Daher sollten gerade Einsteiger in die Vollwerternährung sie zum Eingewöhnen einsetzen. Das in der Hirse enthaltene Fluorid stärkt den Zahnschmelz und beugt so Karies vor.

Mein Tipp: Eine wunderbare Hauptmahlzeit ist auch Hirsi-Bisi statt Risi-Bisi: Statt Reis mischen Sie gedünstete Hirse mit grünen Erbsen. Hirse lässt sich ähnlich wie Reis als Beilage zu Gerichten, für Aufläufe oder süßen Milchbrei verwenden. Sie quillt allerdings beim Kochen stärker auf als Reis und braucht deshalb mehr Flüssigkeit.

Honig – forever young Dieses einzigartige Naturprodukt ist nicht nur ein süßer Brotaufstrich, sondern auch ein bewährtes Hausmittel bei vielen Krankheiten. US-Forscher haben herausgefunden: Das Zusammenspiel aller Wirkstoffe im Honig – das sind Vitamine, Mineralstoffe, Spurenelemente, Enzyme, Aminosäuren, pflanzliche Hormone und andere Bioaktivstoffe – macht ihn zu einem Superschutz vor frühzeitigem Altern und vor aggressiven Umweltgiften. Man kann sagen: Wer mit Honig süßt, bleibt länger jung und gesund. Jemand, der regelmäßig Honig isst, hat mehr Antioxidanzien im Blut, Substanzen, die den Organismus gegen aggressive Umweltschadstoffe und Stoffwechselgifte schützen. Diese feindlichen Substanzen sind verantwortlich für frühzeitiges Altern, für viele Krankheiten und für eine frühzeitige Ermüdung von Herz und Kreislauf. Wer jeden Tag drei bis vier Teelöffel Honig in den Speiseplan einbaut, bleibt daher länger jung, beugt einer frühzeitigen Arteriosklerose vor und stärkt Herz und Kreislauf.

Mein Tipp: Bei Nervosität am Morgen lässt man einfach einen Teelöffel Honig im Mund zergehen. Die Mundschleimhäute können dann die Wirkstoffe rasch und intensiv aufnehmen. Bei Erschöpfung rührt man zwei Esslöffel Honig und ein Esslöffel Zitronensaft in ein Viertel Liter stilles Mineralwasser, trinkt langsam in kleinen Schlucken. Bei Heiserkeit trinkt man schluckweise ein Viertel Liter warme Milch mit vier Teelöffeln Honig. Um morgens so richtig in Schwung zu kommen, trinkt man ein Viertel Liter stilles Mineralwasser mit einem Esslöffel Honig und einem Esslöffel Apfelessig.

Ingwer – eine echte Powerwurzel Stress im Beruf oder im Privatleben? Viele von uns fühlen sich ausgebrannt, erschöpft und kraftlos. Man nennt diesen Zustand auch »Burnout-Syndrom«. Da helfen die Inhaltsstoffe der Ingwerwurzel. Die Ingwerwurzel enthält viel Vitamin C und hilft somit bei Erkältungskrankheiten. Ingwer verfügt über 22 ätherische Öle: Diese wirken antibakteriell, blutdrucksenkend, beruhigend, harntreibend, entzündungshemmend, antirheumatisch, schleimlösend und verdauungsfördernd.

Ingwer hemmt die Blutgerinnung und schützt so vor Infarkten. Die Ingwerwurzel enthält aber auch pflanzliche Hormonstoffe, die unsere Zellen jung erhalten. Diese Phytohormone kurbeln die Produktion körpereigener Hormone an, die uns vor frühzeitigem Altern schützen. Ingwer ist daher ein Jungmacher für alle Menschen über 40.

Speziell in der Übergangszeit vom Winter zum Frühling ist Ingwer wichtig für uns: Er liefert uns von innen her Wärme. Und er schützt vor Darmkatarrh und kann Blähungen vorbeugen und bekämpfen. Manche Menschen erfahren durch Ingwer eine Verbesserung von Kopfschmerzen und rheumatischen Gelenkbeschwerden. Ingwer ist zudem ein gutes Mittel gegen Übelkeit und Erbrechen. Er wird daher auch zur Vorbeugung von Reisekrankheiten eingesetzt.

Mein Tipp: Wenn Sie eine frische Ingwerwurzel kaufen, achten Sie darauf, dass sie glatt und prall ist. Wenn sie schrumpelig ist, ist sie alt und hat kaum noch Wirkstoffe. Im Gemüsefach des Kühlschranks halten sich die frischen Wurzeln etwa zehn Tage. Nicht zu kalt lagern.

Kartoffel – die starke Knolle Die Kartoffel ist schmackhaft, preiswert und kalorienarm. Kartoffeln sind das ganze Jahr über verfügbar und vielseitig auf dem Speiseplan einsetzbar. Darüber hinaus enthalten sie viele Vitalstoffe für unsere Gesundheit. Kartoffeln machen optimistisch, weil sie Druck vom Herzen nehmen und Giftstoffe aus dem Organismus ableiten. Die enthaltene Stärke wird in unserem Organismus umgewandelt und gibt uns geistige und körperliche Kraft.

Die Kartoffel enthält eine beachtliche Menge des Spurenelements Chrom, das diesen Prozess noch unterstützt. Mit Hilfe des in der Kartoffel enthaltenen Vitamin C baut der Körper Glückshormone auf.

Die Kartoffel liefert, sofern sie schonend zubereitet und nicht zu sehr erhitzt wird, große Mengen an basischen Elementen in Form von Mikronährstoffen. Diese wirken gegen eine Übersäuerung des Organismus. Der Hauptwirkstoff ist dabei das Kalium. Legen Sie zwei Monate lang jede Woche einen Kartoffeltag ein, und Sie können Krankheiten wie Kopfschmerzen, Allergien und Hexenschuss entgegenwirken. Kartoffeln in Kombination mit Ei sind ideale Eiweißlieferanten. Der glykämische Index der Kartoffel ist zwar relativ hoch, die glykämische Last jedoch nicht.

Mein Tipp: Kartoffelchips, Pommes oder Bratkartoffeln sollten Sie nur in Maßen genießen. Und noch ein Erkältungstipp: Diese fetten Kalorienbomben belasten den Organismus nur. Lassen Sie 50 Gramm braunen Kandiszucker in einer Tasse Kartoffelwasser, das Sie nach dem Garen von Kartoffeln aufgefangen haben, einmal aufkochen. Trinken Sie die Flüssigkeit in kleinen Schlucken über einige Tage lang. Das wirkt schleimlösend.

Käse – gut für unsere Knochen Käse in seinen vielfältigen Varianten ist reich an dem hochwertigen Milcheiweißbestandteil Kasein, der alle unentbehrlichen Aminosäuren enthält. Schon 100 Gramm Käse decken bis zu 45 Prozent des täglichen Eiweißbedarfs. Das wichtigste Kohlenhydrat im Käse ist die Laktose. Sie wird von den im Darm lebenden Milchsäurebakterien zu Milchsäure umgewandelt, die unsere Verdauung anregt. Käse liefert reichlich Calcium, das für die Stärkung unserer Knochen so wichtig ist und somit vor der gefürchteten Knochenentkalkung Osteoporose schützt. Speziell das Käse-Calcium wird vom Körper dank des Milchzuckers besonders gut aufgenommen. 100 Gramm Hartkäse decken annähernd den Tagesbedarf an dem lebenswichtigen Mineralstoff. Käse ist aber auch ein guter Abschluss einer Mahlzeit, weil er das Milieu im Mund positiv beeinflusst. Käse liefert dem Zahnschmelz Calcium, stärkt damit den Zahn gegen schädliche Säuren und schützt auf diese Weise gegen Karies. Außerdem unterstützt Käse die Sehkraft, weil er uns mit Vitamin A versorgt.

Mein Tipp: Es ist ein schönes Abendbrot, zum Glas Rotwein 50 bis 70 Gramm französischen Hartkäse zu essen. Ohne Brot und Butter. Dabei nimmt man nicht zu. Aber: Frauen sollten spät abends mit den Käseportionen nicht übertreiben. Zu viel Käse zu später Stunde kann am nächsten Morgen zu geschwollenen Augen und Fingerknöcheln führen. Falls das der Fall ist, können Sie das mit einem Glas Selleriesaft oder Rote-Bete-Saft bekämpfen. Wenn Sie Käse im Kühlschrank aufbewahren, dann stellen Sie ihn eine Stunde vor der Mahlzeit heraus, damit er sein volles Aroma aufbauen kann.

Keime und Sprossen – echte Kraftpakete Da Freilandgemüse nur begrenzt im Jahr zur Verfügung steht und im Glashaus gezüchtetes Gemüse oft schadstoffbelastet ist, hier ein Tipp: Züchten Sie sich gesundes Gemüse ganz einfach zu Hause in Ihrer Küche. Sprossen sind wahre Kraftpakete voller Mineralstoffe und Vitamine. Der Vitamin-C-Gehalt vieler Keime und Sprossen steigt beim Keimen bis zu 500 Prozent, der Gehalt an Provitamin A (Betacarotin) bis zu 300 Prozent an. Beide Vitamine sind wichtig für die Immunabwehr. Auch Mineralstoffe und Spurenelemente vermehren sich gigantisch.

Sehr wertvoll sind Weizenkeime. Sie liefern uns B-Vitamine und Magnesium für unsere Nerven. Linsensprossen liefern Vitamin C und E sowie Eisen. Damit haben sie eine stärkende Wirkung auf die Körperabwehr und wirken positiv bei Wundheilung.

Sojabohnensprossen sind reich an Calcium für die Knochen sowie Phosphor und Lecithin fürs Gehirn. Kichererbsen versorgen uns mit Vitamin D, wichtig für den Knochenaufbau, das wir sonst nur durch Sonnenbestrahlung bilden können. Kressesprossen stärken die Schilddrüse, Sonnenblumenkeime liefern Zink für die Immunkraft, Kürbiskernsprossen sind reich an ungesättigten Fettsäuren und damit wichtig für Herz und Kreislauf. Durch ihren hohen Gehalt an Ballaststoffen wirken Keimlinge und Sprossen auch verdauungsfördernd und helfen bei Verstopfung.

Mein Tipp: So bringen Sie die Samen zum Keimen: Besorgen Sie sich eine Schüssel oder eine Keimbox (Reformhaus) und keimfähige Samenkörner oder Hülsenfrüchte. Große Körner zwölf Stunden, kleine Körner sechs Stunden lang in kaltem Wasser bei Zimmertemperatur ansetzen. Dann gut waschen und in dem Gefäß verteilen. Zweimal am Tag gießen, sodass die Keime immer feucht sind. Zimmertemperatur 22 bis 24 Grad Celsius. An den ersten beiden Tagen im Dunkeln stehen lassen, dann ans Licht stellen. Am vierten oder fünften Tag ist Erntezeit. Zuerst aber gründlich waschen, da sich während des Keimens Bakterien und Pilze gebildet haben, die Verdauungsprobleme hervorrufen können. Nach dem Waschen können Sie die Keime und Sprossen gleich knabbern oder unter den Salat mischen bzw. einen Sprossen-Salat zubereiten.

Kiwi – die grüne Frucht für Nerven und Kreislauf

Kiwis liefern große Mengen an Vitamin C, schützen daher vor lästigen Erkältungen. Kiwis stärken unsere Nerven für den Straßenverkehr, für Prüfungen und für das Meistern von Problemen. Das bewirken die Vitamine B_1, B_2, B_3, B_5 und B_6 sowie das Anti-Stress-Mineral Magnesium. Wer Probleme mit dem Kreislauf hat, sollte Kiwis verzehren. Sie versorgen uns mit der Aminosäure Arginin. Die macht die Blutgefäße weit und bringt den Kreislauf in Schwung. Die Mineralstoffe Magnesium und Kalium, das Vitamin Folsäure sowie das Spurenelement Eisen in der Kiwi geben dem Herzen Kraft. Kiwis machen gute Laune, dafür sorgt das Spurenelement Zink. Die Aminosäure Arginin in den Kiwis hilft gegen dicke, schwere Beine. Nach dem Schwitzen beim Sport kann man mit Kiwis wunderbar Mineralstoffe nachliefern. Und durch ihren hohen Anteil an Ballaststoffen fördern sie die Verdauung. Rohe Kiwis enthalten ein eiweißlösendes Enzym und unterstützen so die Verdauung von eiweißhaltigen Lebensmitteln. Eine Kiwi als Dessert nach einem fleischhaltigen Gericht ist also optimal.

Mein Tipp: Wer auf grüne Kiwis allergisch reagiert, sollte gelbe Kiwis – auch Gold-Kiwis genannt – essen, diese lösen keine Allergie aus. Sie haben etwas mehr Inhaltsstoffe und eine Schale, die man sogar mitessen kann. Rohe Kiwis vertragen sich nicht mit Milchprodukten – sie lassen diese bitter werden.

Knoblauch – senkt Blutdruck und Cholesterin Knoblauch als Gewürz – regelmäßig angewendet – ist ein Lebenselixier, das bis ins hohe Alter fit und vital hält. Das sagen zahllose Studien. Knoblauch bekämpft nicht nur das schädliche LDL-Cholesterin, sondern auch das gefürchtete und aggressive Lipoprotein A, das besonders schnell die Adernverkalkung vorantreibt. Und wer jahrelang regelmäßig Knoblauch konsumiert, hat um etwa zehn Jahre jüngere und elastischere Gefäße. Daraus ergibt sich auch ganz klar, dass

Knoblauch in hervorragender Weise die Durchblutung fördert. Die Wirkstoffe des Knoblauchs – allen voran das Allicin – senken zu hohen Blutdruck. Neuere Studien haben ergeben, dass eine knoblauchreiche Ernährung das Risiko für Magen- und Darmkrebs senken kann. Der Hauptwirkstoff Allicin in Verbindung mit den im Knoblauch enthaltenen Lektinen kann Veränderungen in den Magen- und Darmschleimhäuten verhindern. Und wenn beide Partner die gesundheitlichen Vorteile des Knoblauchs nutzen, dann stört den einen nicht der Geruch des anderen.

Mein Tipp: Wenn Sie frischen Knoblauch bekommen, der einen leichten lila Farbeinschlag hat, dann verfügt er über besonders viele Schutzsubstanzen für Herz und Kreislauf. Der Lilaknoblauch kommt meist aus der spanischen Mancha. Achten Sie beim Einkauf darauf, dass der Knoblauch nicht zu sehr riecht. Dies deutet auf verletztes Fruchtfleisch und alte Knollen hin. So können Sie den Knoblauchgeruch entschärfen: Trinken Sie nach dem Essen ein kleines Glas Rotwein, kauen Sie eine Kaffeebohne oder den Samen von Thymian oder Majoran. Oder lutschen Sie eine Chlorophyll-Tablette aus der Apotheke.

Kürbis senkt das Cholesterin Kürbisfleisch ist reich an Ballaststoffen, die Fette und Umweltschadstoffe aus unserem Organismus über den Darm abtransportieren. Mit dem Wirkstoff Betasitosterin in den Kernen vom Flaschenkürbis werden auch erhöhte Cholesterinwerte gesenkt. Kürbis enthält viele Enzyme, die die Bauchspeicheldrüse entlasten. Diese braucht dann nicht so viele Lipasen, also fettspaltende Enzyme, bereitzustellen. Die im Kürbis enthaltenen Carotine, die ihm die schöne Farbe geben, stärken unsere natürlichen Abwehrkräfte. Die Mineralien Magnesium, Kalium, Kupfer und Eisen stärken die Nerven. Kürbis wirkt harntreibend, stärkt die Nieren und schützt die Prostata des Mannes sowie die Blase der Frau. Mit dem im Kürbis enthaltenen Vitamin A können Hautprobleme verbessert werden. Kürbis enthält pro 100 Gramm nur 25 Kalorien und ist daher ideal zum Abnehmen.

Mein Tipp: Die Reife eines ganzen Kürbisses können Sie testen, indem Sie an die Schale klopfen. Wenn es hohl klingt, ist er reif. Schön sieht es aus, wenn Sie die Kürbissuppe in einem ausgehöhlten Kürbis servieren.

Lauch – »Polizei« in Magen und Darm

Lauch – vielfach auch Porree genannt – enthält starke ätherische Öle. Sie sind die »Polizei« in Magen und Darm und bekämpfen schädliche und krank machende Bakterien und Pilze. Die sind vor allem bei jenen Menschen in großen Mengen im Verdauungstrakt vorhanden, die sich einseitig von Pommes, fetter Wurst und Co. ernähren. Die schwefelhaltigen Aromastoffe im Lauch verleihen ihm die typische Schärfe. Sie fördern die Produktion der gesunden, wertvollen Darmbakterien. Damit werden die körpereigenen Abwehrstoffe im ganzen Organismus gestärkt.

Die Darmflora wird durch den Genuss von Lauch bestens regeneriert und saniert, zusätzlich wirkt Lauch auch harntreibend. Das im Lauch enthaltene Senföl Allicin stärkt die Blase und schützt vor Blasenentzündung und vor Blasenkatarrh. Lauch hält das Blut flüssig und wirkt so vorbeugend und lindernd bei Venenbeschwerden und Hämorrhoiden. Lauchsaft lindert – äußerlich angewendet – auch Hautentzündungen und Insektenstiche. Bei Husten und anderen Atemwegserkrankungen wirkt Lauch schleimlösend.

Mein Tipp: Frische und gute Qualität erkennt man an den festen grünen Blättern, den weißen Stangen und an den nur leicht trockenen Wurzeln. Zum Waschen der Lauchstangen schneiden Sie diese längs ein, so kann man Sand und Erde, die zwischen den Blättern sitzen, gut auswaschen.

Mais – dem Stress keine Chance Mais sorgt schnell für neue Power. Innerhalb 40 Minuten nach einer Maismahlzeit merkt man bereits die geistige und körperliche Fitness. Besonders empfehlenswert für Kinder, aber auch Erwachsenen hilft er auf die Sprünge. Mais ist reich am Nervenvitamin B_1, stärkt somit unsere Nerven und macht uns stressfest. Mais ist ein natürliches Beruhigungsmittel. Unterstützt wird diese Wirkung vor allem vom Vitamin B_5.

Mais schützt auch vor frühzeitiger Arteriosklerose, weil er

uns mit Folsäure versorgt. Außerdem finden wir im Mais interessante Mengen an Magnesium für Herz und Kreislauf. Die Vitamine im Mais helfen mit, einen zu hohen Homocysteinspiegel – ein natürliches, trotzdem giftiges Abbauprodukt – zu senken. Auch für Diabetiker und für alle, die abnehmen wollen, ist Mais ideal: Er wird langsam verdaut und macht für lange Zeit satt. Dadurch gelangt auch sein Zucker nur sehr langsam ins Blut und übt auf die Bauchspeicheldrüse keinen Stress aus.

Mein Tipp: Cornflakes – das sind Maisflocken – immer nur ohne Schokolade und ohne Zucker kaufen. Mais ist ein ideales Getreide für alle, die das Klebereiweiß (Gluten) in Roggen, Weizen und Gerste nicht vertragen und allergisch reagieren. Mais ist – wie Hirse und Reis – glutenfrei. Es macht fast immer Sinn, in Salate gekochte Maiskörner aus dem Glas zu mischen. Maisgrieß, auch Polenta genannt, bekommt man heute schon fertig im Laden.

Mango – ein exotischer Muntermacher Es gibt sie in vielen Farben, in grün, gelb, rot oder orange, und auch geschmacklich gibt es viele Nuancen. Mangos sind reich an Carotenen, sekundären Pflanzenfarbstoffen, die unsere Haut vor Umweltschadstoffen schützen.

Das Betacarotin, ebenfalls in großen Mengen vertreten, stärkt unsere Sehkraft und die Atemwege. Mit Mangos bekommen wir Nerven wie Drahtseile, weil sie uns mit B-Vitaminen versorgen. Mitunter raten Ärzte, bei Kreislaufproblemen Mangos zu essen. Das Vitamin B_6 aus der Mango baut den Kreislauf auf. Wer Mangos isst und dann in die Sonne geht, wird schneller braun, behält die Sonnenbräune länger und hat zugleich einen guten Schutz gegen die schädlichen UV-Strahlen. Wer zu viel Sonne abbekommen und gerötete Haut hat, kann mit dem Essen von Mangos den Sonnenbrand schneller in den Griff kriegen.

Da der Fruchtzucker der Mango rasch ins Blut geht, bringt die Frucht schnelle Energie. Wer regelmäßig Mangos konsumiert, sieht einfach jünger aus, ist aber auch geistig besonders fit. Mangos bremsen den Alterungsprozess im Körper und im Hirn.

Mein Tipp: Die Farbe der Frucht gibt Aufschluss über das Aroma und über die Süße. Die roten und orangefarbenen Mangos sind besonders süß. Die Reife erkennt man daran, dass die Frucht duftet und auf Druck leicht nachgibt. Die Mango ist übrigens die einzige Frucht, die man in Ländern, wo der Reisedurchfall droht, bedenkenlos essen kann, insofern man sie als Ganzes kauft, selbst schält und gleich verzehrt. Die Haut der Mango ist so fest, dass keine Bakterien oder andere Krankheitserreger ins Fruchtfleisch gelangen können.

Melone – randvoll mit Bioaktivstoffen Zucker- und Honigmelonen sind erfrischend und versorgen uns mit allen lebenswichtigen Stoffen, die wir brauchen. Sie bestehen zu über 90 Prozent aus Wasser. Doch die restlichen zehn Prozent machen sie zu einem Lebenselixier, egal, ob Wasser-, Zucker- oder Honigmelonen. Melonen sind randvoll mit den Bioaktivstoffen, denen man den Namen Carotinoide gegeben hat. Sie stärken die Sehkraft, die Atemwege und die Immunkraft des Menschen. Eines dieser Carotinoide ist das Lycopin, wie wir es auch in der Tomate finden. Dieses schützt den Mann vor Prostatakrebs, senkt aber auch allgemein das Krebsrisiko im Körper von Mann und Frau. Da die Wassermelone sehr wenig Natrium enthält, hat sie eine stark entwässernde Wirkung. Das ist sehr gut für die Nieren und fürs Bindegewebe.

Wassermelonen sind auch ideale Früchte für Gichtpatienten. Die Wassermelone schützt unsere Haut von innen her vor dem Austrocknen, hält damit unseren Teint jung und attraktiv. Außerdem schützt das Lycopin die Haut in gewisser Weise vor den schädigenden UV-Strahlen. Die Kombination von Vitamin A und Vitamin C in der Wassermelone macht sie zu einer wertvollen Waffe gegen Stress und Arteriosklerose.

Mein Tipp: Kaufen Sie Melonen immer mit Einsatz Ihrer Nase: Riechen Sie oben an der hellen Stelle der Frucht. Da muss Ihnen ein angenehmer Melonengeruch entgegenströmen. Die Wassermelone ist ein hervorragender, aromatischer Durstlöscher, wie es unter den Früchten keinen zweiten gibt. Wer tagsüber zu wenig trinkt, kann mit der erfrischenden Wassermelone einiges ausgleichen.

Milch und Milchprodukte – gut für Knochen, schlecht für Stress Dass Milch und die daraus hergestellten Produkte viel Calcium enthalten und dies gut für unsere Knochen ist, weiß wohl jeder. Was aber wenige wissen: Das Calcium macht uns auch stark gegen Stress. Calcium ist sozusagen der Manager – der Boss – im Gehirn und im Nervensystem, wenn es gilt, bei anhaltendem Druck alles zu beruhigen. Daher sollte jeder von uns in beruflich stürmischen Zeiten oder bei privatem Stress bevorzugt Milch und Milchprodukte in den Speiseplan einbauen.

Schweizer Wissenschaftler haben nachgewiesen: Das Milcheiweiß verhindert die Kariesbildung bis zu 80 Prozent. Zugleich aber fördert es das Wachstum von positiven, gesundheitsfördernden Bakterien, die am Aufbau der Immunkraft im Mund beteiligt sind. 250 Gramm Joghurt am Morgen hilft bei niedrigem Blutdruck und auch bei Müdigkeit und Erschöpfung. Blähungen verschwinden, wenn man morgens und abends eine Tasse Milch mit Fenchel oder Kümmel aufkocht, etwas ziehen lässt und in kleinen Schlucken trinkt.

Mein Tipp: Achten Sie beim Kauf von Milchprodukten auf den Fettgehalt. Joghurt, Quark, Buttermilch etc. werden in verschiedenen Fettstufen angeboten. Wer auf die Linie achtet, greift zu den fettarmen Produkten. Wer an Laktoseunverträglichkeit leidet, also den in der Milch enthaltenen Milchzucker (Laktose) nicht aufspalten kann, dem stehen inzwischen viele laktosefreie Milchprodukte im Kühlregal zur Verfügung.

Möhren – gut für Augen, Magen und Darm Möhren haben einen hohen Gehalt an Vitalstoffen. Sie liefern uns eine enorme Menge Carotinoide und Carotene, Bioaktivstoffe, die unsere Sehkraft stärken und die Produktion vom Sehpurpur Rhodopsin fördern. Diesen Stoff benötigen wir vor allem zum Farbensehen. Die Carotinoide haben zusätzlich einen positiven Einfluss auf Magen und Darm.

Gekocht oder gedünstet sind Möhren noch wertvoller für die Gesundheit. Beim Erhitzen entstehen große Mengen an Verbindungen, die den Organismus vor Umweltschadstoffen und Krebsgefahr schützen. Möhren schützen bis zu einem gewissen Grad von innen her gegen zu starke Sonnenbestrahlung. Die Carotinoide wirken auch schützend vor Arteriosklerose. Um die fettlöslichen Wirkstoffe der Möhre optimal nutzen zu können, sollten sie immer mit etwas Fett oder Öl zubereitet werden – auch als Rohkost. Da Möhren allgemein als kräftigend und blutbildend gelten, sind sie oft Bestandteil einer Frühjahrskur.

Mein Tipp: Achten Sie beim Einkauf auf die Frische der Möhren. Diese erkennen Sie an deren Festigkeit und an dem frischen Grün, falls vorhanden. Das Möhrengrün sollten Sie allerdings gleich nach dem Kauf abschneiden, da es den Möhren das Wasser entzieht.

Nüsse – bei Rheuma und schwachen Nerven Es lohnt sich, statt Chips oder Bonbons mal Nüsse zu knabbern. Sie sind eine echte Alternative und voller Vitamine. Die wichtigsten sind die Vitamine B und E. Vitamin B stärkt die Nerven. Vitamin E wirkt rheumatischen Erkrankungen entgegen und lindert Gelenkbeschwerden. Es schützt außerdem vor frühzeitiger Arteriosklerose. Die Hauptmineralstoffe sind Kalium und Natrium. Kalium stärkt den Herzmuskel und Natrium ist für die Regulierung des Wasserhaushaltes im Körper mitverantwortlich. Beide Stoffe verhindern so Herz-Kreislauf-Erkrankungen. Nüsse liefern viel Eiweiß. Die Erdnuss zum Beispiel enthält mit 26 Gramm pro 100 Gramm mehr Eiweiß als ein Hühnerei. Somit sind Erdnüsse gute Eiweißlieferanten für alle Vegetarier.

Das Tryptophan in der Erdnuss fördert obendrein den guten Schlaf. Etwa zehn Macadamianüsse pro Tag senken das schädliche LDL-Cholesterin um etwa 15 Prozent. Das gute HDL-Cholesterin bleibt unverändert. Macadamianüsse senken auch zu hohe Blutdruckwerte. Nüsse sind zwar sehr gesund, enthalten jedoch auch viele Kalorien. Achten Sie also darauf, dass sich die Menge der verzehrten Nüsse in Grenzen hält.

Mein Tipp: Hände weg von Erdnussbutter. Sie ist eine echte Kalorienbombe, die meist unterschätzt wird. Hier noch ein Trick: Alte Walnüsse können ganz leicht wieder frisch gemacht werden. Die Nüsse über Nacht einfach in Milch legen.

Man bringt sie damit zum Keimen und dadurch schmecken sie wieder frisch und lecker. Interessanterweise sind Sie dann auch gesünder.

Papaya – aktiviert die Hormonproduktion

Die Wirkstoffe der Papaya sind Enzyme, die man sonst in keiner anderen Frucht findet und die im Milchsaft der Frucht produziert werden: das Papain, das Chymo-Papain und das Papaya-Lysozym. Diese Enzyme wirken antibakteriell und können Krankheitserreger ausschalten.

Papayas fördern die Eiweißverdauung. Daher macht es Sinn, zu Fleischspeisen Papayas zu konsumieren. Auf diese Weise können Blähungen und Völlegefühl vermieden werden. Papayas aktivieren die Hormonproduktion von Mann und Frau. Und da das auch auf die Sexualhormone zutrifft, werden Liebeslust und Liebeskraft gefördert. Auch die Muskelbildung wird im Übrigen angeregt. Papayas gelten als »Sprit für die Muckis«. Papayas können im Magen und Darm Krankheitserreger ausschalten. Bei einer Entzündung der Mundschleimhaut fördert Papaya die Heilung.

Papayas sind reich an Vitamin B_5 für Energie in unseren Zellen, aber auch für kräftiges, schönes Haar. Sie liefern uns reichlich Vitamin C für die Immunkraft, gegen Erkältungen und gegen Stress. Sie verfügen über viel Betacarotin für die Sehkraft sowie Kalium für Nerven und Herz und Calcium für unsere Knochen.

Mein Tipp: Die Papaya wird mit einem Messer geschält und der Länge nach halbiert. Dann schabt man mit einem Esslöffel die Samenkerne aus der Frucht heraus. Werfen Sie die Schale nicht weg. Reiben Sie mit der saftigen Innenseite raue Haut und Hornhaut ein. Das macht die Haut wieder glatt. Gegen Altersflecke hilft es, zweimal die Woche die Haut mit dem Fruchtfleisch einer unreifen Papaya einzureiben. Papayas sollten reif, aber nicht überreif sein. Man kann sie nicht lange lagern. Einmal aufgeschnitten, sollte man sie komplett verzehren.

Paprika – spitze bei Vitamin C Paprikaschoten liefern uns Spitzenwerte an Vitamin C gegen Stresssituationen und Erkältungen und stärken die Abwehrkräfte mit Zink. Sie stärken unsere Gelenke durch Vitamin E und unterstützen die Sehkraft mit Betacarotin. Der wichtigste Wirkstoff aber ist das Capsaicin, also der Stoff, der für die Schärfe von Paprika, Peperoni und Chilis zuständig ist. Es senkt nicht nur im Magen das Risiko für das gefürchtete Helicobacter-Pylori-Bakterium, den Auslöser von Gastritis und Magengeschwüren, sondern es stärkt auch Herz und Kreislauf, weil es das Blut flüssig hält und verhindert, dass sich Thrombosen bilden können.

Allein der Saft einer Paprikaschote fördert die Gehirnarbeit, macht geistig fit. Chili – gemahlen als Cayennepfeffer bekannt – ist eine besonders kleine und scharfe Paprikaart.

Chilis liefern große Mengen an Capsaicin. Die schützende Wirkung für Herz und Kreislauf hält bis zu drei Stunden nach dem Verzehr an. Außerdem wirken Chilis gegen Blähungen und Völlegefühl.

Mein Tipp: Kauen Sie die Paprikaschoten langsam und gut. Wer trotzdem Verdauungsprobleme bekommt, kann die äußere Haut abziehen. Lagern Sie Paprikaschoten nicht länger als einen Tag. Sie verlieren sehr schnell ihre Wirkstoffe.

Reis entwässert und stärkt die Nerven Reis ist nicht gleich Reis. Nur wenn die Wirkstoffe des Silberhäutchens, der äußeren Schicht des Reiskorns, noch aktiv sind, ist Reis gesundheitlich so wertvoll. Deshalb entscheiden Sie sich immer für parboiled oder Vollkornreis. Reis saniert die Darmflora, die Welt der positiven, lebenswichtigen, schützenden Darmbakterien. Man kann ihn auch bei Zöliakie – einer Unverträglichkeit des Klebereiweißes Gluten aus Weizen, Gerste und Roggen – in den Speiseplan einbauen. Wer Reis isst, tankt Magnesium für Herz und Kreislauf und Eisen für mehr Vitalität. Durch den hohen Anteil an B-Vitaminen stärkt Reis schwache Nerven und ist ein gutes Anti-Stress-Mittel. Das Niacin im Reis macht stark gegen Allergien. Da Reis viel Kalium, aber wenig Natrium enthält, hat er eine stark entwässernde Wirkung. Mit Reisschleim kann man Durchfall und einen Darmkatarrh behandeln. 15 Gramm Reis werden in einem Liter Wasser verkocht und dann gegessen.

Mein Tipp: All die gesundheitlichen Wirkungen erbringt natürlich in erster Linie der Naturreis, in dessen Silberhäutchen alle Vitalstoffe enthalten sind. Fast so wertvoll wie Naturreis ist der parboiled Reis. Bevor dieser geschält wird, werden die Vitamine und Mineralstoffe unter Wasserdampf aus der Schale in das Korn hineingepresst.

Salate gegen Müdigkeit Salat besteht zwar zu 95 Prozent aus Wasser, aber die restlichen fünf Prozent haben es in sich! Grüner Salat ist reich an Ballaststoffen und fördert dadurch die Verdauung. Die enthaltenen Vitamine und Mineralstoffe kräftigen das Herz. Er vertreibt Müdigkeit, stärkt die Nerven und verbessert gleichzeitig die Einschlafbereitschaft nach einem stressreichen Tag. Wichtig sind auch die Farben des Salats. Das Chlorophyll macht den Salat nicht nur grün, es fördert auch die Sauerstoffzufuhr zum Gehirn und schärft dadurch die Konzentration. Rote Salate wiederum enthalten Carotine, Folsäure und Bitterstoffe und sind damit eine wirksame Waffe gegen das Altern und zum Entgiften. Am besten rot und grün mischen. Feldsalat enthält Mineralstoffe, Vitamine und Spurenelemente in höchster Konzentration und ist somit Spitzenreiter unter den Salaten.

Rucola – roh als Salat oder gedünstet als Gemüse – wirkt appetitanregend und verdauungsfördernd. Salate, die Bitterstoffe enthalten, dazu gehören zum Beispiel Endivie und Eichblattsalat, wirken positiv auf Leber und Galle. Gleichzeitig wirken sie harntreibend. Krauser Blattsalat hat eine schleimlösende Wirkung und hilft so bei Atemwegserkrankungen.

Mein Tipp: Greifen Sie beim Einkauf von Salat lieber nicht zu »frischeversiegelten« Salatmischungen im Folienbeutel. Der zerkleinerte Salat ist viel anfälliger für Mikroorganismen. Kaufen Sie immer den ganzen Salatkopf, am besten aus dem Biomarkt. Die beste Zeit für den Salatgenuss ist mittags, da der Körper ihn dann am besten verdauen kann.

Sauerkraut – eine Naturarznei mit weniger Kalorien

Sauerkraut liefert große Mengen an Vitamin C, schützt damit vor Erkältungen, macht stressfest und fördert die Fettverbrennung. Schon 200 Gramm Sauerkraut decken mehr als den halben Tagesbedarf an Vitamin C. Sauerkraut liefert reichlich Vitamin B_{12} für geistige Frische, für gute Laune, für ein gesundes Blut und fürs Herz. Dieses Vitamin fehlt häufig bei Veganern, da es fast nur in tierischen Produkten vorkommt. Sauerkraut liefert auch die Vitamine B_3 fürs Gehirn, B_6 für die Eiweißverdauung und Folsäure für Herz und Kreislauf. Sehr wichtig: Sauerkraut ist randvoll mit Milchsäurebakterien. Sie stärken die Darmflora, die Welt der gesundheitsfördernden, positiven Bakterien im Darm, und bekämpfen krankheitsfördernde Bakterien. Und damit wirkt das Sauerkraut auch am Aufbau der Immunkraft mit, die ja zu 70 Prozent im Darm gefestigt wird. Neu entdeckt haben finnische Wissenschaftler, dass im Sauerkraut Substanzen mit dem Namen Isothiocyanate stecken. Sie senken das Krebsrisiko in Brust, Darm, Lunge und Leber.

Mein Tipp: Kauen Sie das rohe Sauerkraut intensiv und lange. Sauerkraut vor dem Zubereiten nicht waschen. Es gehen zu viele Vitamine und Mineralstoffe verloren. Am besten kaufen Sie Bioware. Dann haben Sie die Sicherheit, dass keine Schadstoffe und nicht zu viel Salz enthalten sind.

Sauerkraut muss 20 bis 25 Minuten sanft gegart werden, lassen Sie es jedoch nicht verkochen. Zum rohen Sauerkraut immer ein paar Tropfen Rapsöl dazugeben. Wenn Sie beim Verzehr von Sauerkraut zu leichten Blähungen neigen, sollten Sie ausschließlich erhitztes Sauerkraut zu sich nehmen. Oder würzen Sie das Kraut mit Fenchel, Kümmel, Majoran oder Thymian.

Schokolade macht glücklich Genießen Sie Schokolade ohne schlechtes Gewissen. Achten Sie dabei auf die Qualität, und bevorzugen Sie Schokolade mit einem hohen Kakaogehalt, mindestens 70 Prozent. Das Phenyl-Ethyl-Amin in der Schokolade ist eine Substanz, die im Gehirn die Produktion von Glückshormonen anregt.

Außerdem haben Wissenschaftler in den letzten Jahren in Schokolade eine Substanzgruppe entdeckt, die schon aus Rotwein und Tee wertvollere Nahrungsmittel macht, die Polyphenole bzw. Flavonoide. Sie gelten als »Herzschutzstoffe«, weil sie aggressive Sauerstoffmoleküle entschärfen und so der Verstopfung der Adern vorbeugen sollen. Eine halbe Tafel Schokolade enthält etwa so viele Flavonoide wie ein Glas Rotwein. Und das ganz ohne Alkohol!

In der letzten Zeit sind viele Studien veröffentlicht worden, die nachweisen: Schokolade stärkt Herz und Kreislauf, weil sie den Schutzstoff Resveratrol enthält. Schon ein kleines Stück Schokolade hält unser Blut für Stunden flüssig. Das Theobromin im Kakao hat eine ähnlich anregende Wirkung wie Coffein, allerdings schwächer. Es ist auch für die Stimmungsaufhellung zuständig.

Mein Tipp: Achten Sie beim Schokoladengenuss auf Qualität. Zartbittere Schokolade ist wegen des höheren Kakaogehaltes besser. Denn im Kakao stecken die »Glückshormonvorläufer« und »Herzschutzstoffe«. Milchschokolade enthält viel mehr Fett und Zucker.

Seefisch schützt vor Herzinfarkt und Schlaganfall

Meeresfische haben im Rahmen der gesunden Ernährung einen sehr hohen Stellenwert. Ganz besonders trifft das auf Fische zu, die in tiefen, kalten Gewässern leben. Sie sind mit besonders großen Mengen hochwertigem Fischöl ausgestattet, damit sie vor der Kälte des Wassers geschützt sind.

Die Omega-3-Fettsäuren im Fischöl haben aber auch für den Menschen eine besondere Bedeutung. Sie stärken Herz und Kreislauf und helfen, Herzinfarkt und Schlaganfall zu verhindern. Außerdem senken sie nicht nur zu hohe Cholesterinwerte, sondern auch zu hohe Blutdruckwerte, weil sie die Blutgefäße elastisch machen und das Blut flüssig halten. Omega-3-Fettsäuren können auch rheumatische Beschwerden lindern. Die im Fisch enthaltenen Spurenelemente Zink und Selen stärken unser Immunsystem. Und das Jod im Seefisch stärkt die Schilddrüse, macht damit vital, aktiv und beugt Müdigkeit vor. Fisch wirkt auch beruhigend auf unser Nervensystem.

Mein Tipp: Achten Sie auf Frische: die Augen müssen noch glänzend sein und nach einem Fingerdruck in den Fisch muss die Delle sofort wieder verschwinden. Das sind wichtige Beweise, dass der Fisch frisch ist. Matjes und Bismarckhering sollten so rasch wie möglich verzehrt werden, weil die Marinade nur kurze Zeit haltbar ist.

Sellerie erhält die Sommerbräune Sellerie liefert viel Kalium, das hilft gegen Stress und dadurch werden Probleme leichter gemeistert. Sellerie verhilft Ihnen, Ihre Sommer- oder Urlaubsbräune länger zu erhalten, denn er enthält bräunende Phenolsubstanzen. Aufgrund seiner zahlreichen Mineralstoffe und Spurenelemente kann Sellerie gegen Gicht, Rheuma und Blasenentzündung eingesetzt werden. Er hilft zudem bei Verdauungsstörungen und Appetitmangel. Sellerie fördert die Liebeslust und kann die Potenz des Mannes stärken. Dies bewirken vor allem die ätherischen Öle. Gegen

Tränensäcke am Morgen hilft ein Glas Selleriesaft. Selleriesaft ist auch ein gutes Mittel bei Mundentzündungen und Halsschmerzen. In Kombination mit Möhrensaft wirkt Selleriesaft auch beruhigend. Sellerie hat eine stärkende, blutreinigende Wirkung. Zudem ist er harntreibend und entwässert den Körper. Er ist also optimal für eine kleine Kur zwischendurch.

Mein Tipp: Beim Kochen behält Knollensellerie seine weiße Farbe, wenn Sie dem Wasser etwas Zitronensaft zufügen. Frischen Stangensellerie (auch Bleichsellerie genannt) erkennen Sie an seinen knackigen Stangen und an den grünen Blättern. Benötigen Sie nicht die gesamte Sellerieknolle, so reiben Sie die Schnittfläche mit Zitronensaft ein und wickeln die Knolle fest in Klarsichtfolie ein. Auf diese Weise bekommt sie keine braunen Flecken an der Schnittfläche.

Soja schützt vor Krebs Man konsumiert Soja als Tofu, als Sprossen, in Form von Milch, Joghurt oder Dessert und als Sauce. Die ungesättigten Fettsäuren in der Sojabohne senken zu hohe Cholesterinwerte. Das hochwertige pflanzliche Eiweiß macht stark gegen Stress. Dazu kommt noch die Wirkung des Lecithins aus der Sojabohne, das ebenfalls stressfest und geistig fit macht. Wissenschaftlich nachgewiesen ist auch, dass Sojaproteine im Körper des Menschen zu hochwirksamen Anti-Krebs-Substanzen werden, die vor allem vor Brustkrebs, Gebärmutterkrebs und Prostatakrebs schützen.

Bei Frauen in den Wechseljahren können Inhaltstoffe des Sojas, die Phyto-Östrogene, die negativen Kurz- und Langzeiteffekte der hormonellen Veränderung deutlich lindern. Studien haben gezeigt, dass 40 Gramm zusätzlich aufgenommenes Sojaprotein am Tag den Mineralgehalt in der Wirbelsäule verbessern und auch Symptome wie Hitzewallungen lindern kann. Und die Isoflavone in der Soja haben eine Schutzfunktion für das Herz.

Mein Tipp: Soja gibt es als ganze Bohnen zu kaufen, aber auch als Schrot, zum Beispiel fürs Müsli. In Reformhäusern und inzwischen auch in vielen Supermärkten gibt es eine Reihe verarbeiteter Sojaprodukte: Sojawürstchen, Bratlinge, Tofu, Sojamilch, Drinks und Süßspeisen.

Sonnenblumenkerne & Co. für die Schönheit Reich an Vitaminen, Mineralstoffen, Spurenelementen und wertvollen Ölen – wer regelmäßig Sonnenblumenkerne konsumiert, hat schönere Haare, gesündere Haut und festere Nägel. Sonnenblumenkerne enthalten Linolensäure, eine Fettsäure, die den Cholesterinwert im Blut senken kann. Knabbern Sie jeden Tag zwei bis drei Esslöffel grüne, weichschalige Kürbiskerne. Die darin enthaltenen Wirkstoffe Sitosterin und Delta-7-Sterole bauen die Immunkraft der Blase auf und beugen somit einem Blasenkatarrh vor. Die Wirkstoffe der Kürbiskerne können die Entstehung einer gutartigen Prostatavergrößerung bei Männern bremsen, zum Teil sogar verhindern. Die Wirkstoffe in den Kürbiskernen stärken die Blase und können daher gegen eine Reizblase eingesetzt werden oder einer später drohenden Harninkontinenz vorbeugen.

Pinienkerne enthalten reichlich Eisen, wichtig für die Blutbildung, sowie Zink für die Immunabwehr. Leinsamen enthält wertvolle Lignane, Phyto-Östrogene, die jenen des menschlichen Organismus ähnlich sind. Daher kann Leinsamen helfen, Wechseljahrbeschwerden zu reduzieren.

Mein Tipp: Wer zum Winterende hin regelmäßig Sonnenblumenkerne kaut, kann sich vor Frühjahrsmüdigkeit schützen. Wer zum Fernsehen unbedingt naschen will, sollte Sonnenblumen- oder Kürbiskerne knabbern. Sie sind eine gesunde Alternative. Aber achten Sie auf den Fettgehalt!

Spargel gut für Hirn und Liebe Spargel liefert Magnesium, Kupfer, Folsäure und Vitamin E. Damit werden Herz und Kreislauf gestärkt, das frühzeitige Altern von Haut und Sehkraft gebremst. Spargel ist reich an Kalium. Dadurch werden Nieren und Harnwege durchgespült und die Verdauung verbessert.

Der Hauptwirkstoff im Spargel ist die Aminosäure Asparagin. Asparagin regt die Nieren an und aktiviert Leber und Galle. Der Stoffwechsel und der Abtransport von Umweltgiften aus dem Körper werden gefördert. Asparagin ist ein Stoff, der uns fit macht, auch für die Liebe. Die Libidowirkung ist aber auch auf die Spurenelemente Zink und Molybdän zurückzuführen, von denen der Spargel reichlich enthält. Spargel stärkt die Nerven und unterstützt so die Konzentration. Zusätzlich aktiviert er in unserem Gehirn die Bildung von Glückshormonen. Spargel ist eine der kalorienärmsten Gemüsesorten. 100 Gramm haben nur 17 Kalorien. Außerdem enthält Spargel das Spurenelement Chrom. Und das bremst den Hunger.

Mein Tipp: Bringen Sie heimischen Spargel auf den Teller: Er hat mehr Wirkstoffe, denn er ist schneller vom Feld auf dem Tisch. Wird Spargel von weit her transportiert, baut dieses sensible Gemüse ganz schnell seine Vitalstoffe ab. Grüner Spargel ist etwas zarter und muss nicht geschält werden. Es reicht, das untere Ende der Stiele abzuschneiden. Spargel sollten Sie, in einem feuchten Geschirrtuch eingewickelt, im Kühlschrank aufbewahren. Vorsicht: Wer an Gicht leidet und wer hohe Harnsäurewerte hat, sollte auf Spargel verzichten. Er enthält leider große Mengen an Purinen.

Spinat hält uns jung und fit Viele Jahrzehnte wurde Spinat aufgrund eines verrutschten Kommas als wertvoller Eisenlieferant angesehen. Dieser Irrtum hat sich inzwischen aufgeklärt. Dennoch liefert das grüne Gemüse eine Menge Nähr- und Vitalstoffe für unseren Organismus. Spinat ist wichtig für Menschen ab 40, denn seine Inhaltsstoffe helfen, jung und gesund zu bleiben.

Spinat enthält reichlich vom Anti-Stress-Mineral Magnesium und vom Nervenvitamin B$_1$. Es ist somit ein ideales Anti-Stress-Gemüse. Er enthält interessante Mengen an Folsäure und schützt somit Herz und Kreislauf, bremst die Adernverkalkung und wirkt daher als Jungbrunnen.

Darüber hinaus ist Spinat wichtig für unsere Augen. Er enthält viel Vitamin A und Betacarotin, beides entscheidend für die Bildung des Sehpurpurs. Die im Spinat enthaltenen Carotinoide schützen unsere Augen. Wer ab 40 regelmäßig Spinat verzehrt, senkt damit die Gefahr für eine Makula-Degeneration, bei der der zentrale Netzhautbereich im Auge zerfällt. Spinat wirkt zudem positiv auf die Blutbildung sowie auf die Aktivität der Bauchspeicheldrüse, der Magenschleimhaut und der Galle. Damit unterstützt er die gesamte Verdauung.

Mein Tipp: Spinat schmeckt bekanntlich nicht allen Kindern. Dies kommt daher, weil er Säuren enthält, die Kindern oftmals nicht zusagen. Sie können sogar allergische Reaktionen hervorrufen. Zwingen Sie daher Ihre Kinder nicht, Spinat zu essen.

Tomaten sind gut fürs Herz Der Hauptwirkstoff der Tomate ist der rote Farb- und Bioaktivstoff Lycopin. Er stärkt Herz und Kreislauf und kann das Krebsrisiko senken. Lycopin ist auch der Grund dafür, dass Tomaten vor Arteriosklerose schützen. Das Lycopin kann aus erhitzten Tomaten besser aufgenommen werden als aus rohen Früchten. Deshalb sind

Tomaten und Tomatenpüree aus der Fertigpackung, Tomatenmark und -saft sehr zu empfehlen. Der hohe Anteil an Vitamin C unterstützt die Abwehrkräfte und der Mineralstoff Kalium ist gut für die Blutgerinnung. Weil Tomaten auch den Abfluss der Harnsäure unterstützen, wirken sie vorbeugend vor Erkankungen wie rheumatischer Arthritis und Rheuma.

Tomaten verhindern das Risiko von Entzündungen im Darmtrakt und unterstützen eine gesunde Darmflora. Auch das Risiko der Bildung von Gallen- und Blasensteinen wird durch den häufigen Genuss von Tomaten verringert. Das Lycopin stärkt die Zellstruktur und fördert den Zellstoffwechsel. Ihm wird auch eine krebshemmende Wirkung bei Magen-, Darm-, Brust-, Mund- und Prostatakrebs nachgesagt.

Mein Tipp: Tomaten mit grünen Flecken nicht verwenden. Sie enthalten die giftige Substanz Solanin, die zu Übelkeit führen kann. Achten Sie beim Kauf von Ketchup darauf, dass dieser wenig Zucker oder Fruchtzucker enthält. Dabei kommt es auf die Reihenfolge der Zutaten in der Zutatenliste an. Je weiter vorne die Zutat genannt wird, desto mehr ist in dem Produkt enthalten.

Trauben verlängern das Leben Was macht Trauben so wertvoll? Es sind vier Hauptwirkstoffe, vier verschiedene Polyphenole. Sämtliche Traubensorten enthalten diese wertvollen Substanzen. Die blauen und roten Trauben aber liefern uns besonders viele davon. Das Resveratrol in den Weintrauben hält unsere Körperzellen und Blutgefäße elastisch, senkt das schädliche LDL-Cholesterin und erhöht das schützende HDL-Cholesterin. Resveratrol schützt vor Arteriosklerose, aktiviert das Gen für ein langes Leben und senkt das Krebsrisiko. Quercetin schützt unseren Organismus vor aggressiven Umweltschadstoffen und Giften. Und es hält unser Blut flüssig.

Dieselbe Eigenschaft hat auch der Stoff Catechin. Diese Wirkung schützt in Kombination mit den Radikalfängern in der Traube vor Arteriosklerose, Herzinfarkt und Schlaganfall.

Epi-Catechin kann das Krebsrisiko senken. Wer regelmäßig Trauben in den Speiseplan einbaut, kann Verstopfung bekämpfen, Herz und Kreislauf stärken und Problemen mit den Venen vorbeugen. Mit Trauben kann man die Nerven stärken, die Laune verbessern und sich stark gegen Stress machen. Mit Rosinen geht das auch, doch sollte man dabei den höheren Kalorienwert beachten. Weintrauben haben auch eine harntreibende und verdauungsfördernde Wirkung, sie unterstützen die Aktivität von Leber und Gallenblase. Daher werden sie auch gerne zur Entschlackung eingesetzt und zur Regulierung des Säure-Basen-Haushalts. Zudem wirken Trauben stärkend auf unsere Immunkraft, sind also ein guter Erkältungsschutz.

Mein Tipp: Essen Sie die Schale und besonders die Kerne der Trauben mit. Sie fördern die Verdauung, weil sie zu idealen Ballaststoffen werden. Außerdem geben die Kerne Traubenkernöl an den Darm ab. Man kann mit Trauben prima entschlacken und entgiften. Essen Sie am Wochenende nichts anderes als ein bis eineinhalb Kilogramm Trauben über den Tag verteilt. Trinken Sie dazu drei Liter Wasser. Bei großem Hunger ist ein Knäckebrot erlaubt.

Zitrusfrüchte stärken unser Immunsystem Alle Zitrusfrüchte enthalten große Mengen an Vitamin C, wichtig für unser Immunsystem. Und alle enthalten Bioflavonoide. Diese Bioaktivstoffe schützen vor Umweltschadstoffen, den freien Radikalen, senken damit das Risiko für Krebsanfälligkeit und des frühzeitigen Alterns.

Wenn die Zitrone gelb und reif ist, stärkt ihr Saft unsere Haare und Nägel. Außerdem wird die Produktion der Magensäure angeregt. Zahnfleischbluten kann durch Zitronensaft gestoppt werden. Zitronen verbessern den Fettabbau und helfen so beim Abnehmen.

Die Orange macht geistig rege, hilft Stress schneller abzubauen und aktiviert die Sexualhormone. Frisch gepresster Orangensaft wirkt hervorragend gegen den Alkoholkater. Orangen stärken den Kreislauf, beugen der vorzeitigen Adernverkalkung vor und vertreiben Müdigkeit. Sie wirken außerdem appetitanregend und helfen den Cholesterinspiegel zu senken.

Die Grapefruit stärkt Herz, Kreislauf und Venen. Die Mandarine enthält als einzige Zitrusfrucht im Fruchtfleisch den

Pflanzenfarbstoff Rutin. Dieser stärkt das Bindegewebe und verhindert so Cellulite.

Mein Tipp: Verwenden Sie nur Orangen mit einer festen, glatten und glänzenden Schale. Früchte, die schon einige Tage bei Zimmertemperatur gelagert wurden, haben bereits zu viele Vitalstoffe verloren. Ziehen Sie nach dem Schälen der Orange die weiße, schwammige Masse nicht ab, sondern essen Sie diese mit. Darin sind die meisten Bioaktivstoffe enthalten, die uns vor Schadstoffen schützen.

Es ist immer gesünder, eine ganze Orange zu essen, als nur den Orangensaft zu trinken. Im Fruchtfleisch sind viel mehr Vitamine enthalten als im Saft. Das Vitamin C ist im Fruchtfleisch 20-mal wirksamer als aus dem Saft.

Zwiebel wirkt gegen Allergien Die Zwiebel enthält wertvolle ätherische Öle, welche die Atemwege stärken. Sie wirken entzündungshemmend und bekämpfen Bakterien. Der in der Zwiebel enthaltene Bioaktivstoff Quercetin macht uns stark gegen Allergien. Er blockiert genau jene Zellen im Körper, die bei allergischen Reaktionen das Gewebshormon Histamin ausschütten. Die Zwiebel ist damit ein sanftes, natürliches Antihistaminikum. Außerdem bremst Zwiebel die frühzeitige Adernverkalkung und erhält uns auf diese Weise jung, kann vor Pilzinfektionen schützen sowie den Cholesterinspiegel senken und uns vor der Bildung von Blutgerinnseln schützen.

Zwiebeln haben obendrein eine harnfördernde Wirkung und verhindern die Einlagerung von Wasser im Gewebe. Äußerlich verwendet helfen Zwiebeln bei Insektenstichen und Entzündungen der Haut.

Mein Tipp: Einige Menschen können rohe Zwiebeln nicht so gut verdauen. Sie sollten das Gemüse gegart verzehren.

Man unterscheidet grundsätzlich Gewürzzwiebeln und Gemüsezwiebeln. Gewürzzwiebeln enthalten mehr Lauchöl, schmecken daher schärfer und würziger. Wussten Sie, dass Wespen den Geruch von heißen Zwiebeln meiden? Richten Sie eine gekochte oder gegrillte Zwiebel auf einem Teller an, und schon haben Sie Ruhe vor den Plagegeistern.

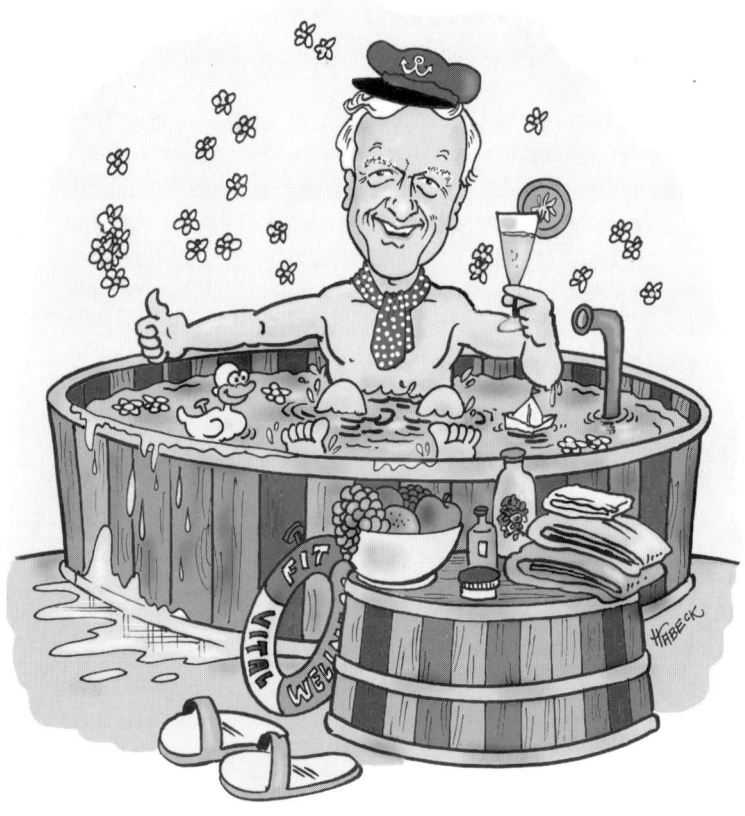

Die besten Rezepte und Anwendungen

Treffen sich zwei Frauen, von denen eine regelmäßig das ARD-Morgenmagazin im Fernsehen sieht. Sie schaut blendend aus: jung, attraktiv. Ihre Freundin fragt neidisch: »Du hast eine so junge, glatte Gesichtshaut. Wie machst Du das?« Die andere antwortet: »Ich habe das Rezept vom Bankhofer. Der hat im Morgenmagazin gesagt, man soll regelmäßig Ziegenmilch trinken. Und das tu ich!« Da nickt die Freundin: »Das muss ich auch machen. Man kriegt ja im Supermarkt in jüngster Zeit Ziegenmilch!« Die andere schüttelt den Kopf: »Neee. Mein Mann und ich, wir haben uns eine Ziege angeschafft.« Erstaunt fragt die Freundin nach: »Eine Ziege in Eurer Wohnung. Und der Gestank???« – »Naja, an den – wird sich die Ziege gewöhnen müssen!«

Apropos Ziegenmilch und schöne Haut. Das ist kein Scherz. Das funktioniert wirklich. Genau wie Tomatensaft als Fußbad gegen Fußschweiß. Oder drei Bratäpfel gegen Heiserkeit und Halsschmerzen. Manche meiner Rezepte, die ich mühsam bei Bauern, in Klöstern, in Pfarreien, bei hochbetagten Kräuterfrauen und in Bibliotheken gesammelt und von Ärzten absegnen habe lassen, klingen skurril, kurios und unglaublich. Aber sie haben manchem geholfen. Keine Angst: In meinem Repertoire gibt es auch ganz normale, stinkeinfache Natur- und Hausrezepte. Ich sage nur: Lesen und ausprobieren.

Leckere Gesundheitsrezepte

Entschlacken mit Trauben Essen Sie jeweils am Samstag und am Sonntag ein bis eineinhalb Kilogramm süße, reife Trauben über den Tag verteilt. An jedem Tag zusätzlich zwei bis drei Liter stilles Mineralwasser trinken. Dazu morgens eine Tasse Kaffee oder Tee, eine Scheibe Knäckebrot mit drei Esslöffeln Quark. Mittags bei großem Hunger zusätzlich zwei gedämpfte Kartoffeln.

Apfelessigkur zum Abnehmen Trinken Sie sechs bis acht Wochen lang jeden Tag vor jeder Mahlzeit ein Glas Wasser mit zwei Teelöffel naturtrübem Apfelessig. Für Eilige und Menschen, die viel unterwegs sind: Man kaut oder lutscht ein bis zwei Apfelessigtabletten aus der Apotheke. Danach trinkt man ein Glas Wasser. In jeder Tablette ist die exakt gleiche Menge an Apfelessigwirkstoffen.

Kohlsuppe als Schlankmacher Einen großen Weißkohl, 150 Gramm Zwiebeln, fünf Möhren, 200 Gramm Lauch, ein Bund Staudensellerie klein schneiden und mit zwei Gemüsebrühwürfeln in eineinhalb Liter Wasser gar kochen. Mit Sojasauce würzen. Essen Sie davon morgens, mittags und abends, so viel Sie wollen. In vier Tagen sind Sie fünf Pfund los.

Paprika für die Augen (für zwei Personen) Eine grüne, rote und gelbe Paprikaschote in dünne Streifen schneiden. Mit einer klein gehackten Zwiebel mischen, mit Marinade aus drei Esslöffeln Olivenöl, einem Esslöffel Zitronensaft, Salz und Pfeffer übergießen. 100 Gramm Schaf- oder Ziegenkäse in Würfel geschnitten darüberstreuen.

Knoblauch gegen Adernverkalkung (für vier Personen) 500 Gramm Spaghetti in Salzwasser mit einem Schuss Olivenöl garen. Abtropfen, in eine Schüssel geben. Sechs frische Knoblauchzehen schälen, ganz klein schneiden, in acht Esslöffeln erwärmtem – nicht stark erhitztem – Olivenöl gelb dünsten, nicht bräunen. Knoblauch und einen Teil des Öls über die Spaghetti gießen. Eine rote Paprika, fein gehackt, dazumischen. Sehr warm essen.

Birnen fürs Gehirn Hier ein gesundes, sehr schmackhaftes Birnenrezept für zwei Personen: vier süße Birnen schälen, von Kernen und Gehäuse befreien, in kleine Würfel schneiden, in einer Schüssel mit zwei Esslöffeln Zitronensaft und zwei Esslöffeln Honig mischen. Zum Schluss einen halben Becher Sauerrahm oder Joghurt darübergießen.

Obstsalat für mehr Konzentration (für zwei Personen) Zwei Äpfel, zwei Bananen, vier saftige Birnen, zwei geschälte Orangen, zwei Mandarinen in kleine Stücke schneiden, in eine Schüssel geben. Zwei Esslöffel Rosinen, den Saft von einer Zitrone, zwei Esslöffel Honig, vier gehäufte Esslöffel gehackte Walnüsse und zwei Esslöffel Naturlezithin dazurühren.

Ein Mango-Cocktail gibt neue Vitalität: 100 Gramm Mangofruchtfleisch pürieren, in ein Longdrinkglas gießen. Dazu den Saft einer Orange und zwei Teelöffel Zitronensaft rühren. Mit Mineralwasser aufgießen.

Müsli für mehr Aktivität Am besten kaufen Sie Fünfkorn-Flocken aus Weizen, Gerste, Hafer, Hirse und Roggen – alles keimfähiges Vollkorn aus biologischem Anbau. Da ist alles drin. Sie können Flocken abends in einer Tasse mit Wasser über Nacht aufweichen. Kaufen Sie die Zutaten einzeln, um Zucker zu vermeiden, und mischen Sie das Müsli ganz nach persönlichem Geschmack, z. B. mit frischen Früchten der Saison, am besten in kleine Stücke geschnitten. Gesüßt wird mit klein gehackten Datteln, Feigen, ungeschwefelten Rosinen und Honig. Mischen Sie auch gehackte Walnüsse und Haselnüsse als Gehirnnahrung dazu, und geben Sie pro Person einen Teelöffel Weizenkeimöl für Herz und Kreislauf bei. Man kann auch kalte Milch, Joghurt, Kefir-Milch, Molke oder Fruchtsäfte statt Milch nehmen. Nehmen Sie aber nicht zu viel Müsli, das macht dick! Vier bis fünf Esslöffel reichen.

Salatdressing für Energie Den Saft einer halben Zitrone, drei klein gehackte Radieschen, vier Esslöffel gehacktes Dillkraut oder gehackten Schnittlauch, zwei Esslöffel gehackte Petersilie mit vier Esslöffel Distelöl, zwei Esslöffel Honig, etwas Salz und Pfeffer zu einer Marinade verrühren.

Entschlackungskur mit Kombucha Die Kur dauert vier Wochen. Einfach jeden Tag zweimal ein Viertel Liter in kleinen Schlucken trinken. In dieser Zeit sollte man überwiegend Obst, Gemüse und Fisch essen, den Konsum von Fleisch, tierischen Fetten und Zucker reduzieren.

Kartoffel zum Abnehmen 250 Gramm Kartoffeln mit Schale waschen, halbieren. Mit der Schnittfläche nach oben auf ein Backblech legen, mit Olivenöl bestreichen, mit Kümmel bestreuen und im Backofen 20 Minuten goldbraun backen. Jede Kartoffelhälfte mit einem Esslöffel Kräuterquark genießen.

Orangencocktail stärkt das Immunsystem (für zwei Personen) Zwei Orangen schälen und in Stücke schneiden. Mit einem Esslöffel Orangen-Marmelade, einem Esslöffel Sanddornsaft (aus der Drogerie oder dem Reformhaus) und einem halben Liter Buttermilch in den Mixer geben. Am besten morgens trinken.

Gurke für Nieren und Blase Schneiden Sie eine Salatgurke in dünne Räder. Mischen Sie dann einen Becher Crème fraîche (am besten legère) mit einem Esslöffel gehacktem Dillkraut, und würzen Sie das Ganze mit Kräutersalz. Dann einfach über die Gurkenstücke gießen.

Gurkenkerne für Niere und Blase Wenn Sie im Herbst die letzten heimischen Gurken konsumieren, sollten Sie die Kerne des Gemüses aufheben und trocknen. Ein Teelöffel voll wird in einem Mörser in kleine Stücke gerieben, in einer Tasse mit einem Viertelliter kochendem Wasser übergossen. Das Ganze 15 Minuten ziehen lassen, anschließend durchseihen und abkühlen lassen. Lauwarm trinken.

Melone für die Blutbildung (für zwei Personen) Eine Zuckermelone halbieren, Kerne mit einem Esslöffel entfernen, jede Melonenhälfte aus der Schale in vier bis fünf Spalten schneiden. Die Spalten auf einem Teller anrichten, jeweils 50 Gramm Parmaschinken, fein aufgeschnitten, dazulegen, frische Kräuter nach Geschmack darüberstreuen.

Gemüsecocktail gegen Migräne Trinken Sie einen Viertelliter Gemüsesaft aus Rote-Bete-Saft, Sauerkraut-, Möhren- oder Kartoffelsaft.

Avocado gegen Aggressionen Schneiden Sie eine reife Avocado in der Mitte am Kern entlang einmal durch. Drehen Sie dann beide Hälften gegeneinander, sodass sich eine Seite vom Kern löst. Nun können Sie mit einem Löffel ganz leicht den Kern aus der zweiten Hälften heben. Löffeln Sie dann das Fruchtfleisch aus der Schale, und zerdrücken Sie es mit einer Gabel. Geben Sie etwas Zitronensaft darauf, damit es nicht so schnell braun wird. Mit einer fein gehackten Zwiebel, etwas Knoblauch und Kräutersalz ist dies ein wunderbarer Brotaufstrich.

Sanddorn für gute Laune im Winter Mischen Sie Sanddornsirup im Verhältnis eins zu sechs mit Wasser, und trinken Sie den Saft, der enorm viel Vitamin C liefert, langsam in kleinen Schlucken. Am besten nach dem Frühstück.

Kürbis für eine starke Verdauung Eine gehackte Zwiebel in Butter andünsten. Darin 150 Gramm Kürbisfleisch anbraten. Ein halber Liter Gemüsebrühe dazugeben, aufkochen und mit etwas saurer Sahne mischen.

Die nützlichsten Heiltees

Misteltee für den Blutdruck Sechs Teelöffel Mistelkraut mit drei Tassen kaltem Wasser über Nacht ansetzen. Über Nacht stehen lassen. Am nächsten Morgen durchseihen, leicht erwärmen und lauwarm in kleinen Schlucken trinken. Drei Wochen lang täglich zwei Tassen trinken. Die Mistel reguliert den Blutdruck: Zu hoher wird gesenkt, zu niedriger angehoben.

Tannennadeltee gegen Einschlafprobleme Holen Sie sich beim Blumenhändler oder aus dem eigenen Garten eine Handvoll Tannennadeln. Sie müssen extrem gut gewaschen werden. Dann zerdrücken Sie die Nadeln unter einem Nudelholz. Ein gehäufter Teelöffel Tannennadeln wird mit einer Tasse kochendem Wasser übergossen. Ein bis zwei Minuten ziehen lassen, dann durchseihen. Etwa 30 Minuten vor dem Zubettgehen lauwarm – mit etwas Honig gesüßt – trinken.

Löwenzahntee für die Galle Graben Sie ein paar Löwenzahnwurzeln aus, gut waschen und klein hacken. Sie können aber auch getrocknete Löwenzahnwurzeln nehmen. Drei Esslöffel dieser Wurzeln werden mit einem Liter kaltem Wasser übergossen. Das Ganze eine Stunde stehen lassen, aufkochen und 15 Minuten köcheln lassen, anschließend durchseihen. Über den Tag verteilt trinken.

Schlehentee gegen Sodbrennen Trinken Sie zur Anregung der Verdauung jede Stunde ein Glas mildes Mineralwasser oder eine Tasse Schlehentee. Ein Esslöffel Schlehenblüten (Apotheke, Drogerie) mit einem halben Liter kochendem Wasser übergießen, zehn Minuten zugedeckt ziehen lassen, durchseihen.

Hopfen gegen Einschlafprobleme Mischen Sie jeweils 50 Gramm Hopfenzapfen und Haferkraut, 80 Gramm Gänsefingerkraut und 40 Gramm Silberweidenblätter. Drei gehäufte Esslöffel davon werden mit einem halben Liter dunklem Bier aufgekocht. Das Ganze 15 Minuten ziehen lassen und 30 Minuten vor dem Zubettgehen langsam trinken.

Fencheltee gegen Bauchschmerzen Überbrühen Sie einen Teelöffel Fenchel mit einem Viertelliter kochendem Wasser, und lassen Sie es zehn Minuten ziehen. Anschließend durchseihen und lauwarm vor den Mahlzeiten trinken. Das Rezept hat sich auch bei Kindern bewährt.

Salbeitee gegen Husten und Heiserkeit Zwei bis drei gehäufte Esslöffel Salbeiblätter werden dazu in kaltem Wasser verrührt, zum Kochen gebracht und drei Minuten gekocht.

Dann durchseihen, abkühlen lassen, die ganze Menge ungesüßt über den Tag verteilt trinken.

Spitzwegerichsaft gegen Husten 50 Gramm Spitzwegerichblätter in einem Mörser zerstoßen, mit etwas Wasser zum Kochen bringen, etwas Honig dazugeben, eine Stunde stehen lassen, dann durchseihen. Jede Stunde einen Teelöffel davon langsam im Mund zergehen lassen.

Pfefferminze gegen Magen-Darm-Verstimmung Zwei Teelöffel getrocknete Pfefferminzblätter mit einem Viertelliter kochendem Wasser übergießen, zugedeckt zehn Minuten ziehen lassen. Anschließend durchseihen und abkühlen lassen. Noch lauwarm und in kleinen Schlucken trinken.

Malventee bei Magen- und Darmproblemen Zwei Teelöffel Malventee (Käsepappeltee) mit einer Tasse kochendem Wasser aufgießen, zehn Minuten ziehen lassen, durchseihen, ungesüßt verwenden, dann je fünf Minuten auf den Rücken, auf die rechte Seite, auf den Bauch und auf die Seite legen: Die Käsepappelrollkur.

Die besten Heilmittel

Heilmittel für die Gesichtshaut

Bananen für schönen Teint Verrühren Sie eine Banane mit einem Esslöffel Quark und einem Teelöffel Jojobaöl. Tragen Sie den Brei als Maske auf, und lassen Sie ihn 20 Minuten einwirken.

Milch für weiche Haut Reiben Sie ihre Haut mit Buttermilch ein, oder vermischen Sie etwas Molke mit Quark zu einem Brei. Tragen Sie die Masse auf die Gesichtshaut auf. Nach 20 Minuten mit lauwarmem Wasser abspülen.

Avocado gegen strapazierte Gesichtshaut Das Fruchtfleisch einer Avocado zusammen mit einem Teelöffel Sonnenblumenöl und einem Teelöffel Joghurt pürieren, auftragen. Eine Viertelstunde einwirken lassen, mit lauwarmem Wasser abwaschen.

Gurken gegen trockene Haut Kaufen Sie eine überreife Gurke. Fein raffeln und durchkneten. Mit dieser Masse das ganze Gesicht einreiben und den Gurkenbrei 20 Minuten einwirken lassen. Danach nur abtrocknen, nicht abwaschen.

Die besten Heilmittel

Hautschutz an Regentagen Mischen Sie sechs Teelöffel Mandelöl, zwei Teelöffel Weizenkeimöl, ein Teelöffel Kamillenöl, drei Tropfen Sandelholzöl, zwei Tropfen Rosmarinöl und zwei Tropfen Anisöl. Massieren Sie die Mischung 30 Minuten, bevor Sie aus der Wohnung gehen, in die Haut, und Sie sind bestens gerüstet für kalt-feuchtes Wetter.

Ringelblumensalbe gegen gereizte Haut 60 Gramm Bienenwachs und 90 Gramm Schweineschmalz mit etwas Ringelblumenöl im Wasserbad schmelzen. Dann eine gehäufte Handvoll Ringelblumenblüten dazugeben, alles aufkochen, durchseihen. 90 Milliliter Mandelöl zugießen und so lange umrühren, bis die Mischung abgekühlt ist. In dunkle Gläser mit Deckel füllen, kühl und dunkel lagern.

Meerrettichmilch gegen unreine Haut Kochen Sie 100 Gramm Meerrettich mit einem halben Liter Milch auf. Anschließend durchseihen und abkühlen lassen. Dann die Milch in die Haut einreiben.

Knoblauch gegen Warzen Warzen sind ausgesprochen lästig, doch Knoblauch bietet Abhilfe. Schneiden Sie hierzu eine Knoblauchzehe in dünne Scheiben, legen Sie die Scheiben auf die Warze und kleben ein Heftpflaster darüber. Täglich erneuern.

Heilmittel für die Augen

Augentrost gegen trockene Augen Übergießen Sie einen Teelöffel Augentrost (Apotheke) mit einer Tasse kochendem Wasser, lassen Sie ihn acht Minuten ziehen und seihen ihn dann durch.

Salbei gegen entzündete Augen Wenn es in erster Linie darum geht, ein entzündetes Auge zu beruhigen, dann bewähren sich auch Auflagen mit lauwarmem Salbeitee oder Eichenrindentee.

Bratäpfel gegen gerötete Augen Wenn die Augen durch Zigarettenrauch oder zu wenig Schlaf gerötet und entzündet sind, dann legen Sie das warme Fruchtfleisch eines Bratapfels auf die geschlossenen Augen. Achtung! Erst etwas abkühlen lassen, Äpfel werden sehr heiß. Nach dem Auskühlen abwaschen.

Das Weiße vom Ei gegen müde Augen Bereiten Sie ein hart gekochtes Ei oder ein Spiegelei. Drücken Sie das sehr warme Eiweiß, das Sie vorher in Stücke hacken, für 15 Minuten auf die geschlossenen Augen. Dann raffeln Sie zwei Möhren, mischen zehn Tropfen Weizenkeimöl dazu und essen das Gemisch.

Nusskompresse gegen verklebte Augen 30 Gramm Walnussblätter acht bis zehn Minuten in einem Liter Wasser kochen, durchseihen. In die lauwarme Brühe ein Leinentuch eintauchen, auswringen und wieder für zehn Minuten auf die geschlossenen Augen auflegen.

Quarkmaske gegen Tränensäcke Zwei Esslöffel Quark werden mit einem Esslöffel Joghurt, einem Esslöffel Honig und einem Teelöffel Zitronensaft verrührt. Mit dieser Masse bestreicht man die Partien um die Augen sowie die Stirn und die Wangen. 20 Minuten einwirken lassen. Danach mit lauwarmem Kamillentee abwaschen.

Kamillentee gegen fernsehmüde Augen Übergießen Sie vier Esslöffel Kamillenblüten mit einem Liter kochendem Wasser, zehn Minuten ziehen lassen, dann 15 Minuten lang den aufsteigenden Dampf auf die geschlossenen Augen einwirken lassen.

Heilmittel gegen Mückenstiche

Zitrone gegen Mückenstiche Eine Zitrone durchschneiden, mit der Schnittfläche die Haut einreiben oder etwas Kochsalz auf die Einstichstelle streuen, mit Speichel verreiben.

Zwiebel gegen Mückenstiche Wenn die Haut nach einem Mückenstich juckt und anschwillt, sollten Sie diese sofort mit einer halbierten Zwiebel einreiben.

Heilmittel für die Lippen

Knoblauch gegen rissige Lippen Schneiden Sie eine Knoblauchzehe in dünne Scheiben, und reiben Sie damit die betroffenen Stellen ein. Da das nicht allzu gut riecht, sollten Sie dafür allein zu Hause sein.

Gurke gegen trockene Lippen Trockene Lippen kann man herrlich auffrischen, wenn man eine Gurke für Salat in Räder schneidet und mit einigen davon die Lippenhaut einmassiert.

Kakaobutter gegen raue Lippen Wenn die Lippen besonders rau sind, dann kann man dieses Problem wunderbar mit dem Einreiben von Kakaobutter, frischer Sahne oder mit Butter beseitigen.

Honig gegen rissige Lippen Wenn die Lippen allzu spröde sind und bald wieder samtig werden sollen, dann reiben Sie sie jeden Abend vor dem Zubettgehen mit etwas Honig ein und lassen diesen über Nacht einwirken.

Quark gegen raue Lippen Schneiden Sie eine rohe Kartoffel in Scheiben, und streichen Sie damit mehrmals über die Lippen. Danach tragen Sie dünn ungesalzenen Quark auf die Lippen auf, lassen ihn 20 Minuten einwirken und waschen ihn dann mit lauwarmem Wasser ab.

Aloe-vera-Saft gegen Lippenbläschen Wenn Sie nach den intensiven Sonnenbädern ein Jucken, Ziehen und Brennen an den Lippen verspüren, weil sich eine Fieberblase ankündigt, dann betupfen Sie die betroffenen Stellen mit Aloe-vera-Saft.

Teebaumöl gegen Herpes Bei ersten Anzeichen eines Herpes- oder Fieberbläschens: Betupfen Sie die Hautstellen mit Teebaumöl. Es hat starke natürliche antibiotische und antivirale Kräfte.

Heilmittel für die Haare

Honig für gestresste Haare Mischen Sie einen Teelöffel Honig, zwei Eigelb, ein Eiweiß, ein paar Tropfen Olivenöl und den Saft einer Zitrone. Massieren Sie nun diese Mischung ins Haar, und lassen Sie diese dann etwa fünf Minuten einwirken. Anschließend mit lauwarmem Wasser ausspülen.

Brennnessel gegen Haarausfall Reiben Sie die Kopfhaut häufig mit Brennnesseltee ein.

Olivenöl gegen Haarausfall Ein Eigelb mit fünf Esslöffeln Olivenöl und zehn Esslöffeln Rum (40-prozentig) verquirlen. Reiben Sie abends die Kopfhaut damit ein. Erst am nächsten Morgen auswaschen.

Klettenwurzelöl gegen Schuppen Verrühren Sie 25 Gramm Klettenwurzelöl mit einem Eigelb und einem Teelöffel Zitronensaft. Massieren Sie diese Masse in die Kopfhaut ein. Über Nacht einwirken lassen und dann mit lauwarmem Wasser waschen.

Cognac gegen sprödes Haar Klingt verrückt, aber es funktioniert: Mixen Sie ein Eigelb mit einem großen Cognac, reiben Sie damit die Haare ein. 20 Minuten einwirken lassen. Mit lauwarmem Wasser – mit dem Saft einer Zitrone – spülen.

Heilmittel gegen allgemeine Erkältungsbeschwerden

Zwiebelsäckchen gegen Erkältung Schneiden Sie eine Zwiebel in Scheiben, erhitzen Sie diese in kochendem Wasser oder in der Backröhre, wickeln Sie die warmen Zwiebelstücke in zwei Taschentücher ein, befestigen Sie das Säckchen mit Mullbinden an den Füßen, und ziehen Sie Wollsocken darüber. Die ätherischen Öle werden von der Haut an den Füßen besonders rasch aufgenommen.

Ölzieh-Kur zur Virenabwehr Einen Esslöffel Sonnenblumenöl eine Viertelstunde im Mund behalten und zwischen den Zähnen hin und her ziehen, dann ausspucken. Das Öl sollte beim Ausspucken weiß sein. Ist es gelb, war die Prozedur zu kurz. Nach dem Ausspucken Mundhöhle mit Wasser ausspülen, Zähne mit Zahnbürste, aber ohne Zahnpasta putzen. Die Mundhöhle ist jetzt frei von Keimen und Bakterien.

Heilmittel gegen Heiserkeit und Halsschmerzen

Milchbrei gegen Heiserkeit Erhitzen Sie einen Viertelliter Milch, kochen Sie darin zwei weiße Brötchen zu einem dicken Brei. Diesen Brei tragen Sie nun auf Brust und Hals auf und lassen ihn dort ungefähr 20 Minuten einwirken.

Olivenöl gegen Heiserkeit Ein Taschentuch mit Olivenöl tränken, über Nacht an den Kehlkopf binden.

Teebaumöl gegen Heiserkeit Gurgeln Sie bei Heiserkeit mit einem Viertelliter lauwarmem Wasser und zehn Tropfen Teebaumöl.

Propolistinktur bei Halsschmerzen und Heiserkeit Geben Sie 20 Tropfen Propolistinktur in lauwarmes Wasser, und gurgeln Sie damit. Es hilft auch, etwas davon zu trinken.

Johannisbeersaft gegen Halsschmerzen Mixen Sie vier Esslöffel schwarzen Johannisbeersaft, einen Esslöffel Bienenhonig und zwei Esslöffel frisch gepressten Zitronensaft. Trinken Sie einmal am Tag diesen Sirup in kleinen Schlucken.

Pfeffer gegen Halsschmerzen Mischen Sie vier Teelöffel Wasser, vier Teelöffel Apfelessig, vier Teelöffel Honig und einen halben Teelöffel Cayennepfeffer. Von diesem Sirup lassen Sie zweimal am Tag einen Teelöffel im Mund zergehen. Das wirkt antiviral und antibakteriell.

Quarkwickel gegen Halsschmerzen Verteilen Sie eine Packung zimmerwarmen Quark fingerdick auf einem Tuch und legen den Quark mit dem Tuch an den Hals. Binden Sie sich nun einen Wollschal darüber, und lassen Sie es drei Stunden einwirken. Die Inhaltsstoffe des Quarks ziehen Gifte aus der Haut und fördern die Durchblutung des Rachenraumes.

Heilmittel gegen Schnupfen

Essigdampf gegen Schnupfen Gießen Sie in einen Topf einen Viertelliter Apfelessig und einen Achtelliter Wasser. Erhitzen Sie die Mischung, und atmen Sie 15 Minuten lang die aufsteigenden Essigdämpfe ein.

Eukalyptusöl gegen Schnupfen Eukalyptusöl und Teebaumöl beruhigen und desinfizieren die Nasenschleimhäute. Geben Sie 20 Tropfen in ein Stofftaschentuch und schnuppern Sie immer wieder daran.

Holunderdrink gegen Schnupfen Mischen Sie einen Achtelliter Holundersaft mit einem Achtelliter heißem Wasser. Rühren Sie einen Teelöffel Honig ein, und geben Sie zwei Gewürznelken dazu. Erhitzen Sie das Ganze noch einmal kurz. Dann in kleinen Schlucken trinken.

Fenchel und Dill gegen Schnupfen Mischen Sie 20 Gramm Fenchel und 80 Gramm getrocknete Dillspitzen. Streuen Sie einen Esslöffel davon auf ein Backblech und erhitzen Sie die Mischung kurz bei 250 Grad Celsius. Öffnen Sie dann die Backröhre, nehmen Sie das Backblech heraus, und atmen Sie die Gewürzdämpfe ein.

Leinsamen gegen Stirnhöhlenentzündung 500 Gramm goldgelben Leinsamen mit wenig Wasser kochen und als heißen Brei in einen Leinenbeutel füllen. Den Beutel legen Sie fünf Minuten auf die schmerzenden Stellen. So eine Auflage mit Leinsamen muss mehrmals am Tag wiederholt werden.

Heilmittel gegen Husten

Sanddorn-Honig-Mischung gegen Husten Sanddornbeeren werden bei mäßiger Hitze unter ständigem Umrühren weich gedämpft und dann durch ein Haarsieb gedrückt. Das Fruchtmark wird mit derselben Menge Blütenhonig fest verrührt. Bei Husten und zum Schutz vor Erkältungen lassen Sie mehrmals am Tag einen Teelöffel im Mund zergehen.

Zwiebelsirup gegen Husten Eine Zwiebel schälen, klein hacken, mit fünf Esslöffeln Honig verrühren. Mit einem Achtelliter Wasser aufgießen, einige Minuten kochen und drei Stunden stehen lassen. Dann mit einem Tuch auspressen. Von diesem Sirup nimmt man fünfmal täglich einen Teelöffel ein.

Olivenöl und Lavendel gegen Husten Bei Husten hilft es, ein Tuch mit warmem Olivenöl zu tränken und über Nacht auf die Brust zu legen. Eine beruhigende Wirkung auf die Bronchien hat auch das Einreiben der Brust mit einigen Tropfen zehnprozentigem Lavendelöl.

Holundersaft und Thymian für starke Bronchien Besorgen Sie sich aus dem Reformhaus eine Flasche Holundersaft, und trinken Sie einige Zeit jeden Tag einen Viertelliter. Die Farbstoffe im Holunder stärken die angegriffenen Bronchien. Sehr bewährt gegen den Husten hat sich Thymiantee: Ein Teelöffel Thymian wird mit einer Tasse kochendem Wasser übergossen, zehn Minuten ziehen lassen, durchseihen. Drei Tassen täglich trinken.

Die wirksamsten Badezusätze

Kräuter, Öle & Co. für die Badewanne

Angelika – auch Brustwurz oder Engelwurz genannt – lindert Krämpfe, fördert mangelnden Magensaft, stärkt den Magen und schafft Hilfe bei Koliken. Ideal bei Rheuma und Rückenschmerzen.

Geben Sie 250 Gramm Angelika in einen großen Topf. Schütten Sie kochendes Wasser darüber, und lassen Sie das Kraut bei kleiner Flamme 15 Minuten ziehen. Rühren Sie dabei hin und wieder um. Dann seihen Sie es durch und schütten den Absud in das eingelassene Badewasser.

Algen aus dem Meer sind reich an Vitamin B und C und geben wertvolle Aminosäuren ab. Ein Algenbad belebt und baut Fettpölsterchen am Körper ab.

Kaufen Sie in der Apotheke oder in der Drogerie flüssigen Algenextrakt, und geben Sie davon die genau angegebene Menge ins Badewasser. Rühren Sie mit der Hand kräftig um, ehe Sie in die Wanne steigen.

Aprikosen sind reich an Vitamin A, erfrischen die Haut und fördern die allgemeine Durchblutung.

Pressen Sie so viele Aprikosen aus, sodass Sie genau einen Liter Saft bekommen. Diesen schütten Sie dann in die leere Badewanne und lassen das heiße Wasser dazulaufen. Kräftig umrühren.

Baldrian beruhigt Nerven und Magen, bekämpft Blähungen, Migräne, Schlaflosigkeit und Krämpfe im Unterleib.

Kochen Sie genau nach Mengenangabe auf der Packung der Apotheke zwei Liter Baldriantee und schütten Sie ihn ins Badewasser.

Beinwellkraut enthält ätherische Öle und das heilende Allantoin. Es wirkt gegen entzündete Haut. Ein Beinwell-Wannenbad ist ein Labsal bei starkem Sonnenbrand.

Zehn Teelöffel Beinwellwurzeln werden in ein Liter Wasser aufgekocht und müssen dann eine Viertelstunde ziehen. Dann abseihen. Dieser Beinwellabsud wird mit einem Liter schwarzem Tee gemischt und ins Badewasser geschüttet.

Birkenblätter wirken hautdesinfizierend, bekämpfen zu fette und unreine Haut und führen ihr zusätzlich Vitamin C zu. Eine wohltuende Wirkung entfalten Birkenblätter auch bei rheumatischen Erkrankungen.

Zwei Handvoll Birkenblätter werden in zwei Liter Wasser zehn Minuten lang gekocht. Abseihen und ins Badewasser schütten.

Birkenrinde fördert die Arbeit der Nieren und die Atmung der Haut.

Eine Handvoll Birkenrinde wird zehn Minuten lang in zwei Liter Wasser aufgekocht. Dann seihen Sie die Flüssigkeit ab und schütten sie ins Badewasser. Bei der Birkenrinde muss unbedingt ein ansteigendes Bad von 37 Grad Celsius bis 40 oder 41 Grad Celsius genommen werden.

Brennnesseln im Bad wirken erfrischend und fördern die Durchblutung.

Man pflückt frische Brennnesseln und lässt sie in der Sonne trocknen. Man bekommt aber auch trockene Brennnesseln in der Apotheke oder Drogerie. 250 bis 300 Gramm werden in einen Topf gegeben und mit zwei Liter kochendem Wasser überbrüht. Nun müssen die Brennnesseln bei kleiner Flamme 15 Minuten ziehen. Durchseihen und den Absud in die Wanne schütten. Das Wasser sollte in diesem Fall nicht heißer als 35 Grad Celsius sein.

Brombeerblätter machen eine glatte und reine Haut auf Grund ihrer Gerbstoffe.

Einen halben Liter Wasser zum Kochen bringen und zwei Handvoll getrocknete Brombeerblätter dazugeben. Auf kleiner Flamme zugedeckt 30 Minuten lang ziehen lassen. Abseihen und eine Tasse Bienenhonig dazurühren. Dann ins Badewasser schütten und umrühren.

Eichenrinde beeinflusst positiv Magen und Darm, aber auch die Atemwege und steuert die Schweißabsonderung. Eichenrinde stoppt auch Durchfall und wirkt bei geschwollenen Drüsen. Ideal bei Wundsein und Frostbeulen sowie bei Brandwunden.

Vier Handvoll getrocknete Eichenrinde 15 Minuten lang kochen, absehen und den Sud ins Badewasser schütten.

Erle wird zur intensiven Pflege von fettiger und unreiner Haut mit Erfolg im Wasser eingesetzt.

Eine Handvoll frische oder getrocknete Erlenblätter mit zwei Liter kochendem Wasser überschütten, 15 Minuten ziehen lassen, absehen und den Absud dem Badewasser zufügen.

Eukalyptus bekämpft im Bad Erkältungen und fördert die gestörte Atmung, aber auch die Durchblutung der Haut.

Kaufen Sie in der Apotheke Eukalyptus-Extrakt, und geben Sie etwa 15 Tropfen davon direkt in die Badewanne. Gut umrühren und sofort baden. Oder am besten die Tropfen erst ins Wasser mischen, wenn Sie schon in der Wanne sitzen.

Fichtennadeln im Bad beruhigen und kräftigen die Nerven und beleben den gesamten Organismus.

Ein Kilogramm Fichtennadeln aus dem Wald, am besten auch mit etwas Harz vom Baum, werden in drei Liter Wasser gekocht, am besten 15 Minuten lang. Dann 15 Minuten ziehen lassen, durchseihen und den Sud in die Badewanne schütten. Bei 37 oder 38 Grad Cesius 20 Minuten im Wasser liegen bleiben. Baden Sie pro Woche höchstens zweimal mit Fichtennadeln.

Vorsicht: Das Terpentin, das sie enthalten, könnte eine empfindliche Haut stark reizen.

Haferstroh führt der Haut das wichtige Vitamin A zu. Es wirkt gegen Hautunreinheiten und Hühneraugen. Auch Hafermehl wirkt verfeinernd auf die Haut und hemmt Entzündungen.

Ein halbes Kilogramm Hafermehl – Vollkornmehl muss es sein! – wird in einen kleinen Stoffsack eingenäht. Der Sack wird unter das heiße, einlaufende Badewasser gelegt.

Heidekraut – auch Erika genannt – hemmt Bakterien auf der Haut und lindert Entzündungen. Es wirkt auch gegen Sommersprossen und fördert den Harnfluss.

Vier Handvoll Heidekraut werden mit eineinhalb Liter kochendem Wasser übergossen und müssen 30 Minuten ziehen. Abseihen und ins Badewasser gießen.

Heublumen wirken gegen rheumatische Beschwerden in Muskeln und Nerven, gegen Schwellungen und Gelenkschmerzen, bei Koliken, Krämpfen und allgemeinen Schmerzzuständen. Sie verbessern die Blutzirkulation und fördern den Lymphabfluss. Außerdem regen sie den Stoffwechsel an und unterstützen die Schweißentwicklung. Deshalb werden Heublumenbäder auch fälschlich als »Schlankheitsbäder« propagiert. Tatsächlich tritt nur aufgrund der Schweißabsonderung ins Badewasser ein kleiner Gewichtsverlust auf. Dieser wird allerdings bei der nächsten großen Flüssigkeitsaufnahme wieder ausgeglichen.

Zwei Handvoll Heublumen werden in zwei Liter Wasser kurz aufgekocht und müssen 15 Minuten ziehen. Durchseihen und den Abguss in die Wanne schütten. Kräftig umrühren.

Johanniskraut beruhigt die Nerven, bekämpft Wechseljahresbeschwerden, pflegt die Haut und hilft bei Kopfschmerzen und Gicht.

Ein halbes Kilogramm Johanniskraut wird mit zwei Liter kochendem Wasser übergossen und soll nun 30 Minuten ziehen. Dann abseihen und den Sud in die Badewanne schütten. Sie können aber auch Johanniskrautöl in der Apotheke kaufen und 20 bis 30 Tropfen direkt in das Badewasser rühren.

Kamille verschönt die Haut, wirkt beruhigend, krampfstillend und fördert die Durchblutung. Ein Kamillebad hilft bei Erkältungen, Aufregungen, Magenkrämpfen und rheumatischen Leiden.

Vier Handvoll Kamillenblüten werden mit einem Liter kochendem Wasser übergossen und müssen 30 Minuten ziehen. Dann durch ein Tuch pressen und ins Badewasser schütten. Sie können aber auch dieselbe Menge Kamillenblüten in einen alten Nylonstrumpf oder in ein Baumwollsäckchen füllen und unter das einlaufende, heiße Badewasser hängen.

Kiefernnadeln erfrischen im Wasser, stärken den Organismus und fördern die Atmung.

Vier Handvoll Kiefernnadeln mit zwei Liter Wasser zehn Minuten lang kochen lassen, 15 Minuten ziehen lassen und abseihen. In 38 oder 39 Grad Celsius heißes Wasser gießen und 20 Minuten darin baden.

Latschenkieferöl bekämpft Fußschweiß und fördert die Hautatmung an den Füßen.

Besorgen Sie sich fertiges Latschenkieferöl in der Apotheke oder Drogerie, und geben Sie einige Spritzer davon ins Fußbad. Latschenkiefer wird nicht für ein Wannenbad verwendet.

Lavendel im Wannenbad wirkt beruhigend, herzstärkend, normalisiert Kreislauf und Nerven, bringt gesunden Schlaf und lindert Schmerzen.

Eine Handvoll getrockneter Lavendelblüten werden in einen alten Nylonstrumpf gefüllt und damit ins Badewasser gehängt, am besten unter das einlaufende, heiße Wasser.

Liebstöckel im Badewasser fördert die Durchblutung, gibt dem Körper mehr Wärme und garantiert für starke Schweißabsonderung. Es reinigt die Haut kräftig.

Zwei Handvoll Liebstöckelblätter in getrocknetem Zustand werden in einen alten Nylonstrumpf gefüllt und unter das heiße einlaufende Wasser in die Wanne gehängt.

Lindenblüten im Badewasser beruhigen den gesamten Organismus, fördern die Einschlafbereitschaft, bekämpfen Erkältungskrankheiten und reinigen die Haut porentief.

Fünf Handvoll Lindenblüten werden mit kochendem Wasser übergossen, sodass die Blüten gerade bedeckt sind. Das Ganze muss nun 30 Minuten lang auf kleiner Flamme kochen. Jetzt durchseihen und den Sud ins Badewasser schütten. Nach dem Lindenblütenbad muss der schwitzende Patient sofort ins Bett gehen, um dort eine gute Stunde nachzuschwitzen.

Mandelöl ist besonders reich an den Vitaminen A und B sowie Ölsäure. Es kann zur Spezialpflege von trockener und rauer Haut verwendet werden. Die Haut wird wieder weich und glatt, und es entsteht ein wohliges Allgemeinbefinden.

Besorgen Sie sich süßes Mandelöl aus der Apotheke oder aus der Drogerie, und geben Sie einen kräftigen Schuss aus der Flasche ins Badewasser.

Melisse im Badewasser wirkt entspannend und krampflösend bei nervöser und körperlicher Überbelastung. Sie fördert die harmonische Ausgeglichenheit von Gemüt und Stimmung, lindert Rheuma.

250 Gramm Melissenblätter werden in einen Topf geschüttet und mit einem Liter kochendem Wasser überbrüht. Dann müssen sie 15 Minuten auf kleiner Flamme ziehen und werden schließlich durchgeseiht. Der Sud kommt ins Badewasser, das nicht zu heiß sein sollte.

Pfefferminze im Badewasser schafft vor allem an heißen Sommertagen enorme Erfrischung.

Bereiten Sie mit Pfefferminz-Teebeuteln einen starken Tee, am besten zwei Liter aus sechs Teebeuteln, und gießen Sie den Tee in die Wanne. Sie können aber auch die Teebeutel direkt unter das heiße einfließende Wasser der Wanne hängen.

Ein Rosenbad ist für jemanden, der einmal ganz besonders duftig baden möchte und seiner Haut Gutes tun will.

Eine Handvoll duftender getrockneter Rosenblätter aus dem eigenen Garten oder aus der Apotheke werden in einen Nylonstrumpf gefüllt und diese unter das heiße, einfließende Wasser gehängt.

Rosmarin wirkt gegen Erkältungen, rheumatische Erkrankungen, fördert die Durchblutung und regt das Herz an. Auch

Blähungen und Menstruationsbeschwerden werden wirksam bekämpft.

Zwei Handvoll Rosmarin werden mit einem halben Liter kochendem Wasser überbrüht und müssen 15 Minuten ziehen. Dann durch ein Tuch pressen und den Absud ins Badewasser schütten. Man kann aber auch Rosmarin in ein Leinensäckchen geben und sich vor und beim Wannenbad damit einreiben. Zuvor aber muss man das Säckchen mit Rosmarin unter das heiße, einlaufende Wasser halten.

Salbei stärkt Magen und Nerven und dient auch zur Reinigung und Pflege der Haut. Die im Salbei enthaltenen ätherischen Öle sind besonders bei Erkältungskrankheiten wirksam. Außerdem hilft Salbei gegen Schweißfüße.

Vier Esslöffel Salbei werden in einem Liter Wasser aufgekocht, müssen zehn Minuten ziehen, werden dann durch einen Filter oder durch ein Teesieb geseiht. Die Flüssigkeit kommt ins Badewasser.

Sauerkraut bekämpft raue Haut und macht sie geschmeidig. Es wirkt gleichzeitig aber auch durchblutungsfördernd.

Schütten Sie ein Liter Saft von gepresstem rohen Sauerkraut ins Badewasser, und rühren Sie gut um.

Schafgarbe beruhigt den Magen, versorgt die Haut mit dem Schönheitsvitamin A und bekämpft Hautentzündungen.

Eine Handvoll Schafgarbenblüten wird in einen Nylonstrumpf gefüllt und unter das heiße, einfließende Badewasser gehängt.

Schlüsselblumen im Wannenbad wirkt schweißtreibend, hilft bei Brustkatarrhen und beugt bei Erkältungen und einer Grippe vor.

Fünf Handvoll Schlüsselblumenblüten werden in einen Leinensack eingenäht. Dieser wird einfach unter das einfließende Wasser in die Wanne gelegt.

Wacholder im Badewasser wirkt gegen Gicht und beruhigt den Magen. Nierenleidende und schwangere Frauen dürfen keine Wacholderbäder nehmen.

Zwei Handvoll Wacholderbeeren aus der Drogerie oder Apotheke müssen zehn Minuten in einem Liter Wasser kochen. Abkühlen lassen, durchseihen und ins Badewasser schütten.

Weizenkleie im Wannenbad wirkt gegen Hautentzündungen, Hautreizungen und macht die Haut besonders geschmeidig.

250 Gramm Weizenkleie mit drei Liter Milch auf kleiner Flamme zum Kochen bringen. 15 Minuten kochen und durch ein Tuch pressen. Die Flüssigkeit ins Badewasser schütten.

Zinnkraut – auch Schachtelhalm genannt – hilft gegen Gicht und Rheumatismus, sowie Harn- und Verdauungsbeschwerden.

Drei Handvoll Zinnkraut werden mit zwei Liter kochendem Wasser übergossen und müssen abkühlen. Dann durchseihen und den Sud ins Badewasser schütten.

Zitrone im Badewasser macht die Haut besonders weich und bekämpft Hautentzündungen.

Kaufen Sie sechs ungespritzte Zitronen, schneiden Sie sie mit Schale in dünne Scheiben, und legen Sie sie in einen Topf mit Wasser. Nach sechs Stunden seihen Sie das Wasser ab und schütten es zum Badewasser.

Die besten Badeanwendungen

Gelenke brauchen ein Schwefelbad Wer unter Degenerationserscheinungen und Veränderungen der Gelenke leidet, wer etwas für seine Wirbelsäule tun will und außerdem seine unreine und fettige Haut bekämpfen möchte, der bereitet sich daheim in der Wanne ein heilendes Schwefelbad.

Kaufen Sie sich in der Apotheke eine Packung Schwefelbad-Extrakt, und geben Sie die auf der Packung genau angegebene Menge in das Badewasser. Halten Sie sich auch streng an die Badezeit. Das hat seinen besonderen Grund.

Die Verwendung von Schwefel bei Heimbadekuren ist nicht unproblematisch, wenn man unvorsichtig ist. Zu lange Badezeiten sind für den Patienten ungesund. Die Temperatur sollte idealerweise bei 36 bis 39 Grad Celsius liegen.

Noch wirksamer sind Schwefelwasserstoffbäder gegen Rheumatismus, wobei der Heileffekt auch teilweise im Einatmen der Schwefeldämpfe zustande kommt. Diese Bäder kann man allerdings nur in einem Kurbetrieb zu sich nehmen.

Senf ist nicht nur auf dem Brot gesund Gegen Grippe und Rheumatismus, für Atmung und Herz wurden in früheren Zeiten sehr häufig Senfbäder verordnet. Es handelt sich dabei um sehr stark hautreizende Bäder, die nicht länger als zehn Minuten dauern dürfen.

200 Gramm Senfmehl werden mit lauwarmem Wasser zu einem dünnen Brei verrührt. Der Brei muss 30 Minuten stehen und darf dann erst in die Wanne geschüttet werden, in der das Wasser nicht mehr als 37 Grad Celsius haben darf.

Nach dem Bad muss kräftig geduscht werden, damit die Haut ganz sauber wird.

Baden in Vulkan-Schlamm Bei Entzündungen, Rheumabeschwerden und Stoffwechselstörungen eignet sich ideal in der Wanne Fango. Das ist vulkanischer Mineralschlamm. Original-Fango, den man in der Apotheke oder Drogerie kaufen kann, wird in der Gegend zwischen Padua und Vicenza gewonnen, wo es heiße Quellen und vulkanischen Boden gibt. Es gibt aber auch vulkanischen Schlamm – sprich Fango –, der aus der Tschechoslowakei und aus dem Eifelgebirge kommt.

Auf den Packungen ist die genaue Dosierung des Fango-Schlammes für die verschiedenen Erkrankungen angegeben. Halten Sie sich genau daran.

Ein Moorbad – besonders für Frauen Schon Paracelsus wusste von der enormen Heilwirkung des Moores. Die moderne Naturheilkunde und Medizin nennt die heilenden Substanzen, die durch geologische Vorgänge entstanden sind, Peloide.

Ganz besonders wirken Moorbäder bei Frauen. Neueste Forschungen haben nachgewiesen, dass im Moor Pflanzenhormone vorhanden sind, die den weiblichen Geschlechtshormonen nahe stehen. Daraus erklärt man den besonders günstigen Einfluss des Moors auf Frauenleiden.

Grundsätzlich aber wirken Moorbäder bei rheumatischen Erkrankungen der Muskeln, Nerven und Gelenke, bei Nervenschmerzen, chronischen Hautkrankheiten, Hüftbeschwerden, Entzündungen und Bewegungsbehinderungen.

Moor kann man in Apotheken, Drogerien und Reformläden kaufen, um daheim eine Badekur durchzuführen. Man muss sich nur ganz genau an die angegebene Dosierung halten.

Wer sich daheim ein Moorbad anrichtet, der verbessert

und fördert damit auch als gesunder Mensch den Stoffwechsel und den Abtransport der Schlacken. Das bewirken die Bestandteile Huminsäure und Salicylsäure.

Heilerde und Lehm in der Badewanne Gegen Verstopfung, Hautleiden, Stoffwechselerkrankungen, Nervenschwäche, Unterleibserkrankungen, Durchblutungsstörungen, Erschöpfungszustände, Schlafstörungen, Bandscheibenschäden, Fettsucht, Rheumatismus und Erkrankungen der Atmungsorgane wirken Heilerde- und Lehmbäder ausgezeichnet. Heilerde ist gereinigter Ton oder Lehm, der keimfrei gemacht wurde. Man kann Heilerde oder Lehm in Apotheken, Drogerien und Reformhäusern in Pulverform kaufen.

Rühren Sie das Pulver genau nach Anleitung in einem Gefäß mit Wasser zu einem dünnen Brei an, lassen Sie diesen Brei eine halbe Stunde stehen, und schütten Sie ihn dann ins Badewasser.

Manche Ärzte schreiben den Patienten vor, sich mit dem Lehm- oder Heilerdebrei einzureiben, ihn einwirken zu lassen und dann erst in die Badewanne zu legen.

Nach einem Lehmbad müssen Sie sich mindestens eine Stunde zum Ruhen ins Bett legen. Dasselbe gilt auch für alle Moorbäder.

Meistens besteht eine Heilerde- oder Lehmbadekur sowie eine Moorbad-Kur aus zehn oder zwölf Bädern.

Erholen Sie sich in Bienenhonig Bienenhonig im Badewasser wirkt verschönernd auf die Haut, beruhigt die Hautnerven, bekämpft Schlaflosigkeit, Rheumatismus und Halsentzündungen. Honig ist daher eine ideale Zugabe für ein heilendes Wannenbad. Honig ist nicht nur ein gesundes Nahrungsmittel, sondern auch ein altes, beliebtes Volksheilmittel, was wir nicht vergessen sollten. Schon Kleopatra kannte die wohltuende und pflegende Wirkung von Milch und Honig.

Und so wird das Honigbad vorbereitet: Erwärmen Sie eine Tasse Bienenhonig im Wasserbad, dass er ganz flüssig wird, und verrühren Sie diese Menge dann in erwärmter Milch. Das Ganze schütten Sie dann ins Badewasser und rühren kräftig um. Je nach Vorliebe können Sie einige Tropfen ätherische Öle, zum Beispiel Orange oder Zitrone hinzugeben. Baden Sie 20 bis 30 Minuten bei 39 oder 39,5 Grad Celsius und legen Sie sich nachher ins Bett.

Baden Sie weicher mit Borax Borax – ein spezielles Mineralgemisch – ist ein feines, weißes Kristallpulver, das man in Apotheken und Drogerien kaufen kann. Es ist überaus hautfreundlich und macht hartes, kalkhaltiges Wasser weich. Wer besonders empfindliche Haut hat, sollte Borax beim Wannenbaden verwenden.

Setzen Sie dem Wasser der Badewanne – schon beim Einlaufen des Wassers – einige Prisen Borax zu. Genaue Mengenangaben finden Sie auf der Packung.

Einmal pro Woche ein Buttermilchbad Buttermilch enthält viel Eiweiß und Fett, wirkt schonend und entzündungshemmend auf die Haut und hilft im Badewasser außerdem gegen Nervosität, bei Unterleibsbeschwerden, Stoffwechselstörungen und Schlaflosigkeit. Ein Buttermilchbad gibt neue Lebenskraft. Einmal in der Woche sollten Sie sich – vor allem Frauen als Schönheitspflege – ein Buttermilchbad leisten.

Besorgen Sie sich drei Liter frische Buttermilch, und gießen Sie sie in die Wanne, in der das Wasser nur 35 Grad Celsius haben darf. Baden Sie zehn bis 15 Minuten, dann flüchtig abtrocknen, in ein Badetuch wickeln und 30 Minuten im Bett ruhen.

Gesund und schön mit einem Milchbad Milch enthält viel Vitamin A, das unserer Haut besonders guttut und sie besonders glatt und geschmeidig macht. Darum haben die Frauen des Altertums bereits in Milch gebadet. Diesen Brauch sollte man heute nicht vergessen. Milch im Badewasser beruhigt auch die Nerven, schafft Entspannung, baut Verkrampfungen ab und hilft bei aufkommender Erkältung.

Verrühren Sie 125 Gramm Weizenkleie aus dem Reformhaus oder aus der Apotheke in drei Liter warmer Milch. Lassen Sie beides 15 Minuten kochen. Pressen Sie alles durch ein Tuch, und schütten Sie die Milch in die Badewanne. Das Wasser sollte nicht mehr als 36 oder 37 Grad Celsius haben. Nach dem Bad 30 Minuten im Bett ruhen.

Molke-Bäder gegen Allergien In der Apotheke kann man Molke-Präparate in Pulverform kaufen. Man löst sie genau nach Vorschrift in Wasser auf, rührt sie gut durch und schüttet das Ganze ins Badewasser. Molke ist ein Restprodukt der Milchverarbeitung und eignet sich hervorragend zu medizinischen und kosmetischen Zwecken. Molke-Bäder helfen gegen Hautallergien und gegen Sonnenbrand.

Ein Essig-Bad gibt neue Kraft Wenn Sie unter Nervosität leiden, anhaltende rheumatische Beschwerden haben und sich abhärten wollen, dann sollten Sie sich hin und wieder ein Essig-Bad gönnen. Dazu ist aber wichtig, dass Sie unbedingt nur natürlichen Apfel- oder Obstessig verwenden, wie Sie ihn etwa im Reformhaus kaufen können. Nur dieser Essig hat medizinische Wirkung.

Schütten Sie einen halben Liter Obst- oder Apfelessig in das Badewasser, und rühren Sie kräftig um.

Es gibt auch noch ein Spezialrezept für ein Essigbad, mit dem Sie besonders Ihre Haut pflegen, weil sie dadurch zart und seidig wird: Drei ungespritzte Zitronen werden in kleine Stücke geschnitten, mit einem halben Liter Obstessig übergossen und zwei Stunden stehen gelassen. Dann wird die Flüssigkeit durchgeseiht und ins Badewasser geschüttet.

Genießen Sie ein Orangen-Bad Orangen enthalten ätherische Öle, die der Atmung besonders guttun. Sie beleben die Sinne, erfrischen und wecken neue Lebensgeister. Erfunden haben diesen Muntermacher angeblich Chinesen: Am chinesischen Kaiserhof war es üblich, die Wannenbäder mit Orangen aufzuwerten.

Pressen Sie fünf Orangen, und sammeln Sie den Saft in einem Gefäß. Separat zerschneiden Sie die Orangenschalen und lassen sie zwei Stunden in etwas Essigwasser stehen. Dann pressen Sie die Flüssigkeit durch ein Tuch, mischen sie mit dem Orangensaft und schütten die Mixtur ins Badewasser. Baden Sie nicht länger als 15 Minuten, sonst trocknet die Haut zu sehr aus.

Wie wär's mit einem »Körndl«-Bad? Wenn Sie ein Anhänger der Vollwertkost sind und gerne und regelmäßig Getreide – also »Körndl« – essen, dann sollten Sie sich auch für ein »Körndl«-Bad, ein Vollkorn-Bad entscheiden. Es macht das Wasser in der Badewanne besonders weich und pflegt die Haut optimal. Außerdem wird damit der Kreislauf bestens angeregt. Und zusätzlich wird die Herztätigkeit gestärkt.

Drei Esslöffel Vollkorn-Hafermehl, ein Esslöffel Haferkleie, ein Esslöffel Weizenkleie und zwei Esslöffel Vollkornweizenmehl sowie ein Esslöffel geriebene Mandeln werden in einem Glas gemischt und ein wenig nach Ihrem persönlichen Geschmack parfümiert. Jedes Mal, wenn Sie sich nun eine Wanne voll Wasser für ein Bad herrichten, geben Sie davon einen gehäuften Esslöffel in das einlaufende Wasser.

Hefebäder stärken das Herz Wer Probleme mit dem Herzen hat, vor allem unter einem schwachen Herzen leidet, dem tun Hefebäder gut.

Lassen Sie die Badewanne mit 39 oder 40 Grad Celsius heißem Wasser voll laufen. Dann lösen Sie in fünf Liter Wasser fünf Päckchen Bäckerhefe auf oder entsprechend Hefepulver aus dem Reformhaus und schütten es dazu. Nun baden Sie noch nicht und warten ungefähr 40 Minuten, bis das Wasser eine Gärung und 35 oder 36 Grad Celsius zeigt. Jetzt können Sie 20 Minuten darin baden. Wenn Ihnen das Bad unangenehm wird, sofort aus der Wanne steigen und ruhen.

Auch Mehl ist ein Badezusatz Vollkornmehl – am besten Weizenmehl und ganz fein gemahlen – ist ein wunderbarer Badezusatz, der als billiges Schönheitsmittel für eine besonders reine und glatte Haut viel mehr Frauen bekannt sein müsste.

Füllen Sie 250 Gramm Vollkornweizenmehl in einen alten Nylonstrumpf, binden Sie ihn zu, und legen Sie ihn in die Badewanne, am besten unter das frisch einlaufende heiße Wasser. Wenn Sie dann in der Wanne sitzen, müssen Sie den

Strumpf fest ausdrücken, damit alle wertvollen Bestandteile des Mehls ins Wasser und über die geöffneten Poren in Ihren Organismus gelangen.

Salz im Badewasser bringt Heilung Es ist medizinisch seit langem erwiesen: Salz im Badewasser hilft gegen schlechte Durchblutung, Gewebserschlaffung, Müdigkeit, Energieverlust, Rheumabeschwerden, Stoffwechselstörungen und Frauenkrankheiten. Grundsätzlich sollte man aber auch vor Salzbädern daheim in der Wanne mit dem Arzt darüber sprechen. Oder man lässt sich vom Arzt in ein Sole-Kurbad schicken. Es ist aber sehr bekömmlich, sich daheim das Salz-Bad in der Wanne zuzubereiten.

Was auch immer man für Salz für das Wannenbad verwendet, man löst für ein Wannenbad – wenn nicht anders vorgeschrieben – etwa ein Kilogramm Salz in einem Eimer mit warmem Wasser auf und rührt solange um, bis kein Rückstand vorhanden ist. Man muss deshalb acht- bis zehnmal soviel Wasser als Salz nehmen, damit es sich ganz auflöst. Dann erst schüttet man die Lösung ins Badewasser.

In Salz sollte man niemals länger als zehn bis 15 Minuten baden. Duschen Sie sich nach dem Salzbad unbedingt immer gut ab. Nachher braucht der Körper Erholung. Legen Sie sich daher mindestens für eine halbe Stunde ins Bett zum Nachruhen.

Das praktische Solebad daheim Sie können sich das wertvolle Solebad, wie Sie es in Kuranstalten verordnet bekommen, auch daheim zubereiten, müssen aber mit dem Arzt vorher darüber sprechen.

Besorgen Sie sich aus der Apotheke am besten das gute alte Staßfurter Badesalz. Dieses Salz dafür wird in Bernburg an der Saale aus dem Salzbergwerk gewonnen. Es fördert die Durchblutung des Körpers, entspannt und vertreibt jegliche seelische und körperliche Zerschlagenheit.

Ein Kilogramm Staßfurter Solesalz wird in einem Eimer mit warmem Wasser aufgelöst und dann in die Wanne geschüttet. Die günstigste Wirkung wird bei einer Badetemperatur von 35 bis 36 Grad Celsius erzielt. Das Salz wirkt am besten, wenn man 20 Minuten badet. Länger sollte die Kur nicht dauern.

Nach dem Bad tritt eine natürliche Erschöpfung ein. Man muss den Körper frottieren und so lange im Bett ruhen, bis das Schwitzen aufhört. Dann wird der Körper noch einmal abgerieben. Anschließend warm anziehen.

Bei einer Heimkur im Falle von Erschöpfungszuständen oder Durchblutungsstörungen müssen zwölf Salzbäder in beliebigem Abstand genommen werden. Machen Sie zwischen zwei Wannenbädern aber nie mehr als drei Tage Pause. Eine neue Zwölf-Bäder-Kur sollte erst wieder nach drei bis sechs Monaten durchgeführt werden.

Wohlbefinden aus dem Toten Meer Früher rankten sich Wundergeschichten um übernatürliche Heilungen im Toten Meer. Heute weiß man, dass das Salz aus diesem Meer eine ganz besondere Heilkraft hat, weil es viel Kalium und Magnesium enthält. Deshalb sollte man sich bei Unwohlsein, Müdigkeit, Depressionen, aber auch bei Hautkrankheiten – besonders bei Schuppenflechte – Badesalz aus dem Toten Meer besorgen. Sie können es in Apotheken und Drogerien kaufen. Vor allem die Heilungen bei der Schuppenflechte – auch Psoriasis genannt – haben in den letzten Jahren aufhorchen lassen.

Kaufen Sie sich in der Drogerie oder Apotheke eine Packung mit Badesalz aus dem Toten Meer, und halten Sie sich genau an die auf der Packung angegebene Dosierung für ein Wannenbad.

Holen Sie sich das Meer in die Wanne Sehr bekömmlich und heilend ist aber auch das natürliche Salz aus anderen Meeren, einfach im Handel – Apotheken und Drogerien – als Meerbadesalz bekannt. Es wirkt gegen Nervosität, Kreislaufbeschwerden, Durchblutungsstörungen, Hautkrankheiten und Frauenleiden.

Kaufen Sie eine Packung Meersalz zum Baden, und halten Sie sich ganz genau an die angegebene Dosierung. Meist werden ein bis zwei Kilogramm Meersalz für eine Wanne aufgelöst und verrührt. Der Original-Salzgehalt des Meerwassers von drei Prozent würde für eine Wanne etwa acht Kilogramm Meersalz bedeuten. Das ist aber für eine heilende Badekur nicht notwendig.

Auch Kochsalz ist Medizin Es muss nicht immer Salz von weither sein, wenn man sich ein heilendes Wannenbad bereitet. Ganz normales Kochsalz verfügt ebenfalls über eine deutliche medizinische Wirkung. Viele Ärzte verschreiben Kochsalz – Wannenbäder gegen Ermüdungserscheinungen, Frauenleiden, Kreislaufschwäche, Hautkrankheiten, Nervosität, Zellulitis und für eine glattere Haut. Auch Kochsalzbäder dürfen nur nach Absprache mit dem Arzt durchgeführt werden. Sie sind nämlich sehr anstrengend und für Patienten mit schwachem Herzen nicht ungefährlich.

Lösen Sie ein bis eineinhalb Kilogramm Kochsalz in einem Eimer mit warmem Wasser auf, und gießen Sie die Lösung in die Wanne zum Badewasser. Nach dem Bad muss man sich sofort zum Schwitzen ins Bett begeben.

Bereiten Sie sich ein köstliches hausgemachtes Badesalz zu: Schütten Sie ein halbes Kilogramm Kochsalz in eine flache Schüssel. Mischen Sie 20 Gramm 70-prozentigen Alkohol aus der Apotheke mit zwei Teelöffel Parfümöl aus der Apotheke oder Drogerie. Diese Flüssigkeit rühren Sie vorsichtig und in ganz kleinen Portionen in das Salz ein. Das persönliche Badesalz ist fertig. Man füllt es in ein verschließbares Glas und verwendet für ein Wannenbad 100 Gramm.

Ein anderes Rezept für ein selbstgemachtes Badesalz: Vier Teetassen Waschsoda werden mit zwei Esslöffeln Kaliumkarbonat aus der Apotheke vermischt und mit einigen Tropfen Lavendelöl oder Kiefernöl veredelt. Die Mischung, die sehr erfrischend in der Wanne wirkt, füllt man in ein verschließbares Gefäß und gibt jedes Mal in eine Wanne einen Esslöffel davon.

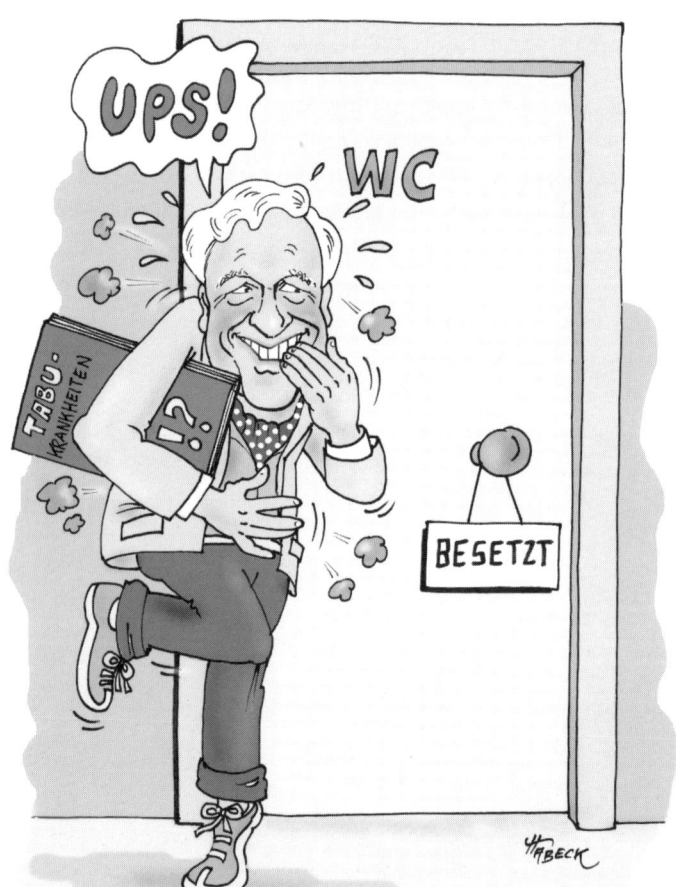

Tabu-Krankheiten –
Wir müssen über alles reden

Zwei Freunde sitzen beisammen und philosophieren über das Leben und Sterben. Da meint der eine betroffen: »Hast Du gewusst: Jedes Mal, wenn ich einen Atemzug mache, stirbt ein Mensch?« Entsetzt meint der andere: »Um Gottes Willen: Versuche es doch einmal mit einem guten Mundwasser!«

Haben Sie gewusst, dass viele Menschen, die an Mundgeruch leiden, es selbst nicht wissen, weil es Ihnen niemand sagt? Mundgeruch gehört nämlich neben Hämorrhoiden, Schnarchen, Fußschweiß, Potenzproblemen, Schuppen und Inkontinenz zu den typischen Tabu-Krankheiten. Sowie auch Blähungen, Durchfall und Verstopfung. Oder können Sie sich vorstellen, dass man auf einer Party jemand ganz ungeniert fragt: »Ist mit Ihrem Durchfall wieder alles in Ordnung?« Undenkbar. Über Herzinfarkt, Schlaganfall, grippalen Infekt redet man. Aber nicht über Durchfall. Darum habe ich es mir zur Aufgabe gemacht, auch Tabu-Themen an die Öffentlichkeit zu tragen, zur Diskussion zu stellen. Und ich habe auch von Ärzten und Wissenschaftlern Rezepte dafür gesammelt. Und da fällt mir ein: Auch über Falten reden Frauen gar nicht gern.

Da sagt eine zu ihrem Arzt: »Herr Doktor, was können Sie mir gegen meine vielen tiefen Falten am Hals raten?« Seine kurze, klare Antwort: »Einen Rollkragenpullover ...!«

Mundgeruch

Jeder hat ihn mal

Im Grunde genommen riecht jeder von uns aus dem Mund. In den allermeisten Fällen ist das aber glücklicherweise für andere Menschen kaum merklich. Für den unangenehmen Mundgeruch ist die Zusammensetzung des Speichels genauso verantwortlich wie die Bakterien auf der Mundschleimhaut, aber auch die Ausdünstung aus der Speiseröhre und den Atemwegen. Und natürlich spielt das Essen vom Vortag ebenfalls eine wichtige Rolle.

Meist merkt der Betroffene selbst gar nicht, dass er öfters aus dem Mund riecht; es fällt eher den Mitmenschen auf, die dann aus Höflichkeit aber nichts sagen. Wer sichergehen will, dass er keinen üblen Mundgeruch hat, sollte jeden Morgen die hohle Hand vor den Mund halten und Sie kurz hinein hauchen, heben Sie die Hand dann blitzschnell zur Nase und schnuppern Sie. Zum Arzt müssen Sie gehen, wenn Sie einen auffällig süßen Mundgeruch haben, denn dann besteht Verdacht auf Diabetes mellitus oder wenn Sie einen fischähnlichen, ammoniumartigen Mundgeruch haben, da hier eine Nierenerkrankung vorliegen kann.

Ursachen von Mundgeruch

- *Mangelnde Zahn- und Mundhygiene* Nach dem Essen werden Nahrungsmittelreste von Bakterien bearbeitet. Sie beginnen zu gären und verbreiten üble Gerüche, wenn man seine Zähne nicht putzt. Die Zahnbürste allein schafft das oft nicht; man muss auch Zahnseide oder Zahn-Brushes für die Zwischenräume verwenden.

- *Kaputte Zähne* Vor allem schadhafte Zahnfüllungen, die längst in die behandelnden Hände des Zahnarztes gehören, können Mundgeruch auslösen. Gehen Sie zum Zahnarzt!

- *Entzündungen oder Pilze im Mund* Mundgeruch verursachen können Entzündungen am Zahnfleisch genauso wie eitrige Mandeln, Pilze in der Mund- und Rachenhöhle oder auch ein extrem trockener Mund.

- *Nervöse Verdauungsstörungen* Mangel an Verdauungsenzymen, ein krankes Darmmilieu, eine gestörte Darmflora, Magenschleimhautentzündung oder Darmgrippe können der Grund für Mundgeruch sein.

- *Alkohol und Tabak* Übermäßiger Alkoholkonsum oder regelmäßiger Tabakkonsum führen natürlich ebenfalls zu starkem Mundgeruch.

- **Stresssituationen** Stress in Verbindung mit Ärger, Aufregungen und Kränkungen führen nicht selten zu Mundgeruch. Sobald der Stress vorbei ist, ist auch der üble Mundgeruch verschwunden.

- **Bestimmte Nahrungsmittel** Sehr oft sind ganz bestimmte Nahrungsmittel die Ursache für den Mundgeruch. Dazu gehören Knoblauch, Zwiebeln und Lauch in allen Variationen und deftige Käsesorten.

- **Geschwächte Abwehrkräfte** Mundgeruch kann auch durch eine ärztliche Therapie entstehen, beispielsweise bei der Behandlung einer Lungenerkrankung. Wenn der Patient ein Spray anwenden muss, kann dieses Medikament die natürlichen Abwehrkräfte im Mund derart schwächen, dass es zu einer Pilzbildung kommt, der dann Mundgeruch auslöst. Diese Entwicklung kann man aber verhindern: Der Patient muss jedes Mal, wenn er das Spray verwendet hat, sofort die Mundhöhle kräftig mit Wasser ausspülen. Wenn keine Sprayreste zurückbleiben, kann auch kein Mundgeruch entstehen.

Tricks gegen Mundgeruch

Kein Stress Gehen Sie Stress aus dem Weg. Wenn Termine eng werden: Lernen Sie auch, einmal »Nein!« zu sagen. Meiden Sie Streit, Intrigen, Ärger. Gehen Sie unangenehmen Menschen aus dem Weg. So unglaublich es auch klingt: Sie können Auslöser für Ihren Mundgeruch sein. Machen Sie Urlaub, wenn Sie sich überfordert fühlen, und ruhen Sie sich am Wochenende wirklich aus. Denken Sie aber daran, dass Sie sich nicht in übermäßigen Freizeitstress stürzen. Einfach mal nichts tun. Das kommt Ihrer gesamten körperlichen und seelischen Gesundheit zugute.

Luftfeuchtigkeit Sehr unterschätzt wird ein trockener Mund als Verursacher für Mundgeruch. Wer sich in beheizten Räumen mit zu niedriger Luftfeuchtigkeit aufhält oder wer nachts mit offenem Mund schläft, hat in der Regel trockene Mundschleimhäute. Diese sind ein Tummelplatz für Bakterien, und die wiederum führen nicht selten zu Mundgeruch.

Sorgen Sie daher für eine Luftfeuchtigkeit von 50 bis 60 Prozent. Sie können sich dafür einen Hygrometer anschaffen. Das ist ein kleines Gerät, an dem Sie jederzeit die Luftfeuchtigkeit ablesen können.

Das beste Mittel gegen trockenen Mund: Trinken Sie regelmäßig und über den Tag verteilt viel Wasser. Am besten zu jeder vollen Stunde ein Glas in kleinen Schlucken.

Obst und Gemüse Essen Sie einige Zeit kein Fleisch, nur Obst und Gemüse, möglichst roh und solches, das reichlich Vitamin C enthält: Orangen, Mandarinen, Kiwis, Grapefruits, Paprikaschoten, Sauerkraut. Zitrusfrüchte verhelfen nicht nur zu Atemfrische, sie stärken auch das Immunsystem.

Wirksame Hausmittel gegen Mundgeruch

Gurgeln Geben Sie zehn Tropfen australisches Teebaumöl, 20 Tropfen Propolistinktur oder sieben Tropfen Myrrhetinktur in ein Viertel Liter lauwarmes Wasser, und spülen Sie damit den Mund aus. Wer eine Zahnprothese, Porzellan- oder Kunststoffkronen trägt, muss auch diese gründlich reinigen.

Mundwasser Verwenden Sie mehrmals am Tag ein Mundwasser. Es gibt der Mundhöhle eine frische Duftausstrahlung. Aber Vorsicht: Wenn man zu oft scharfe Mundwässer benützt, kann das die Mundschleimhaut reizen.

Zähneputzen Putzen Sie nach jeder Mahlzeit gründlich die Zähne. Verwenden Sie anschließend eine Munddusche.

Brottrunk Wunderbar eignet sich Brottrunk aus dem Reformhaus. Die Brotsäurebakterien, besonders starke Milchsäurebakterien, bekämpfen Mundgeruch sehr effektiv.

Kaugummi Mitunter genügt es, einen Kaugummi zu kauen. Das hilft, wie jüngste Studien ergeben haben, obendrein, die Konzentration zu stärken. Apropos Kauen: Versuchen Sie es mal mit ein paar Kaffeebohnen.

Petersilie Kauen Sie ein paar Esslöffel rohe, klein gehackte Petersilie. Oder aber frische Salbei- oder Pfefferminzblätter. Sehr bewährt haben sich auch folgende Kräuter: Thymian, Majoran, Fenchel, Anis oder Dill.

Äpfel und Bonbons Mitunter genügt der Verzehr eines Apfels, und schon ist der Mundgeruch weg. Oder lutschen Sie erfrischende Bonbons oder Pastillen, am besten mit Eukalyptus.

Propolis Machen Sie eine Kur mit Propolis. Besorgen Sie sich in der Apotheke Propolistinktur, geben Sie 20 Tropfen in lauwarmes Wasser, gurgeln Sie damit, und trinken Sie den Rest. Es gibt Propolis auch als Kapseln. Aber Achtung: Die Kur ist aber nur dann sinnvoll, wenn der Mundgeruch von einer Verdauungsstörung im Magen hervorgerufen wird.

Milch Manche Menschen haben Glück. Sie trinken einfach ein Glas Milch und sind ihren Mundgeruch dann schnell wieder los. Die einen reagieren besser auf kalte, andere auf warme Milch.

Heidelbeertee Manchen hilft es, wenn sie drei Wochen lang jeden Tag drei Tassen Heidelbeertee aus der Apotheke trinken. Oder spülen Sie den Mund regelmäßig mit warmem Salbeitee aus.

Vermeidung bestimmter Lebensmittel Meiden Sie Knoblauch, Zwiebeln, Fisch, Rettich und stark ölige Gerichte. Lassen Sie auch – zumindest vorübergehend – die Finger von Alkohol und von Zigaretten sowieso!

Kümmel Übergießen Sie zwei Teelöffel zerdrückte Kümmelfrüchte mit ein Viertel Liter kochendem Wasser. Lassen Sie den Aufguss zehn Minuten ziehen, dann durchseihen. Trinken Sie den Tee lauwarm in kleinen Schlucken zu den Mahlzeiten. Oder geben Sie einen halben Teelöffel Aniskörner und einen halben Teelöffel Kümmel in einen Viertelliter Milch. Bringen Sie das Ganze für fünf Minuten zum Kochen, dann durchseihen. Lauwarm in kleinen Schlucken trinken.

Leinsamen Bekämpfen Sie den Mundgeruch gleich beim Frühstück, und ändern Sie für einige Zeit Ihre Essgewohnheiten am Morgen. Kochen Sie eine Woche lang jeden Tag einen Viertelliter Milch mit einem Esslöffel goldgelben Leinsamen aus der Drogerie einmal kräftig auf. Essen Sie den Brei auf nüchternen Magen: Er bringt Ihre Verdauung und die Darmflora wieder in Ordnung.

Ein besonderes Mittelchen: Gerstengraspulver

Auch Chlorophyll hilft Mundgeruch zu bekämpfen – und zwar mit Gerstengraspulver. Es enthält neben Chlorophyll auch Calcium, Kalium, B-Vitaminen, Vitamin C, Eisen, Kupfer, Zink und das seltene Jungmacherenzym Superoxid-Dismutase.

Lösen Sie jeden Tag einen Teelöffel von dem Pulver in 100 Milliliter Wasser auf, spülen Sie damit den Mundraum aus; gurgeln Sie morgens und abends. Das Pulver darf niemals in heißem oder warmem Wasser aufgelöst werden. Da würden Vitamine, Mineralstoffe, Spurenelemente und Enzyme ihre Wirkung verlieren. Außerdem kann man einen Vitaldrink aus Gerstengraspulver zubereiten. Für einen Erwachsenen gilt das Rezept: Ein Teelöffel Gerstengraspulver wird in 200 Milliliter Wasser verrührt und getrunken. Am besten zwei- bis dreimal am Tag, 25 Minuten vor den Mahlzeiten. Man muss nur beachten: Da das Chlorophyll sehr rasch vom Körper aufgenommen wird, kann es zu Wechselwirkungen mit Medikamenten kommen. Man sollte daher zwischen ihrer Einnahme und dem Gerstengrasdrink mindestens vier Stunden vergehen lassen. Gerstengraspulver duftet übrigens mild und schmeckt auch gut. Es sollte aus biologischem Anbau kommen.

Schweißfüße & Schweißhände

Schwitzen ist gesund

Schwitzen ist entscheidend für unsere Gesundheit. Der Organismus scheidet dabei mit dem Schweiß neben Wasser, auch Giftstoffe und Stoffwechselschlacken aus – ein wichtiger Reinigungsvorgang des Körpers. Das Schwitzen ist außerdem die Klimaanlage des Menschen, damit unser Organismus bei Hitze seine Temperatur halten kann. Dann tritt aus über zwei Millionen Schweißdrüsen Flüssigkeit aus. Der Vorgang bringt in der Regel Abkühlung. Wenn der Schweiß austritt, ist er zunächst geruch- und farblos. Er beginnt erst zu riechen, wenn ihn Bakterien zersetzen.

Darum ist in Zeiten heftigen Schwitzens größte Körperhygiene angesagt. Durch die eigentlich harmlosen Bakterien beginnt man zu miefen, weil sich Butter- und Milchsäure im Schweiß dann verändern. Als Folge bilden sich Geruchssubstanzen. Sie entstehen zusätzlich, wenn aus der Nahrung Geruchskomponenten kommen, etwa nach dem Verzehr von Knoblauch oder Zwiebeln. Es ist jedoch trotz alledem gesundheitsschädlich, wenn man Schweiß durch Medikamente oder Spezialdeos komplett stoppt.

Warum uns der Schweiß ausbricht

Übermäßiges Schwitzen deutet immer auf eine Störung im Organismus hin. Ursachen können sein: Überanstrengung, Erschöpfung, Eiweißmangel, Schilddrüsenüberfunktion, Mineralstoff-, Kreislauf- und Stoffwechselstörungen, Fettleibigkeit, Erkrankungen des Lymphsystems, Lungenleiden. Starkes Schwitzen ist auch ein typisches Symptom für Wechseljahresbeschwerden.

Man kann aber auch durch bestimmte Medikamente in übermäßiges Schwitzen geraten. Diese Nebenwirkung tritt oft bei Kortikoiden und Arzneimitteln mit Salicylsäure auf.

Stress verstärkt das Problem

Schweiß verstärkt sich, wenn wir starken Gefühlsregungen ausgesetzt sind. Nervöse Menschen schwitzen daher generell leichter. Auslöser für Schweißausbrüche sind meist äußere Anlässe. Das können neben hohen Temperaturen auch Aufregung, Nervosität, Stresssituationen, Kränkungen, Ängste und schlechtes Gewissen sein.

Als Laie kann man feststellen, ob hinter dem übermäßigen Schwitzen eine Krankheit steckt: Der Schweiß eines Kranken, der frisch aus den Poren tritt, riecht meist übel und scharf. In diesem Fall heißt es: Unbedingt zum Arzt! Der Schweiß eines Gesunden ist meist wässrig klar und riecht kaum.

Tricks gegen übermäßiges Schwitzen

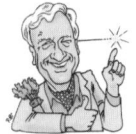

Das Richtige essen Man kann gezielt mit bestimmter Ernährung etwas erreichen. Wer zu Schweißausbrüchen neigt, sollte wenig Salz verwenden, mehr Obst, Gemüse, Milchprodukte, weniger Fleisch und Wurst essen. Man sollte starke, scharfe Gewürze ebenso meiden wie Alkohol und zu viel starken Bohnenkaffee.

Auch die Kleidung hat einen Einfluss. Wer viel schwitzt, sollte keine Textilien aus Kunstfaser tragen. Am besten sind bei den Naturfasern Baumwolle oder Seide. Sie lassen Schweiß am schnellsten abdampfen. Wichtig ist, dass man zeitweise wenig Kleidung trägt bzw. Luftbäder ohne Kleidung nimmt, damit die natürliche Hautatmung angeregt wird.

Wirksame Hausmittel gegen Schweiß

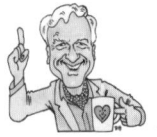

Salbeikur Machen Sie eine zwei Wochen dauernde Salbeikur. Die Bitterstoffe des Salbeis regulieren die Schweißabsonderung: Man stellt jeden Morgen einen Liter kaltes Wasser in einem Topf auf den Herd, gibt zwei bis drei gehäufte Esslöffel getrocknete Salbeiblätter aus Apotheke, Drogerie oder Reformhaus hinein, bringt das Ganze zum Kochen und lässt es dann drei Minuten sieden, anschließend abseihen und etwas abkühlen lassen. Einen Viertelliter davon lauwarm sofort trinken. Den Rest in eine Thermoskanne füllen und über den Tag verteilt trinken. Bereits nach einer Woche sollte man die Wirkung spüren. Dieses Rezept ist auch sehr sinnvoll gegen nächtliche Schweißausbrüche in den Wechseljahren der Frau.

Wechselduschen Nehmen Sie einige Zeit einmal täglich eine Wechseldusche mit Warm- und Kaltwasser, wobei man immer mit dem kalten Wasser enden muss. Gewöhnen Sie sich das am besten gleich jeden Morgen an, dann haben Sie es hinter sich gebracht und kurbeln nebenbei auch Ihren Kreislauf an. Nach einer Weile möchten Sie die Wechseldusche nicht mehr missen!

> **Relax!** Wenn man aus einer nervlichen oder seelischen Ursache heraus stark schwitzt, helfen all diese Rezepte nur dann, wenn man sich zugleich auch richtig entspannt, wieder seine innere Ruhe findet, wenn man Ängste oder Stress abbauen kann. Das schafft man am besten mit Entspannungsübungen, mit autogenem Training oder Meditation.

Sport Sie sollten regelmäßig Sport treiben: Laufen, Radfahren, Tennis. Wichtig ist, dass der Körper ins Schwitzen gerät: Je mehr Schweiß er gezielt verliert, desto weniger entwickelt sich dann unkontrolliert in unerwünschten Situationen.

Apfelessig Waschen Sie zweimal in der Woche nach dem Duschen den ganzen Körper mit einer Mischung aus einem Viertelliter Wasser und einem Viertelliter Apfelessig ab, besonders die Stellen in den Achselhöhlen und die Füße.

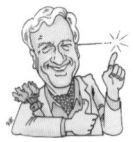

Genussgifte reduzieren Regelmäßiger Alkoholkonsum und Rauchen fördern die Schweißbildung. Rauchen und Alkohol wirken sich negativ auf die Blutgefäße und auf die Regulation des Schweißes aus. Nach dem Trinken von Bohnenkaffee, Alkohol und auch Mineralwasser mit viel Kohlensäure kommt es zu verstärktem Schwitzen. Besser als Kaffee und Alkohol ist immer klares Wasser, am besten stilles Mineral- oder gutes Leitungswasser.

Abnehmen Wer viel und oft schwitzt, sollte Übergewicht abbauen. Dicke Menschen leiden, wenn sie die Veranlagung haben, besonders stark an Schweißbildung.

Sauna Sie sollten regelmäßig in die Sauna gehen. Da lernt der Körper, besser seine Schweißdrüsen zu regulieren. Die

Sauna ist ein besonders ideales Gefäß- und Schweißdrüsentraining.

Akupressur Es gibt auch einen Akupressurgriff gegen übermäßiges Schwitzen: Die dafür zuständigen Energiepunkte liegen in Ohrläppchenhöhe, etwa ein Finger breit hinter dem Ohr am Schädelknochen. Hier massiert man links und rechts gleichzeitig mit den Zeigefingern in kreisenden Bewegungen. 30 Sekunden massieren, dann pausieren. Diese Übung mehrmals täglich wiederholen.

Aromatherapie Geben Sie auf ein Textiltaschentuch je zwei Tropfen Lavendel- und Salbeiöl. Riechen Sie tagsüber immer wieder an dieser Mischung. Allein mit dieser einfachen Aromatherapie bremst man mitunter die Schweißproduktion.

Wasserbad Tauchen Sie mehrmals am Tag die Hände in lauwarmes Wasser. Dabei ziehen sich die Schweißdrüsen zusammen. Zumindest temporär hilft das gut.

Bockshornklee Die Inhaltsstoffe des Bockshornklees beruhigen die überaktiven Schweißdrüsen: Zwölf Esslöffel Bockshornkleesamen aus der Apotheke oder Drogerie werden mit einem Liter kaltem Wasser angesetzt. Sechs Stunden einweichen, dann abseihen. Den Kaltwasseransatz kurz zum Sieden bringen, abkühlen lassen, ins Waschbecken oder in eine Waschschüssel gießen und kaltes Wasser dazugeben. Die Hände 15 Minuten darin baden.

Hilfe bei Fußschweiß

Regelmäßig Sport treiben Laufen, Radfahren, Tennis – was, ist egal. Wichtig ist, dass der Körper dabei ins Schwitzen gerät. Je mehr Schweiß er so verliert, desto weniger entwickelt sich bei vielen Menschen unangenehmer Fußschweiß.

Viel barfuß laufen Dadurch werden die Fußsohlen massiert und die Schweißdrüsen in ihrer Aktivität normalisiert.

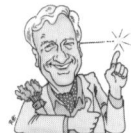

Hygiene Die Füße müssen jeden Tag gewaschen oder geduscht werden, um die geruchsauslösenden Bakterien zu bekämpfen. Man darf dabei nur pH-neutrale Seife – ein so genanntes Waschstück – und keine normale Seife verwenden.

Fußbad Wer an Fußschweiß leidet, sollte sehr oft heiß-kalte Fußwechselbäder nehmen. Dadurch wird nicht nur die Durchblutung gefördert, sondern auch die Schweißregulation. Es macht auch Sinn, dem Fußbad natürliche Zusätze beizugeben: Milch- oder Essigsäure aus der Apotheke oder Drogerie.

Deo Nach dem Füßewaschen und vor dem Anziehen der Schuhe sollte man ein spezielles Deo verwenden. Sprühen Sie es nicht nur auf die Füße, sondern auch in die Schuhe.

Fußpuder Manche mögen lieber Fußpuder. Er glättet und kühlt die Haut und tötet Keime ab. Besonders wichtig und effektiv ist Fußpuder zwischen den Zehen.

> **Fußschweiß als Alarmsignal** Plötzlich auftretender Fußschweiß kann auch ein Alarmsignal für Kreislaufschwäche, Bluthochdruck, eine Schilddrüsenüberfunktion oder ein Leberleiden sein. Lassen Sie das von Ihrem Arzt abklären.

Strümpfe Schuhe sollten Sie niemals ohne Strümpfe tragen. Es kann durch die Feuchtigkeit zunächst einmal zu schmerzhaften Blasen und aufgescheuerten Hautstellen bis hin zu Entzündungen und Eiterbildung kommen, weil hier Keime einzuwirken beginnen. Verzichten Sie deshalb auf Kunststoffsocken oder -strümpfe. Ideal sind stattdessen Naturfasern wie Baumwolle oder Seide.

> **Trinken, trinken, trinken!** Sollte man, wenn man übermäßig schwitzt, wenig trinken, damit man von innen her den Schweiß bremst? Auf keinen Fall! Das kann zu massiven Kreislaufstörungen führen! Im Gegenteil: Die ausgeschiedene Flüssigkeit – oft ein halber Liter bis zu fünf Litern und mehr am Tag – muss sofort wieder nachgeliefert werden.

Orthopädische Einlagen Wer Einlagen trägt, muss zwei oder drei Paar davon haben, damit ein Paar immer trocknen und ausdünsten kann.

Lauwarm duschen An heißen Tagen sollte man übrigens niemals eiskalt duschen und nichts Eiskaltes trinken. Das führt erst recht zu Schweißausbrüchen.

Tomatenbad Geben Sie einen halben Liter Tomatensaft in einen Eimer mit lauwarmem Wasser. Darin sollten Sie die Füße etwa 15 Minuten baden, dann abduschen und gründlich abtrocknen.

Salbeifußbad Man badet dabei die Füße 20 Minuten in vier Litern lauwarmem Salbeitee. Dafür zwei Handvoll getrocknete Salbeiblätter aus der Apotheke mit einem Liter kochendem Wasser übergießen, zehn Minuten ziehen lassen, abseihen, drei Liter kaltes Wasser dazugießen.

Falsches Schuhwerk Auch die Schuhe können Einfluss auf den Fußschweiß haben, das heißt, man kann durch schlechte oder falsche Schuhe Schweißfüße bekommen. Schuhe müssen Feuchtigkeit nach außen transportieren, also atmen können. Speziell bei Sportschuhen muss man aufpassen. Ideal: außen Leder, innen Frottee oder moderne Mikrofaser. Goretex zum Beispiel ist atmend. Sportschuhe aus Kunststoff sind schlecht. Der Schuh darf nicht vollflächig verklebt sein. Bitte auch nie den ganzen Tag Sportschuhe tragen. Nach dem Joggen oder Radfahren sofort die Schuhe ausziehen. Man sollte jeden Tag andere Schuhe tragen, damit die getragenen gut auslüften und trocknen können. Das dauert zwei Tage. Eine Schaumstoff- oder Holzleiste im abgestellten Schuh beschleunigt dies. Die Schuhe dürfen nicht mit Pflegemitteln geputzt werden, die den Schuh mit einer Schutzschicht überziehen. Das Leder muss atmen können, Pflegemittel von ihm aufgenommen werden.

Schuppen im Haar

Woher kommt das Geriesel?

Meist werden die Schuppen durch einen Hefepilz verursacht. Er kommt in der Bakterienflora jeder Kopfhaut vor, kann sich aber durch trockene Heizungsluft, Stress, aggressive Haarpflegemittel, Stoffwechsel- und Hormonstörungen stark vermehren. Auch eine übermäßige Haarpflege mit falschen Mitteln, zu häufiges Haarewaschen mit aggressiven Schuppenshampoos reizen die Haut zusätzlich, sodass sie zu jucken und schuppen beginnt. Es kann aber auch der Lebensstil schuld daran sein, dass man Schuppen bekommt. Zu langes Arbeiten, zu viele Feste, zu wenig Schlaf und viel Fastfood können Schuppen auslösen.

Grundsätzlich gilt: Wann immer Sie Schuppen in Ihren Haaren entdecken, sollten Sie Ihren Hautarzt aufsuchen. Ganz besonders dann, wenn Sie auch rote Stellen sehen oder wenn sich Pusteln zwischen Ihren Haaren bilden. Wenn es sich nachweislich um einen Schuppenbefall handelt, der von Pilzen verursacht wird, muss der Arzt mit so genannten antimykotischen Präparaten gegen das Problem vorgehen.

Tricks gegen Schuppen

Die richtige Ernährung Sorgen Sie für genügend Schlaf, und achten Sie auf eine ausgewogene, vielseitige Ernährung mit reichlich Vitaminen, Mineralstoffen und Spurenelementen. Vor allem das Spurenelement Zink sollten Sie zu sich nehmen. Sie finden es in Haferflocken, Meeresfisch, Austern, Vollkornprodukten und Hühnerfleisch, speziell im Brustfleisch. Wenn Sie gerade eine Diät durchführen und Schuppen bekommen, dann beenden Sie sie sofort. Das bedeutet nämlich, dass sie einen Mangel an wichtigen Nährstoffen haben.

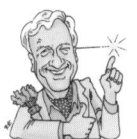

Die Seele entlasten Bemühen Sie sich zudem immer, Probleme zu beseitigen, die Ihre Seele belasten. Wenn Stress und Ängste Ihr Leben beherrschen, müssen Sie konstruktiv nachdenken, was Sie daran ändern können. Verwenden Sie Ihre Freizeit zur totalen Entspannung. Legen Sie sich in die Badewanne, gehen Sie öfter mal spazieren, treiben Sie regelmäßig Sport, oder suchen Sie andere Möglichkeiten, um abzuschalten.

Hygiene Gehen Sie besonders sorgsam mit Ihren Haaren um, und halten Sie alle Kämme und Bürsten sauber. Reinigen Sie regelmäßig Hüte, Mützen, Kappen, Kopftücher, Stirnbänder und Haarschmuck. Bevor Sie die Haare waschen, müssen

Sie sie vorher gründlich mit Wasser spülen, damit die Schuppen – so gut es geht – entfernt werden. Nach dem Haarewaschen sollten Sie immer gut und lange mit Wasser spülen. Restbestände von Shampoos können die Kopfhaut reizen und Schuppenbildung anregen.

Wirksame Shampoos

Weidenteer gegen fettige Schuppen Bei fettigen, groben, stark haftenden Schuppen mit Rötungen und Juckreiz wirkt in erster Linie Weidenteershampoo (aus der Apotheke). Es ist mit Thymianöl, Schwefel und Salicylsäure kombiniert. Das Shampoo löst die Schuppen schonend ab, wirkt antiseptisch und stoppt die Überproduktion der Talgdrüsen.

Huflattich gegen trockene Schuppen Bei trockenen Schuppen ohne Rötungen der Kopfhaut sind die besten Naturmittel Huflattichlotion sowie -shampoo (aus der Apotheke). Beide enthalten neben dem reizmildernden und entzündungshemmenden Huflattich ätherische Öle aus Klettenwurzel und Zitronenmelisse. Die Klettenwurzel wirkt reizhemmend, die Zitronenmelisse beruhigt die Kopfhaut.

Die richtige Anwendung

Wenn man ein Antischuppenshampoo anwendet, muss man es länger als normal einmassieren. Nur so können die Inhaltsstoffe intensiv wirken. Man darf auch nicht zu viel vom Shampoo verwenden, höchstens eine Portion in der Größe einer Walnuss; bei kurzem Haar genügt die Menge einer Haselnuss. Beim Spülen sollte man doppelt so viel Zeit aufwenden, wie das Einmassieren des Shampoos gedauert hat. Speziell bei der Schuppentherapie muss man genau darauf achten, dass keine Shampooreste im Haar zurückbleiben.

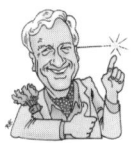

Rascher Erfolg In Tests konnte bereits nach sechsmaligem Haarewaschen mit dem Huflattichshampoo und intensivem Einmassieren des Shampoos die Schuppenmenge innerhalb von zwei Wochen um zwei Drittel reduziert werden. Bei den schwerer zu behandelnden fettigen Schuppen gab es nach drei Wochen Pflege mit Weidenteershampoo ebenso deutlich sichtbare Erfolge. Noch schneller waren die Schuppen eliminiert, wenn zum Weidenteershampoo zusätzlich eine Huflattichlotion bei der Haarpflege eingesetzt wurde.

Mein Rat in dieser Sache: Probieren Sie es aus, und finden Sie sich nicht mit diesem Schicksal ab, immer wieder Schuppen von Ihren Schultern bürsten zu müssen!

Inkontinenz

Wie oft ist normal?

Inkontinenz ohne ärztliche Behandlung birgt eine große Gefahr. Aus Angst vor dem Einnässen trainieren Betroffene oft jahrelang ein völlig falsches Verhalten und verlieren dabei vollkommen die Kontrolle über ihre Blase. Daher sollte man grundsätzlich wissen: Wie oft ist Wasserlassen normal? Die einfache Faustregel: Wer durch Trinken zwei Liter Flüssigkeit pro Tag aufnimmt und keine entwässernden Arzneimittel schlucken muss, sollte im Lauf des Tages nicht öfter als sechsmal die Toilette besuchen.

Formen der Blasenschwäche

Je nachdem, wo die Störung vorliegt, kommt es zu einer speziellen Inkontinenzform. Man unterscheidet fünf Formen der Harninkontinenz:

▶ *Belastungs- oder Stressinkontinenz:* Durch Anstrengung, wie schweres Tragen, Lachen, Niesen, Treppensteigen spannen sich die Bauchmuskeln an. Wenn die Beckenbodenmuskulatur geschwächt ist, kann die Druckzunahme nicht abgefangen werden. Der Urin findet ungewollt den Weg nach außen.

- ▶ *Drang- oder Urgeinkontinenz:* Die Betroffenen verspüren einen verstärkten Zwang zum Wasserlassen, der vorerst unterdrückt werden kann, doch es beginnt frühzeitig zu »tröpfeln«, und es ist oft nicht möglich, den Harn zu halten. Es wird ein falsches Signal ans Gehirn weitergegeben, nämlich: »Die Blase ist voll!«.

- ▶ *Überlaufinkontinenz:* Diese Art der Inkontinenz führt zum ständigen Abgang von kleinen Mengen Urin. Die Blase kann aber nicht vollständig geleert werden. Überlaufinkontinenz kann aber auch als Begleit- oder Folgeerscheinung von Diabetes mellitus, Alkoholmissbrauch und seelischem Druck auftreten.

- ▶ *Reflexinkontinenz:* Hierbei kann die Blase nicht bewusst gesteuert werden; sie entleert sich reflexartig und plötzlich, auch wenn sich nur wenig Harn darin befindet. Diese Form ist selten.

- ▶ *Bettnässen:* Die primäre Form des Bettnässens liegt vor, wenn der Betroffene seit seiner Geburt noch nie länger als sechs Monate trocken war. Schuld daran ist eine Reifeverzögerung beim heranwachsenden Menschen. Die sekundäre Form liegt vor, wenn es erneut zu Bettnässen kommt. In diesem Fall spielen seelische Belastungen eine Rolle.

> **Auslöser der Blasenschwäche** Das Leiden kann zahllose Ursachen haben, z.B. Entzündungen im Körper, hormonelle Veränderungen, Veränderungen der Prostata beim Mann, Verletzungen, die Einnahme bestimmter Medikamente. Seelische Belastungen und Stresssituationen vergrößern das Problem womöglich. Auch Schwangerschaft und Geburt, die weiblichen Wechseljahre, eine Unterleibsoperation oder Raucherhusten können Ursachen für Harninkontinenz sein. Außerdem sind Menschen mit zunehmendem Alter gefährdet.

Man muss Blasenschwäche nicht als unabänderliches Schicksal hinnehmen. Heute gibt es eine Vielzahl von sehr wirksamen Behandlungsmethoden, mit denen man Harninkontinenz entscheidend verbessern, ja sogar heilen kann. Und dafür ist der Gang zum Arzt notwendig, sobald das Problem aufzutreten beginnt.

Tricks gegen Blasenschwäche

Altbekanntes Heilmittel: Kürbiskerne Kauen Sie regelmäßig grüne, weichschalige Kürbiskerne aus der Apotheke oder dem Reformhaus. Sie enthalten pflanzliche Hormonstoffe, die die Blase stärken. Es wird angenommen, dass Belastungsinkontinenz unter anderem durch eine Störung im Hormonhaushalt der Frau verursacht wird – das Verhältnis zwischen Östrogenen und Androgenen ist verändert, mit einer charakteristisch geschwächten Muskulatur von Verschlussapparat und Beckenboden.

Durch die Zufuhr eines neu entwickelten, lipidfreien Extrakts aus den Kernen des Ölkürbisses wurde eine Erhöhung des Testosteronspiegels und damit eine Stärkung der Blasen- und Beckenbodenmuskulatur erreicht.

Training – Drang zurückhalten Es ist wichtig, dass der Betroffene die Blase wieder an längere Zeitabstände gewöhnt, sodass sich die Blase normal füllt und entleert. Wenn sich die Blase meldet, sollte man nicht gleich nachgeben. Der Harndrang hält nur wenige Minuten an. Wer sofort zur nächsten Toilette rast, erreicht das Gegenteil. Laufen belastet nämlich den Beckenboden – dann kann der Schließmuskel noch schlechter standhalten. Sinnvoller ist es, wenn man gelassen bleibt und sich hinsetzt. Beugen Sie den Oberkörper nach vorn, und atmen Sie tief durch. Wenn der Drang vorbei ist, können Sie in aller Ruhe zur Toilette gehen.

Gewöhnen Sie sich ab, jedes Mal bevor Sie aus dem Haus gehen, die Toilette aufzusuchen. Auch Kindern sollte man das nicht angewöhnen. Das ist völlig falsch und schwächt die Blasenmuskulatur. Allerdings sollten Sie den Harn auch nie zu lange zurückhalten: Die Blase muss regelmäßig entleert werden.

> *»Miktionsprotokoll«* Miktion heißt Blasenentleerung. Halten Sie schriftlich fest, wann Sie auf die Toilette gehen, was und wie viel Sie trinken. Ermitteln Sie mit Hilfe eines Messbechers, wie viel Wasser Sie lassen. Um einen ungefähren Richtwert zu nennen: 300 bis 400 Milliliter pro Miktion sind normal. Bei 100 Millilitern kam der Reiz zur Blasenentleerung zu früh. Sie erkennen anhand des Protokolls, wie Ihr Toilettenverhalten ist. Das kann Ihrem Arzt bei der Diagnose sehr helfen.

Essen und Trinken – gewusst wie Das Wichtigste ist, dass Sie sich säurearm ernähren. Das bedeutet konkret: Meiden Sie zu viel Süßes, Weißmehlprodukte, Alkohol, Bohnenkaffee, Mineralwasser mit Kohlensäure. Machen Sie mehrmals im Jahr eine dreiwöchige Kur mit einem Basenpulver aus der Apotheke oder dem Reformhaus.

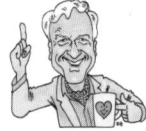

Viel trinken Viele trauen sich nicht mehr viel zu trinken. Das ist schlecht für Kreislauf und Stoffwechsel. Außerdem: Durch die geringe Flüssigkeitsaufnahme wird der Harn besonders konzentriert und dick. Und das reizt die Blase noch mehr. Trinken Sie tagsüber also reichlich Früchte- und Kräutertees, stark verdünnte Fruchtsäfte oder stilles Mineralwasser. Verzichten Sie auf Bohnenkaffee, stark kohlensäurehaltige Getränke und schwarzen Tee. Koffein und Alkohol verstärken die Harnproduktion.

Noch mehr Tipps

- Achten Sie auf regelmäßigen Stuhlgang, damit die Beckenbodenmuskulatur nicht unnötig belastet wird.

- Die Blase muss knapp vor dem Sexualverkehr und danach entleert werden. Auch nach dem Schwimmen und der Sauna ist das wichtig.

- Halten Sie den Unterleib warm. Kälte reizt die Blase.

- Vermeiden Sie auch kalte Füße – sie schaden der Blasenfunktion.

- Halten Sie sich schlank, und bauen Sie Übergewicht ab. Denn die Pfunde zu viel schaden dem Beckenboden.

- Manche unterbrechen während des Wasserlassens den Harnstrahl. Das ist kein gutes Training für die Blase und irritiert die Muskeln mit der Zeit.

Hilfreiche Trainingsmethoden

Beckenbodentraining Besonderen Erfolg hat das Beckenbodentraining bei jüngeren Menschen mit einer leichten bis mittleren Drang- oder Belastungsinkontinenz. Auch nach der Geburt eines Kindes, bei Übergewicht oder einer veranlagungsbedingten Bindegewebsschwäche ist dieses Training ratsam.

Blasentraining Ziel dieser Therapiemethode ist es, die Blasenkontrolle zu verbessern und die Harnmenge, die die Blase ohne Drang halten kann, zu steigern. Der Unterbauch wird dabei mit der Hand in regelmäßigen, dreistündigen Abständen gestrichen oder geklopft. Auf diese Weise wird bei neurogenen Blasenfunktionsstörungen ein Reflex ausgelöst, der die Entleerung der Blase auslöst. So kann unkontrollierter Harnabgang vermieden und der zeitliche Abstand zwischen den Toilettengängen verlängert werden.

Blasentraining sollte allerdings unbedingt unter ärztlicher Anleitung erfolgen. Nur der Arzt kann abschätzen, ob die Blase zu stark bei der Übung beansprucht wird, und die Gefahr eines Harnwegsinfekts rechtzeitig erkennen. Der Arzt muss auch entscheiden, ob zusätzlich Medikamente eingesetzt werden sollten. Dazu kommt, dass Blasentraining sich nicht für alle Formen von Harninkontinenz eignet.

Toilettentraining Das Toilettentraining muss vom Facharzt – am besten einem Urologen – empfohlen und überwacht werden. Es wird vor allem bei Patienten angewendet, die unter Dranginkontinenz leiden oder aufgrund einer Hirnleistungsstörung an Reflexinkontinenz erkrankt sind.

Mit einem genauen Trink- und Miktionsplan kann die Inkontinenz überwacht und verbessert werden. Der Betroffene lernt, die Blase rechtzeitig zu entleeren, bevor der Harndrang zu stark wird. Der Trink- und Entleerungsplan muss allerdings genau eingehalten werden, sonst kann sich die Inkontinenz sogar verstärken.

Es ist unbedingt notwendig, beim Toilettentraining ein so genanntes Molicare mobile, eine spezielle Inkontinenzeinlage, zu verwenden, die größere abgehende Urinmengen aufnehmen kann.

Inkontinenz – auch Männersache

Es ist ein Irrglaube, dass nur Frauen und alte Männer daran leiden oder Inkontinenz mit Impotenz gleichzusetzen ist. Risikofaktoren bei Männern in jedem Alter sind Übergewicht, Rauchen und übermäßiger Alkoholkonsum.

Bereits junge Männer um die 30 leiden mitunter an einer schwachen Form der Inkontinenz, dem berühmten »Nachtröpfeln«, meist als Folge einer Prostataentzündung. Die Blasenschwäche ist in diesem Fall ein Warnsignal, das auf eine andere Erkrankung hinweist.

Oft verengt auch eine vergrößerte Prostata die Harnröhre. Die Blase beginnt zu träufeln, oder der Harnfluss wird durch die eng werdende Leitung gebremst. Eine vollständige Entleerung der Blase wird schwer möglich – ständiger Harndrang ist die Folge. Dieses Problem verstärkt sich mit dem Alter: Jeder dritte Mann ab 55 hat Beschwerden beim Wasserlassen. Der Harndrang kann auch dadurch entstehen, dass die angewachsene Prostata gegen die Harnblase drückt. Dann kann diese sich unbeabsichtigt zusammenziehen und eine Dranginkontinenz auslösen, die unbedingt ärztlich behandelt werden muss! Es kann außerdem passieren, dass es nach einer Prostataoperation zu leichter Blasenschwäche kommt. Folgendes kann Mann gegen Inkontinenz tun.

Rechtzeitig zum Arzt! Je früher Blasenschwäche behandelt wird, desto wirkungsvoller ist die Therapie. Die ersten Symptome: Der Harnstrahl wird schwächer, Harn tröpfelt ohne Harndrang, nachts sind mehrere Toilettengänge nötig.

Kur mit Brottrunk Es empfiehlt sich, für mehrere Monate jeden Tag eine Flasche Brottrunk aus dem Reformhaus zu trinken. Wer den Brottrunk als zu sauer empfindet, sollte ihn mit Wasser verdünnt konsumieren. Seine Milchsäurebakterien haben einen positiven Einfluss auf die Prostata und bekämpfen schädliche Bakterien in der Blase.

»Molimed for men protect« Früher gab es einheitliche Inkontinenzhilfen für Mann und Frau. Heute produziert man diese speziellen Einlagen, die auf die männliche Anatomie zugeschnitten sind. Sie haben ein Kissen mit geruchsbindender Ultrasaugschicht.

Ekzeme

Sieht schlimmer aus, als es ist

Das Schlimme an Ekzemen ist nicht wirklich die Krankheit, sondern die Tatsache, dass der Betroffene viel zu lange laienhaft daran herumgedoktert und viel zu lange abgewartet, bevor er zum Arzt geht. Dadurch kann das Ekzem schlimmer werden oder gar einen chronischen Verlauf nehmen. Jedes Ekzem verliert seinen Schrecken, wenn man weiß, was die Ursache ist und welche Hilfe es gibt. Mal zeigen sich auf der Haut nur einzelne Flecken, mal ist die Haut überzogen mit zahllosen Pusteln, die den Anschein einer schweren, ansteckenden Krankheit erwecken. Typisch für ein Ekzem: entzündete Flächen auf der Haut, die von Rötungen, nässenden, schuppenden und juckenden Bläschen begleitet werden. Ekzeme sind aber nicht ansteckend!

Wie es zu Ekzemen kommt

Ekzeme entstehen, wenn die Oberhaut dauerhaft gereizt und geschädigt wird. Das geschieht sehr oft durch zu häufigen Kontakt mit Seife, Reinigungsmitteln, durch allergische Reaktionen auf chemische Mittel, durch bestimmte Kosmetika,

Textilien, Metalle oder Medikamente. Je länger das Ekzem sich ausbreiten kann und nicht behandelt wird, desto schwieriger ist die Therapie. Die Haut wird dick, schuppt immer mehr, wird trocken, rissig und anfällig für bakterielle Entzündungen.

Wenn die Haut dünner wird, können sehr leicht kleine Risse entstehen, die sowohl zu Blutungen als auch zu quälendem Juckreiz führen. Die Schutzfunktion der Haut lässt nach, das heißt, der Säureschutzmantel, der die Haut vor Pilzen und Bakterien schützt, wird dünn oder ist nicht mehr vorhanden. Dadurch kommt es zu langwierigen, unangenehmen Hautinfektionen oder belastenden Hautallergien. Solche Probleme können auch durch langfristige Einnahme von Medikamenten entstehen und verstärkt werden.

Aggressive Chemikalien schaden

Beim Gebrauch von Putzhilfen kommt die Haut jedem Putzen oder Spülen mit sehr aggressiven Substanzen in direkten Kontakt, die ihre obere Schutzbarriere zerstören. Langfristig führt auch das zu einer Austrocknung der Haut, und schädigende Umwelteinflüsse können nicht mehr optimal abgewehrt werden, auch Allergie auslösende Stoffe haben jetzt die Möglichkeit, tief in die ungeschützte Haut einzudringen. Es bilden sich Risse, einzelne Hautpartien entzünden sich. Der gesamte Körper reagiert darauf und setzt Entzündungsstoffe frei. Auf der Haut bildet sich als Abwehr gegen die schädigenden Chemikalien ein Kontaktekzem. Die betroffenen Hautstellen jucken, brennen und sind stark gerötet, mitunter sogar geschwollen.

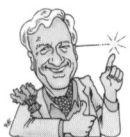 ***Vorbeugen ist besser als heilen*** Es gibt viele Möglichkeiten, Ekzeme zu verhindern, wenn man die Haut entsprechend beobachtet, pflegt und verwöhnt. Ganz besonders trifft das auf Frauen und Männer zu, die älter als 30 sind. Denn da beginnt das biologische Altern der Haut. Von da ab ist sie besonders sensibel und anfällig. Wenn man sich dessen bewusst ist, kann man einiges tun.

Kontaktmeidung

Wenn ein Ekzem akut auftritt, entstehen an den betroffenen Hautstellen flächenartige Rötungen, nässende Bläschen, Jucken und unangenehmes Brennen. Falls man weiß, wovon das kommt, sollte man den weiteren Gebrauch des entsprechenden Mittels vermeiden. Meist geht dann die allergische Reaktion rasch wieder zurück und die betroffenen Hautpartien regenerieren sich.

Tricks gegen Ekzeme

Seit langem bemühen sich Wissenschaftler um einen sinnvollen und wirkungsvollen Schutz vor Kontaktekzemen. Vor ein paar Jahren hat man endlich für alle, die sehr empfindliche Haut und eine starke Neigung zu Ekzemen haben, die Lösung gefunden: den Euvalon-Schaum.

Schützender Schaum Der Euvalon-Schaum ist in seiner Struktur der Haut nachempfunden. Seine Inhaltsstoffe können daher vollständig in die Haut eindringen und bilden unter der obersten Hautschicht eine Schutzbarriere. Auf diese Weise wird das Risiko für eine Ekzembildung vermindert. Auftretende Symptome wie Juckreiz oder Brennen auf der Haut werden deutlich abgeschwächt. Die Vorteile liegen auf der Hand: Er zieht schnell in die Haut ein und fettet nicht. Es können also sofort nach dem Auftragen Tätigkeiten verrichtet werden. Die Schutzwirkung auf der Haut hält sechs bis acht Stunden an. Der Schaum ist frei von Duftstoffen und enthält keine Substanzen, die die Schleimhaut schädigen. Die Hautatmung wird nicht gestört. Er kann auch in Kombination mit einem Kortisonpräparat angewendet werden, wenn dies aus ärztlicher Sicht unbedingt notwendig ist. Der dermatologische Euvalon-Schaum sorgt dafür, dass die Haut in ihrem Gleichgewicht bleibt. Fragen Sie am besten bei Ihrem Dermatologen nach, ob dies eine Lösung für Sie wäre.

Warzen

Viren sind die Auslöser

Aufgrund zahlloser wissenschaftlicher Untersuchungen weiß man heute sehr viel über Warzen, kennt viele Therapien, wobei naturheilkundliche Maßnahmen einen großen Stellenwert haben. Es gibt viele verschiedene Arten: beispielsweise Dorn- und Mosaikwarzen an den Fußsohlen, Feigwarzen im Intimbereich, Wasserwarzen meist auf Bauch, Rücken, an Armen und Beinen.

Vorsicht: ansteckend!

Sie alle werden durch verschiedene Warzenviren verursacht. Nur die Alterswarze wird von keinem Virus ausgelöst. Alle anderen Warzen sind sehr ansteckend. Kinder und Jugendliche werden deshalb so häufig und intensiv von Warzen befallen, weil sie einen Erstkontakt mit Warzenviren erleben: Das Immunsystem kennt den Eindringling noch nicht. Nach einer bewältigten Infektion wird man in der Regel gegen Warzen immun. Wenn dann im Alter die natürlichen Abwehrkräfte wieder schwächer werden, können Warzen erneut auftreten.

Bei Warzen muss man grundsätzlich viel Geduld haben.

Warzen haben leider oft die Angewohnheit wiederzukommen, bis sie dann endlich für immer verschwinden.

Die Erklärung dafür: Die Viren sitzen nicht nur direkt in der Warze, sie haben sich auch im Umkreis eingenistet. Und zwar in der Hautoberfläche, nicht im Blut. Sie werden durch kleinste Hautschuppen übertragen. Es ist daher gefährlich, sich an der Warze zu kratzen – das fördert die Verbreitung. Wenn Warzen spontan abheilen, hat das Immunsystem nach einer bestimmten Zeit die Warzenviren erkannt und bekämpft. So eine Spontanheilung kann nach Wochen oder nach Jahren erfolgen. Übrigens: Grundsätzlich ist bei allen Maßnahmen gegen Warzen immer ein Arzt zurate zu ziehen!

Tricks gegen Warzen

Rizinusöl Besorgen Sie sich eine Flasche Rizinusöl in der Apotheke, und reiben Sie die Warze mehrmals am Tag damit ein. Sehr beliebt ist auch die Salztherapie: Reiben Sie die Warze mit Rizinusöl ein, streuen Sie dann etwas Kochsalz darauf, und legen Sie einen Mullverband darüber.

Aloe-vera-Saft Man trägt 100-prozentigen Aloe-vera-Saft mit Biosiegel aus dem Reformhaus auf. Aloe vera wirkt antiviral. Manche haben auch Erfolg mit Löwenzahn-Frischpflanzensaft, ebenfalls aus dem Reformhaus.

Hygiene als Vorbeugung Niemals fremde Schuhe, Strümpfe, Socken oder Unterwäsche anziehen, immer nur das eigene Handtuch benützen! Da auch über Teppich- und andere Böden Warzen übertragen werden können, sollte man immer Schuhe, Sandalen oder Turnschuhe tragen. Je schwächer das Immunsystem, desto leichter kommt die Warze. Man infiziert sich besonders leicht in öffentlichen Schwimmbädern, in der Sauna, im Fitnessstudio – überall, wo es feucht ist und wo man Körperkontakt hat. Im Turnsaal werden Warzen oft von einem Schüler auf den anderen übertragen.

Knoblauch Schneiden Sie eine Knoblauchzehe oder eine Zwiebel in dünne Scheiben, legen Sie diese auf die Warze und kleben Sie dann ein Heftpflaster darüber. Wiederholen Sie diesen Vorgang mehrere Tage hintereinander. Sie können auch versuchen, die Warze mit einer halbierten Knoblauchzehe fest einzureiben.

Wenn Sie empfindlich auf Knoblauch oder Zwiebel reagieren, sollten Sie die Finger von diesen Rezepten lassen, weil es sonst zu Hautentzündungen kommen kann!

Propolistinktur Auch Einreibungen mit Propolistinktur aus der Apotheke oder dem Reformhaus haben sich schon oft bewährt. Propolis wirkt antiviral. Man kann die Warze auch mit Ringelblumensalbe einreiben.

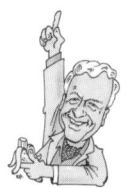

Banane Schälen Sie eine Banane, und genießen Sie sie. Schneiden Sie von der frischen Schale ein kleines Stück ab, und legen Sie es mit der weichen Innenseite auf die Warze. Binden Sie das Bananenschalenstück fest oder fixieren Sie es mit einem Heftpflaster. Über Nacht einwirken lassen. Man muss das längere Zeit machen. Bitte jeden Abend ein frisches Stück von einer Bananenschale nehmen!

Vitamin E Es gibt einen Trick mit Vitamin E. Besorgen Sie sich in der Apotheke eine Packung Kapseln mit pflanzlichem Vitamin E in der Dosierung von 800 internationalen Einheiten. Stechen Sie dreimal täglich eine Kapsel mit einer Nadel an zwei Stellen auf, drücken Sie das flüssige Vitamin E heraus, und reiben Sie damit die Warze ein. Eine Therapie gegen Warzen ist übrigens häufig erfolgreicher, wenn der Betroffene sie mit den Spurenelementen Selen, Zink, Betacarotin, Vitamin E und C unterstützt.

Ameisensäure Unsere Großmütter haben sehr oft Ameisensäure angewendet. Die Warze wird jeden Abend damit betupft und anschließend mit einem Mullverband für die Nacht abgedeckt.

Pilze im Körper

Die unentdeckte Krankheit

Manche Menschen erscheinen auf den ersten Blick gesund und fit. Wenn man aber näher hinsieht, fällt einiges auf, was nachdenklich macht: Sie haben Schlafprobleme, finden morgens kaum aus dem Bett, klagen über Muskelschmerzen, haben zeitweise depressive Verstimmungen. Bei Frauen kommt es oft zu Unterleibskrämpfen und heftigem Jucken im Genitalbereich. Der Betroffene fühlt sich nicht wohl, weiß aber nicht, warum. Dahinter steckt in vielen Fällen eine Pilzerkrankung. Pilzerkrankungen sind unter Umständen lebensbedrohlich: Sie können das Herz schädigen, heftige Allergien auslösen, ja sogar zu einem Allergieschock führen.

Wie gelangen Pilze in den Körper?

Bei der Entstehung einer Pilzinfektion spielt das Immunsystem eine große Rolle. Hat jemand ein starkes Immunsystem, können ihm in den meisten Fällen Pilze bei einem Kontakt nichts antun. Geschwächte Abwehrkräfte machen es hingegen möglich, dass sich Pilze hemmungslos vermehren.

Es muss auch ein Milieu herrschen, in dem sich Pilze wohl

fühlen: feuchte Wärme, ein saures Milieu im Körper, häufiges Schwitzen, ein geschädigter Säureschutzmantel der Haut, meist durch übertriebene oder auch mangelnde Hygiene. Bei übertriebener Hygiene können antibakterielle Seifen, parfümierte Toilettenartikel und der exzessive Gebrauch von Deos zum Problem werden.

Typische Kennzeichen für Pilzbefall

- *Bei Hautpilz:* Rötung der Haut, Schuppen auf der Haut, Bläschen- und Rissbildung, Nässen, Brennen und Juckreiz, der zum Kratzen verleitet.
- *Bei Fußpilz:* zuerst gerötete Hautpartien am Fuß, hauptsächlich zwischen den Zehen, dann Juckreiz, später verquollene, weißliche Hautstellen, die leicht aufreißen und nässen.
- *Bei Nagelpilz:* zunächst verliert der Nagel seinen Glanz, dann verdickt er sich, wird gelb, zerfällt und hebt sich vom Nagelbett ab.
- *Bei Darmpilz:* Verdauungsbeschwerden – wird häufig erst durch eine gezielte Untersuchung entdeckt.
- *Bei Genitalpilz:* heftiger Juckreiz, Rötungen und Entzündungen sowie oft käsig aussehender Ausfluss im Intimbereich.

Die Ansteckungsquellen

Fuß- und Nagelpilze werden über fremde Schuhe, Socken und Handtücher übertragen, aber auch über Teppichböden und in Duschräumen. Darmpilze gelangen über Mund, Schleimhäute und Speiseröhre in den Darm. In den kleinen Ausstülpungen – den Darmzotten – fühlen sie sich besonders wohl. Hautpilze können mittels Hautkontakt, aber auch über Gartenerde oder Pflanzen übertragen werden. Alle Pilzarten können natürlich beim Sex übertragen werden, vor allem bei wechselnden Partnern.

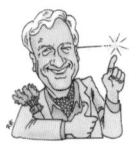

Achtung beim Händedruck Die häufigsten Pilzinfektionen geschehen durch einen Händedruck, beim Trinken aus benützten Trinkgefäßen, Kontakt mit einer unsauberen Toilettenbrille, in öffentlichen Schwimmbädern, in der Sauna oder durch Küssen. Wenn Sie öfter Hautpilze haben, sollten Sie genau prüfen, wo Sie sich hinsetzen und was Sie anfassen.

Die Einnahme von Medikamenten über lange Zeit und in großen Mengen kann ebenfalls Pilze fördern. Antibiotika z. B. vernichten auch gute Bakterien und nehmen den Pilzen ihre natürlichen Feinde. Dasselbe gilt für Kortisonpräparate; vor allem Candida-Pilze werden dadurch gefördert. Weitere Risiken für eine Pilzerkrankung: falsche Ernährung, zu wenig

Ballaststoffe, zu viel Zucker und Hefen, zu viele Kohlenhydrate. Zucker und Kohlenhydrate im Verbund und im Übermaß fördern die Pilzentwicklung ganz besonders.

> ***Pilze auf dem Vormarsch*** Das Infektionsrisiko ist bei älteren Menschen besonders groß. Menschen ab 60 ist oft kalt, sie ziehen sich daher überwarm an. Dadurch wird die Haut zu wenig belüftet. Es kommt zum Schwitzen und einem Wärmestau – ideale Bedingungen für Pilze. Außerdem haben ältere Menschen sehr oft ein geschwächtes Immunsystem oder müssen regelmäßig Medikamente nehmen.

Schnellstens zum Arzt

Wenn man den Verdacht auf eine Pilzinfektion hat, muss man möglichst bald zum Arzt. Es gibt für die verschiedenen Pilzerkrankungen zahlreiche Labortests. Handelt es sich um eine innere Pilzerkrankung, wird man den Gastroenterologen aufsuchen. Je früher man zum Arzt geht, desto schneller wird man die Infektion wieder los. Versuchen Sie nicht, selbst Doktor zu spielen – Sie verlieren nur Zeit!

Grundsätzlich sollte man sich darauf einstellen: Eine Pilztherapie dauert mindestens drei bis sechs Wochen, oft aber

Monate und Jahre. Und: Man muss immer mit Rückfällen rechnen – vor allem, wenn man die Medikamente zu früh absetzt. Aber eines zeigt die Erfahrung: Wer die Pilzerkrankung verschweigt und viel zu spät darüber redet, hat noch viel schlechtere Karten.

Tricks gegen Pilze

Hygiene Tägliches Waschen von Körperstellen, an denen man viel schwitzt, also Achselhöhlen, Zehenzwischenräume und Intimbereich. Pilze lieben Feuchtigkeit. Daher nach dem Waschen gut abtrocknen, eventuell auch mit dem Haarföhn.

Kleidung Atmungsaktive, weit geschnittene Kleidung tragen, bevorzugt aus Baumwolle. Die Wäsche bei mindestens 60 Grad Celsius waschen, damit Pilzfäden abgetötet werden. Unterwäsche häufig wechseln.

Schuhe Benutzte Schuhe erst wieder tragen, wenn sie ausgetrocknet sind, eventuell mit antimykotischem Pulver aus der Apotheke desinfizieren. Niemals zu lange Turnschuhe oder Gummistiefel tragen.

Badeanstalten In Schwimmbädern und Saunen Badeschuhe tragen und antiseptische Fußduschen benutzen.

Therapiebegleitender Brottrunk Brottrunk hat sich im Kampf gegen Darmpilz besonders bewährt. Die Brotsäurebakterien sind starke Feinde der Pilze. Die Betroffenen müssen über mehrere Monate hinweg täglich eine Flasche Brottrunk trinken. Wem er zu sauer schmeckt, kann man ihn mit stillem Wasser verdünnen. Wichtig ist die Tatsache, dass Brotsäurebakterien auch wunderbar die Darmflora stärken, aktivieren und aufbauen. Und eine gesunde Darmflora ist der Garant für eine starke Immunkraft und starke Abwehr von Pilzen. Brottrunk wird auch erfolgreich bei Scheidenpilz eingesetzt – und zwar innerlich und äußerlich. Die Betroffenen trinken über viele Monate hinweg jeden Tag den Inhalt von einer Flasche. Außerdem tränken sie mehrmals am Tag einen Tampon mit unverdünntem Brottrunk und führen ihn in die Scheide ein. Es ist bei Scheidenpilz auch sinnvoll, mit Joghurt oder Buttermilch getränkte Tampons einzuführen, die man über Nacht wirken lässt. Es gibt außerdem die Möglichkeit warmer Sitz- oder Wannenbäder. Dabei wird der Inhalt einer Flasche Brottrunk ins warme Wasser gerührt. Brottrunk sollte immer nur in Absprache mit dem Arzt zur Anwendung kommen und als unterstützende oder begleitende Maßnahme der ärztlichen Therapie angesehen werden.

Handtücher Im Badezimmer sollte jeder seine eigenen, regelmäßig zu wechselnden Handtücher haben.

Pilzfeinde essen Bauen Sie zudem Nahrungsmittel in Ihren Speiseplan ein, die sich als Pilzfeinde erwiesen haben: reichlich rohes oder schonend zubereitetes Gemüse, Salate, Sauermilch, Biojoghurt, Fisch und mageres Fleisch. Es gibt auch regelrechte »Pilzkiller«: Knoblauch, Meerrettich, Zwiebeln sowie alle Produkte, die reichlich Vitamin C liefern – etwa Paprikaschoten, Grapefruits und Sauerkraut. Erlaubt sind außerdem Milchzucker, Diabetikerkonfitüren, saure Äpfel, Ananas, Bananen, Rote Bete, Brokkoli, Gemüsebrühe, ungesüßte Tees, kaltgepresste Pflanzenöle, Frischfisch und in kleinen Mengen Frischmilch und ungesüßte Molke.

Schimmel wegwerfen Leicht angeschimmelte Lebensmittel muss man komplett entsorgen; sie können eine Pilzerkrankung auslösen.

Verzicht auf Zucker Wer sich vor Pilzen schützen will, sollte sehr bescheiden mit Zucker umgehen oder ganz darauf verzichten. Außerdem keine Teigwaren, kein Reis, keine Backwaren, denn Stärke wird in Zucker umgewandelt. Kein Zucker bedeutet auch keine Hefe. Also keine Produkte essen, die Hefe enthalten, wie Bier, Käse sowie Essig und keinen Alkohol – insbesondere Wein, Sekt oder Champagner trinken.

Register

Abnehmen 14–30, 80, 188, 195, 210, 212, 233, 238, 241, 298
Aggressionen 14, 242
Alkoholkater 181, 233
Allergien 127f., 167, 204, 208, 220, 234f., 276, 319, 326
Allergieschock 326
Aloe-Vera-Saft 89, 167, 252, 323
Ananas 150, 157, 175, 179ff., 332
Antibiotika 91, 98, 139, 161, 185, 3278
Apfel 38, 50, 121, 124, 136f., 157, 175, 181f., 184, 239, 291, 332
Apfelessig 17, 102, 104, 115, 171, 202, 238, 255f., 276, 298
Appetitzügler 14ff.
Aprikosen 22, 110, 179, 259f.
Arnikasalbe/-tinktur 102, 163
Arteriosklerose 61, 99, 121f., 124, 181, 189, 202, 211, 214, 216f., 230, 232
Arthrosen 61
Artischocke(nextrakt/-saft) 123, 133, 144, 150
Atemgymnastik 119
Atemwege 76, 89, 90, 107, 125–128, 185, 187, 211f., 214, 222, 234, 262, 286
Augen/-krankheit 38, 44, 90–94, 158, 166, 183, 185, 205, 216, 230, 239, 249f.
Avocado 35, 50, 105, 110, 157, 168, 172, 182f., 242f., 247

Badesalz 279–283
Banane 22, 34, 50, 95, 106, 111, 118, 150, 175f., 179, 182ff., 239, 247, 325, 332
Basilikum/-öl 134, 138
Bauchschmerzen 190, 245
Bauchspeicheldrüse 136, 180, 199, 210, 212, 230

Beckenboden(muskulatur) 308, 311, 313
Beckenbodentraining 314
Betacarotin 90, 157, 168f., 187, 206, 212, 218ff., 230, 325
Bierhefe(flocken) 22, 49
Bindehautentzündung 94
Bindegewebe 157, 164, 185, 198, 214, 234
Bindegewebsschwäche 314
Biotin 49, 160f., 180, 185, 193
Birnen 50, 105, 117f., 170, 186f., 239
Blähungen 24, 46, 61, 137f., 178, 187, 203, 215, 218, 220, 223, 260, 268, 285
Blase (Harnblase) 71, 93, 148f., 185, 186, 198, 210f., 227f., 241f., 308, 313, 316f.
Blasen/Bläschen 252, 301
Blasenentzündung/-katarrh 61, 149, 175, 211, 225, 227
Blasenkrebs 189
Blasensteine 231
Blütenpollen 153, 154
Bluterguss 163
Blut(hoch)druck 32f., 46, 86, 115, 117–120, 180, 182, 186, 193, 202, 208f., 215, 217, 225, 244
Blutzucker(spiegel) 50, 181, 188, 199
Bockshornklee(samen) 173, 299f.
Bohnen, grüne/weiße 33, 72, 83, 111, 118, 121, 130, 138, 187f.
Brandblase 165
Brennnessel(blätter)/-tee 114, 147, 152, 253, 261
Brokkoli 80, 82, 157,158, 188ff., 332
Brombeer(blätter)/-saft 123, 261
Bronchien/Bronchitis 59, 61, 125–128, 258
Brotsäurebakterien 190, 290, 331

Brottrunk 136, 290, 316, 331
Buttermilch 21, 215, 241, 247, 275, 331

Calcium 110, 153, 167, 188f., 193, 199, 205f., 215, 218, 293
Chicoree 21, 191f.
Cholesterin(werte)/-spiegel, HDL/LDL 14, 25, 30, 33, 42, 46, 117, 120, 123f., 181ff., 185, 187, 190, 194f., 199f., 208ff., 217, 225ff., 232ff.
Cholin 106
Chrom 22, 204, 229

Darmbeschwerden/-infektion/-störungen 61, 139, 180, 183, 187, 203, 220, 246, 287
Darmfunktion 175
Darmkrebs(erkrankungen) 82f., 209, 231
Darmpilz 327ff., 331
Darm(trakt) 25, 76, 80, 130, 132–137, 139, 141f., 144, 177, 185ff., 190, 192, 194, 209ff., 216, 218, 222f., 231, 233, 262, 328
Datteln 37f., 50, 72, 111, 192f., 240
Dickdarmkrebs 81, 185
Dill 49, 76, 100, 137, 145, 240ff., 256, 291
Durchfall 138f., 185, 213, 220, 262, 285

Eier 14, 40, 104, 110, 124, 135, 161, 194f.
Eisen(mangel/-vorrat) 14, 37, 76, 121f., 131, 134, 153, 173, 190, 193, 196, 199ff., 206, 208, 210, 220, 228f., 293
Ekzeme 318–321
Entschlacken/Entschlackung, Kuren 15, 17f., 21, 147, 186, 232f., 238, 241

Register

Entspannung 13, 29, 32, 34, 43–52, 56, 59, 67, 87, 103, 267, 275, 280, 297, 305
Erdbeeren 148, 175, 179, 184ff.
Erdnüsse 110, 168, 178
Erholung 13, 20, 43–52, 279
Erkältung(sbeschwerden/-krankheiten) 34, 52, 54, 70–78, 89, 116, 125, 149, 151, 175, 202, 204, 207, 218f., 222, 232, 253f., 257, 262, 264, 266–269, 275
Eukalyptus(extrakt/-öl/-tinktur) 67, 74, 100, 104, 125, 256, 262

Fenchel(samen)/-tee 49, 100, 129, 137, 215, 223, 245, 256, 291
Fingernägel 160f., 172
Fisch/-öl 23, 40, 72, 79, 84, 104, 106, 110, 118, 122, 126, 137, 145, 157, 224f., 241, 292, 305, 332
Fluor(id) 97, 110, 201
Folsäure 34, 76, 176, 182, 185f., 189, 199, 207, 212, 221f., 228, 230
Franzbranntwein(-Gel) 103, 109, 112ff.
Fußdusche, antiseptische 330
Füße 48, 51, 53, 60, 74f., 102, 115, 117, 122f., 164, 254, 265, 313

Gallenblase 61, 130, 144ff., 221, 228, 230ff.
Gallenfluss/-flüssigkeit/-säure 144, 187
Gehirn 15, 27, 41, 43, 47f., 85f., 89, 104ff., 120, 136, 151f., 160, 186, 190, 192–195, 206, 215, 219, 221ff., 229, 239, 309
Gelatine 171
Gelenke 29f., 61, 89, 107–114, 178, 203, 217, 219, 263, 270f., 272
Gerstengraspulver 293
Gesichtsgymnastik 103
Ginkgo 105
Ginsengwurzel 105
Glückshormone 13, 70, 151,
176, 183, 186, 204, 223, 224, 229
Grapefruit 71, 116f., 148, 170, 233, 290, 332
Gurke 15, 21, 26, 38, 49, 71, 133, 158f., 197ff., 241f., 247, 251
Gymnastik 27, 29f., 89, 104, 108f., 111, 113, 120, 139

Haarausfall 172f., 178, 253
Hafer, grüner 152
Hafer(flocken/-kleie/-mehl) 41f., 50, 72, 83, 104, 123, 161, 179, 199f., 240, 263, 277, 305
Hafer(kraut/-stroh) 245, 263
Halsschmerzen 75, 186, 226, 237, 254f.
Hamamelis (Zaubernuss) 143, 161f.
Hämorrhoiden 61, 142f., 211, 285
Handmassage 116
Harndrang 311, 315f.
Harnwege 71, 115, 148f., 228
Haselnüsse 106, 131, 240
Hausstaubmilben 127f.
Hautkrebs(risiko) 83, 165, 170
Hautprobleme 156, 162ff., 210
Heidekraut(tee) 148, 263
Heidelbeer(saft/-tee) 91, 95, 100, 139, 168, 175, 185, 292
Heilerde 273
Heiserkeit 125f., 186, 202, 237, 245f., 254f.
Herzmuskel(schwäche) 128, 156, 217
Heublumen/-bäder 108, 149, 263f.
Hexenschuss 108f., 204
Himbeere 90, 161, 185
Hirse(auflauf/-brei/-flocken) 49, 110, 121, 157f., 161, 176, 200f., 212, 240
Holunder(blütentee/-saft) 51, 74, 256, 258
Honig 34, 39, 46, 49, 113, 143, 152, 158, 201f., 213, 239ff., 244, 246, 250ff., 255ff., 261, 274
Hopfen(blüten-/-zapfentee) 34, 46, 83, 245
Hormon(e)/-störungen/hormonell 13, 19, 32, 42, 45, 50, 70, 85, 93, 112, 124, 150ff., 159, 172f., 176f., 183f., 186, 193, 197, 199, 200ff., 204, 218, 223f., 227, 229, 233f., 304, 310f.
Huflattich(lotion/-shampoo) 306f.
Hühneraugen 164, 263
Hühnersuppe 77
Hülsenfrüchte 37, 138, 207
Husten 126, 211, 245f., 257f.

Immunsystem 13, 24, 27ff., 40, 47, 70f., 73f., 89, 126, 132, 177, 180, 225, 233ff., 241, 290, 322ff., 326, 329
Inhalation 125
Inkontinenz (Blasenschwäche) 149, 228, 285, 308–317

Johannisbeer(saft) 34, 77, 81, 99, 164, 171, 185f., 255
Johanniskraut(öl/-tee) 20, 67, 264

Kaffee(bohne) 19, 32, 93, 97, 119f., 130f., 147, 178, 209, 238, 291
Kalium/-karbonat 35f., 118, 182ff., 188, 193, 204, 207, 210, 217f., 220, 225, 228, 231, 281, 283, 293
Kalzium 110, 153, 167, 293
Kamillen(-Gel/-öl/-tee/-dämpfe) 67, 94, 100, 113, 129f., 142, 149, 172, 248, 250, 264ff.
Kamillen-Rollkur 129f.
Kampferöl 36, 103
Karies 95, 97ff., 201, 205, 215
Kartoffel 14, 20, 37, 39, 50, 87, 93, 103, 111, 113, 119, 126, 129, 131, 135, 137, 145f., 178f., 203ff., 238, 241f., 252
Kaviar 157, 163
Keime (Keimlinge) 106, 152, 168, 206f., 218, 254, 301
Kieselsäure 105, 157f., 200
Kirschen 97, 136, 157
Klebereiweiß (Gluten) 212, 220
Klettenwurzel(öl) 253, 306
Kneipp(en/-güsse) 73f., 119, 152
Knoblauch 76f., 96, 121f., 140, 144, 151f., 158, 208f., 239,

Register

243, 248, 251, 288, 292, 294, 324, 332
Knochen 39, 85, 89, 107–114, 193, 204ff., 215, 218
Konzentration/-sstörungen 14, 35, 43, 45, 85, 90, 105f., 127, 136, 162, 169, 221, 229, 239f., 291
Kopfschmerzen 102ff., 120, 147, 175, 184f., 203f., 264
Kräutertee 26, 59, 62, 73, 102, 118, 121, 147, 160, 313
Krebs(gefahr/-risiko) 79–85, 133, 165, 170, 183, 185, 189–192, 196, 209, 214, 216, 223, 226, 230f., 232, 233
Krebs(vorsorge/-schutz) 188f., 226f., 231
Kreislauf(probleme/-schwäche/-störungen) 14, 18, 27–30, 33ff., 39, 51, 59, 74, 81, 85, 115–124, 134, 147, 156, 173, 176, 184–187, 190, 192, 199, 201f., 206–209, 212f., 217, 219f., 220, 224, 228, 230, 232f., 240, 265, 277, 281f., 295, 297, 301f., 312
Kresse 22, 134, 140, 170, 175, 206
Kreuzkümmel 76
Kudzu 86
Kümmel(öl) 49, 129, 137, 215, 223, 241, 292
Kürbis 37, 136, 148, 157, 209f., 243, 311
Kürbiskern(sprossen) 206, 227f., 310

Lärm 73
Lavendel(blüten/-öl/-tee) 45ff., 103, 117, 126, 164, 257f., 265, 283, 299
Leber(zellen)/-werte 25, 130, 144ff., 178, 187, 189, 221, 223, 228, 232, 301
Lecithin 104, 124, 152f., 194, 206, 226
Leinsamen 83, 133, 141, 228, 257, 292
Liebeskraft (Libido) 150–154, 218, 228
Lippenbläschen (Fieberblasen) 252

Löwenzahn/-(wurzel)tee 145, 147, 244f., 323

Macadamianüsse 217
Maca(-Pflanze) 153f.
Magen(beschwerden/-schmerzen/-störungen)/-schleimhaut 21, 24f., 61, 99, 117, 120, 129ff., 133f., 136, 140, 181, 184, 186ff., 190, 192, 200, 209ff., 216, 218f., 230f., 246, 259f., 262, 264, 268f., 287, 291f.
Magenkrebs 80, 83, 189, 209
Magensaft(produktion) 192, 259
Magnesium 28, 33ff., 50, 76, 87, 111, 153, 154, 184, 187, 189, 206f., 210, 212, 220, 228, 281
Mais/-grieß/-keimöl 34, 168, 179, 211f.
Makula-Degeneration 91, 183, 230
Malventee 246
Mandel(öl) 38, 67, 110, 138, 248, 266, 277, 287
Mango 169, 212f., 240
Mariendistelteltee 147
Maroni 122f.
Massagen 46, 67ff., 108, 163, 172
Meersalz 97, 281f.
Melatonin (Schlafhormon) 20, 50, 184, 193
Melissen(geist)/-tee 45f., 103, 267
Melone 26, 157, 213f., 242
Migrän(anfälle) 104, 122, 175, 178, 181, 184f., 242, 260
Miktionsprotokoll 312
Milchzucker 205, 215, 332
Mistel(kraut)tee 118, 244
Mitesser 162
Molke 140, 167, 240, 247, 276, 332
Mückenstiche 164, 250f.
Munddusche 97, 290
Mundgeruch 100, 152, 285–293
Mund(höhle/-raum)/-schleimhaut 19, 23, 31, 38f., 44, 74f., 95–100, 103, 126f., 129, 185, 202, 205, 215, 218, 226, 246, 254f., 257, 286–290, 292f., 328
Mundkrebs 231

Muskeln/Muskulatur 27, 29f., 35, 46, 67, 89, 107–114, 142, 190, 193, 196, 218, 263, 272, 313
Muskelschmerzen (Krämpfe/Rheuma) 28, 61, 178

Nachtblindheit 91
Nasenbluten 101
Nasennebenhöhlenerkrankungen 101, 125
Nervennahrung/-stärkung 87, 184
Nervenschmerzen 272
Nervenschwäche 273
Nervosität 10, 187, 202, 275f., 281f., 295
Nieren(erkrankungen)/-leiden (de) 26, 61, 93, 147f., 185f., 198, 210, 214, 228, 241f., 261, 269, 286
Nierensteine 71
Nikotin 44, 72, 85–87, 154

Obstessig 37, 276
Olivenöl 113f., 116, 118, 123, 130, 160, 168, 239, 241, 252f.f., 257
Orangen/-öl/-saft 22, 37, 50, 71, 77, 81, 100, 114, 121, 185, 233f., 239ff., 274, 277, 290
Osteoporose 110f.f., 178, 189, 205

Papaya 82, 100, 157, 218f.
Paprika(pulver/-saft/-schoten) 77, 86, 90, 99, 105, 122, 133, 157, 179, 200, 219f., 239, 290, 332
Parodontitis 99
Petersilie 71, 121, 134, 140, 145, 152, 157, 241, 291
Pfefferminz(blätter/-öl/-tee) 26, 36, 129, 138, 246, 267, 291
Pfirsich 33, 115, 159
Pflaumen(saft) 140, 140
Phytohormone (Pflanzenhormone) 202, 272
Pickel 162
Pilz(infektion) 155, 161, 190, 192, 207, 210, 287, 304, 319, 326–332
Preiselbeer(saft) 149, 175
Propolis(salbe/-tinktur) 89, 98, 112, 255, 290f., 324f.

Prostata(krebs/-leiden/-vergröße-
rung) 82f., 93, 148, 196, 210,
214, 226f., 231, 310, 315ff.

Rauchentwöhnung 86f.
Raucherhusten 310
Rhabarber 110, 171
Ringelblumen(öl/-salbe) 67, 111,
143, 248, 325
Rizinusöl 92, 172, 323
Rosenöl 36
Rosinen 38 , 95, 111, 232, 240
Rosmarinöl(öl/-tee) 36, 39, 46,
119, 146, 248, 267f.
Rote Bete 71, 79, 93, 148, 205,
242, 332
Rotwein 84, 97, 205, 209, 223,
224
Rücken(schmerzen) 66, 68, 102,
104, 107ff., 130, 246, 259,
322

Salbei(öl/-tee) 74, 98, 100, 140,
197, 245f., 249, 268, 291f.,
296f., 299, 302f.
Salicylsäure 77, 186, 273, 295,
306
Salmonellen 135
Sanddorn(beeren/-saft/-sirup)
39, 70, 241, 243, 257
Sauerkraut(saft) 35, 71, 106,
137, 140, 144, 175, 177,
222f., 242, 268, 290, 332
Sauna/Saunieren 14, 72f., 104,
298f., 313, 324, 328
Schimmel(pilze) 128, 332
Schlaflosigkeit/-mängel/-störun-
gen 39, 53, 61, 260, 273ff.,
326
Schlaftabletten 50f.
Schlehen(blüten)tee 245
Schokolade 18, 38, 41f., 212,
223f.
Schuppen 156, 181, 253, 285,
304–307, 318, 323, 327
Schuppenflechte (Psoriasis) 281
Schwarztee 37, 46, 110, 138,
167
Schwarzwurzel 105
Schweißfüße/-hände 237, 265,
268, 285, 294–303
Selen 33, 72, 76, 157, 168, 190,
196, 225, 325

Sodbrennen 71, 131, 245
Soja(bohnen/-sauce/-sprossen)
21, 37, 72, 82f., 111, 158,
161, 206, 226f., 238
Sonnenallergie 167
Spargel 151, 168, 228f.
Speisepilze 40, 122
Spinat 34, 37, 79, 90f., 110f.,
161, 168, 229f.
Spitzwegerich(blätter/-saft) 92,
246
Sprossen 158, 206f., 226, 263
Stirnhöhlenentzündung 179
Stoffwechsel(erkrankungen/-
schlacken/-störungen) 14, 59,
68, 74, 141, 144f., 177, 201,
228, 264, 271, 273, 275,
279, 294f., 304, 312
Stress(abbau/-belastung) 29–35,
41, 46, 50, 70f., 87, 91, 117,
130, 136, 142, 150, 150f.,
153f., 166, 172, 177, 183,
187–190, 196, 199, 202,
207, 211f., 214f., 218–222,
225f., 229f., 232f., 252, 288f.,
295, 297, 304f., 308, 310
Stutenmilch/-kapseln 162f.

Tabak(konsum) 84, 287
Tannennadel(tee) 244
Tee, grüner 26, 83, 121
Teint 159, 168, 170, 198, 214,
247
Tennisarm 113
Thymian(öl/-tee) 36, 116, 125f.,
134, 209, 223, 258, 291, 306
Tomaten 26, 49, 81, 87, 105,
123, 144, 148, 157f., 184,
214, 230f., 237, 302
Trauben 26, 38, 84, 146, 179,
231ff., 238

Übelkeit 55, 188, 203, 231
Übergewicht 14, 18, 22, 117,
298, 313ff.

Vanille 150
Venen(beschwerden/-leiden/-
probleme) 29, 67, 122f., 156,
211, 232f.
Verbrennungen 165
Verspannung(sschmerzen) 31,
107, 111

Verstauchung 112
Verstopfung 61, 115, 135, 137,
139–142, 182, 186, 195,
206, 224, 232, 273, 285
Vitamin A 90, 124, 157, 169,
205, 210, 214, 230, 259,
263, 266, 268, 275
Vitamin B 33ff., 49f., 105, 117,
124, 130, 183f., 187f., 190f.,
193, 195f., 199f., 206f.,
211ff., 217, 218, 220, 222,
230, 259, 266, 293
Vitamin C 34f., 37, 39, 49f.,
70ff., 76, 80, 85, 89, 99, 121,
124, 130, 136, 151, 157,
164, 168, 182, 184f., 202,
204, 206f., 214, 218ff., 222,
231, 234, 243, 259, 260,
290, 293, 325, 332
Vitamin D 39f., 110, 124, 169f.,
206
Vitamin E 75, 105, 112, 124,
152, 157, 164f., 168f., 180,
182, 206, 217, 219, 228,
325
Vitamin K 124
Völlegefühl 178, 191, 218, 220

Walnüsse 35, 50, 217, 240
Warzen 248, 322–325
Wassermelone 214
Wechselduschen 63, 119, 297
Weidentee 124
Weißdorn (Crataegus) 115

Zähneputzen 78, 97, 290
Zahnfleisch/-bluten 70, 96–100,
178, 233, 287
Zahnfleischmassage 98
Zellulite 163f., 282
Ziegenmilch 158f., 237
Zink 28, 33, 72, 77, 105, 151ff.,
190, 196f., 199f., 206, 208,
219, 225, 228, 293, 305, 325
Zitrone(nsaft/-säure) 70f., 80,
95, 121, 159f., 162, 164, 168,
185, 202, 226, 233, 239f.,
243, 250, 252f., 255, 270,
274, 276
Zwiebel 76, 82, 101, 103, 108f.,
111, 138, 140, 151, 179,
234f., 238f., 243, 251, 253f.,
257, 288, 292, 294, 324, 332